普通高等教育"十一五"国家规划教材

供高等职业教育临床医学、老年保健与管理、智慧健康养老服务与管理、康复治疗技术等相关专业使用

老年病学

（第3版）

主　编　焦红梅
副主编　付志方　李　虹　李　晶
编　者　（按姓氏汉语拼音排序）
　　　　陈　珑（北京大学第一医院）
　　　　范　琰（北京大学第一医院）
　　　　付志方（北京大学第一医院）
　　　　候　越（北京大学第一医院）
　　　　焦红梅（北京大学第一医院）
　　　　李　虹（北京大学第一医院）
　　　　李　晶（北京医院）
　　　　李嘉欣（北京大学第一医院）
　　　　李月元（北京大学第一医院）
　　　　李子芊（北京大学第一医院）
　　　　罗　春（北京大学第一医院）
　　　　孙　丹（北京大学第一医院）
　　　　魏雅楠（北京大学人民医院）
　　　　张晓琳（北京大学第一医院）
　　　　朱跃弟（运城护理职业学院）

科学出版社
北　京

内 容 简 介

本教材内容分为老年病学总论和老年常见疾病两大模块。按照教学实际将老年病学总论和老年常见疾病两部分内容科学融合，包含绪论、老年综合评估、老年综合征、老年人合理用药、老年人营养、老年康复评定与康复治疗和老年专病（各系统疾病为主）的相关理论等内容并有相应图表。本书增设"课程思政"，并穿插"案例"和"链接"；配套数字化资源有视频、音频、动画、题库和PPT课件等。本教材编排科学合理、层次分明，充分体现了老年病学的特点，符合社会养老服务建设、优化老年健康服务的政策体系要求，图、文、表并茂，由浅入深、通俗易懂。

本教材可供高等职业教育临床医学、老年保健与管理、智慧健康养老服务与管理、康复治疗技术等相关专业使用。

图书在版编目（CIP）数据

老年病学 / 焦红梅主编. — 3版. — 北京：科学出版社，2025.6.
（普通高等教育"十一五"国家级规划教材）. — ISBN 978-7-03-081285-8

Ⅰ. R592

中国国家版本馆CIP数据核字第2025M7K222号

责任编辑：段婷婷 / 责任校对：周思梦
责任印制：师艳茹 / 封面设计：涿州锦晖

版权所有，违者必究。未经本社许可，数字图书馆不得使用

科学出版社 出版
北京东黄城根北街16号
邮政编码：100717
http://www.sciencep.com
三河市骏杰印刷有限公司印刷
科学出版社发行　各地新华书店经销

*

2005年1月第 一 版　开本：850×1168　1/16
2025年6月第 三 版　印张：11 3/4
2025年6月第二十五次印刷　字数：342 000
定价：52.00元
（如有印装质量问题，我社负责调换）

前 言

党的二十大报告指出："人民健康是民族昌盛和国家强盛的重要标志。把保障人民健康放在优先发展的战略位置，完善人民健康促进政策。"贯彻落实党的二十大决策部署，积极推动健康事业发展，离不开人才队伍建设。党的二十大报告指出："培养造就大批德才兼备的高素质人才，是国家和民族长远发展大计。"教材是教学内容的重要载体，是教学的重要依据、培养人才的重要保障。本次教材修订旨在贯彻党的二十大精神和党的教育方针，落实立德树人根本任务，坚持为党育人、为国育才。为适应最新技能人才培养要求，对接国家助理医师及执业医师资格考试大纲等最新标准，编者对《老年病学》第2版进行了修订。本次修订突出以下特色。

1. 本教材内容融入了"课程思政"元素，使学生坚定政治立场，增强民族自豪感，深化职业理想和职业道德教育，增强学生的职业责任感，培养学生"敬佑生命、救死扶伤、甘于奉献、大爱无疆"的医者精神。

2. 符合高等职业教育技能技术人才成长规律和学生认知，知识编排科学合理，层次分明，充分体现了老年病学的特点，并符合社会养老服务建设、优化老年健康服务的政策体系要求，图、文、表并茂，由浅入深、通俗易懂。

3. 内容选择突出适用性，将老年专病单独列章，并增加了老年综合评估、老年综合征、老年人营养、老年康复评定与康复治疗等相关内容，删除了部分围术期管理等内容。

4. 本教材穿插"案例"和"链接"，便于师生教与学。

5. 配套数字化资源有视频、音频、动画、题库和PPT课件等。

6. 对教材中出现的术语进行了规范。

本教材参考国内外相关教材，并结合编者多年的教学心得编写而成，但由于学识水平和编写能力有限，书中可能存在疏漏之处，敬请广大师生批评指正，以便修正。

编 者

2025年1月

配 套 资 源

欢迎登录"中科云教育"平台，**免费**数字化课程等你来！

"中科云教育"平台数字化课程登录路径

电脑端

- 第一步：打开网址 http://www.coursegate.cn/short/E2KWB.action
- 第二步：注册、登录
- 第三步：点击上方导航栏"课程"，在右侧搜索栏搜索对应课程，开始学习

手机端

- 第一步：打开微信"扫一扫"，扫描下方二维码

- 第二步：注册、登录
- 第三步：用微信扫描上方二维码，进入课程，开始学习

PPT 课件，请在数字化课程中各章节里下载！

目 录

第1章　绪论 …………………………………… 1
　　第1节　老年人与人口老龄化 ………………… 1
　　第2节　老年医学的目标、原则和特色 ……… 2
　　第3节　老年病 ………………………………… 4
　　第4节　衰老与老年病 ………………………… 7
第2章　老年综合评估 ……………………………… 14
　　第1节　概述 …………………………………… 14
　　第2节　功能评估 ……………………………… 17
　　第3节　社会评估 ……………………………… 25
第3章　老年综合征 ………………………………… 31
　　第1节　概述 …………………………………… 31
　　第2节　谵妄 …………………………………… 32
　　第3节　跌倒 …………………………………… 34
　　第4节　压力性损伤 …………………………… 36
　　第5节　慢性疼痛 ……………………………… 39
　　第6节　失禁 …………………………………… 40
　　第7节　便秘 …………………………………… 42
　　第8节　吞咽障碍 ……………………………… 45
　　第9节　老年衰弱 ……………………………… 48
　　第10节　肌少症 ……………………………… 51
　　第11节　睡眠障碍 …………………………… 53
第4章　老年人合理用药 …………………………… 56
　　第1节　老年人药物代谢动力学和药物
　　　　　 效应动力学特点 ……………………… 56
　　第2节　老年人多重用药 ……………………… 58
第5章　老年人营养 ………………………………… 62
　　第1节　概述 …………………………………… 62
　　第2节　老年人营养管理 ……………………… 67
第6章　老年康复评定与康复治疗 ………………… 75
第7章　老年循环系统疾病 ………………………… 79
　　第1节　高血压 ………………………………… 79
　　第2节　冠状动脉粥样硬化性心脏病 ……… 82
　　第3节　心律失常 ……………………………… 87
　　第4节　心力衰竭 ……………………………… 89
　　第5节　外周血管疾病 ………………………… 93
第8章　老年呼吸系统疾病 ………………………… 96
　　第1节　慢性阻塞性肺疾病 …………………… 96
　　第2节　肺炎 …………………………………… 100
　　第3节　睡眠呼吸暂停低通气综合征 ……… 104
　　第4节　肺栓塞 ………………………………… 107
　　第5节　呼吸衰竭 ……………………………… 111
第9章　老年消化系统疾病 ………………………… 115
　　第1节　胃食管反流病 ………………………… 115
　　第2节　慢性胃炎 ……………………………… 119
　　第3节　消化性溃疡 …………………………… 121
　　第4节　缺血性肠病 …………………………… 124
　　第5节　消化道出血 …………………………… 126
第10章　老年内分泌代谢疾病 …………………… 129
　　第1节　糖尿病 ………………………………… 129
　　第2节　甲状腺功能亢进症 …………………… 133
　　第3节　甲状腺功能减退症 …………………… 135
　　第4节　高尿酸血症 …………………………… 137
　　第5节　骨质疏松症 …………………………… 139
　　第6节　围绝经期综合征 ……………………… 142
第11章　老年泌尿生殖系统疾病 ………………… 144
　　第1节　慢性肾脏病 …………………………… 144
　　第2节　良性前列腺增生 ……………………… 146
　　第3节　尿路感染 ……………………………… 148
　　第4节　老年性阴道炎 ………………………… 152
第12章　老年精神神经系统疾病 ………………… 153
　　第1节　脑血管疾病 …………………………… 153
　　第2节　帕金森病 ……………………………… 157

第3节　阿尔茨海默病 …………… 160
第4节　老年期抑郁症 …………… 161
第13章　老年皮肤及五官科疾病 …………… 164
第1节　老年皮肤瘙痒症 …………… 164
第2节　老年性白内障 …………… 166
第3节　急性闭角型青光眼 …………… 167
第4节　耳鼻咽喉常见炎症 …………… 170
第14章　老年运动系统疾病 …………… 174
第1节　骨关节炎 …………… 174
第2节　股骨颈骨折 …………… 177
参考文献 …………… 179

第1章 绪论

第1节 老年人与人口老龄化

人口老龄化是当今世界人口年龄结构变化最重要的一个趋势,标志着人类科学事业的发展、经济条件的改善、卫生事业的发达等,是社会进步的重要趋势,是现代化进程的必然结果。随着经济社会的发展,人类平均寿命的延长,生育意愿的下降,世界上许多国家面临着人口老龄化问题。随着人口类型的变化,人口的年龄结构也从年轻结构过渡至成年结构,再到老龄结构。

一、老年人年龄划分和分期

衰老(aging)是一个渐进的过程。人体各器官衰老进度不一、个体差异很大,很难界定人类从多大年龄开始进入老年期。目前我国采用的标准为60岁及以上为老年人,其中60~74岁为年轻老年人,75~89岁为中老年人,90岁及以上为长寿老年人。

二、人口老龄化与老龄化社会

(一)人口老龄化的概念

人口老龄化(aging of population),简称人口老化,指老年人口在总人口中的比例增大的动态变化过程。出生率和死亡率下降、平均寿命的延长是世界人口趋向老龄化的直接原因,人口迁移是影响区域人口老龄化的重要因素。

(二)老龄化社会的概念

老龄化社会是指60岁及以上的人口占总人口的10%以上,或65岁及以上的人口占总人口的7%以上的社会现象。老年人口比例达到这个标准的国家或地区,代表已进入老龄化。

(三)我国人口老龄化现状

在1999年我国已经开始进入老龄化社会,是世界老年人口最多的国家,也是世界人口老化速度最快的国家之一。《2023年度国家老龄事业发展公报》显示,截至2023年年底,全国60岁及以上老年人口达29 697万人,占总人口的21.1%;全国65岁及以上老年人口达21 676万人,占总人口的15.4%;全国65岁及以上老年人口抚养比(老年人口数与劳动年龄人口数之比)达22.5%。预计2025年,我国60岁及以上老年人口将超过3亿;2033年将超过4亿;到2053年,我国老年人口将突破4.83亿。

我国人口老龄化的特点有:规模大、增长快、高龄化显著、地区失衡、城乡倒置、未富先老等。老龄化进程对我国社会经济发展、居民生活方式、健康与疾病流行模式均带来巨大影响,老龄化社会面临的健康需求日益突出,老年人的医疗卫生服务和生活照料需求叠加趋势日益显著。

随着中国经济社会发展,医疗保障体系不断完善,人民生活水平提升,老年人受教育程度、社会保障水平和健康意识提高,中国老年人口整体健康水平提升。2020年第七次全国人口普查中国老年人口自评健康结果显示（图1-1），自评为健康的老年人占54.64%，基本健康老年人占32.61%，生活不能自理的老年人占2.34%。中国60岁及以上老年人口中女性占51.8%，男性占48.2%，男性老年人自评为健康的比例高于女性，高龄女性失能风险明显较高。随年龄增长老年人健康水平总体逐渐下降，自评为健康老年人比例更低，80岁及以上的高龄老年人中生活不能自理比例明显更高。

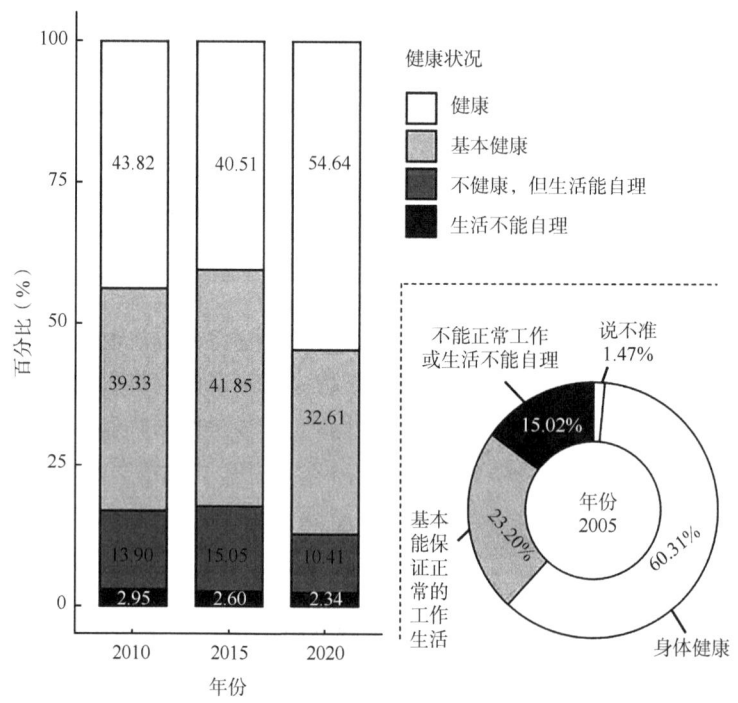

图1-1 2005～2020年中国老年人口健康状况动态变化

三、中国健康老年人标准

根据2022年发布的《中国健康老年人标准》（WS/T802—2022），健康老年人指60岁及以上生活自理或基本自理的老年人，躯体、心理、社会三方面都趋于相互协调与和谐状态，重要脏器的增龄性改变未导致明显的功能异常，影响健康的危险因素控制在与其年龄相适应的范围内。

中国健康老年人应满足下述要求：①生活自理或基本自理；②重要脏器的增龄性改变未导致明显的功能异常；③影响健康的危险因素控制在与其年龄相适应的范围内；④营养状况良好；⑤认知功能基本正常；⑥乐观积极，自我满意；⑦具有一定的健康素养，保持良好生活方式；⑧积极参与家庭和社会活动；⑨社会适应能力良好。

第2节 老年医学的目标、原则和特色

一、老年医学的目标

老年医学是研究人体衰老及其机制、老年人疾病防治、老年人卫生和保健的一门综合性的学科，研究对象是60岁及以上，特别是75岁以上老年人，重点关注失能和半失能的老年人、80岁及以上高龄老年人及衰弱的老年人。从医疗服务角度，老年医学是一门服务于老年人，具有独特的知识结构和专科技能，整合了临床医学、预防医学、康复医学、护理及人文社会和心理学科等相关内容于一体的综合性临床医学学科。

老年医学的目的是为老年人提供全面、合理的治疗、照护与预防保健服务，预防和治疗老年相关的疾病及问题，最大限度地维持和恢复老年人的功能状态，提高其独立生活能力和生活质量，维持老年人身心健康，为老年人提供高质量的医疗保健服务和社会照顾，使老年人健康长寿。包括：①促进老年人健康，使老年人拥有最满意的、可能获得的生活质量和自理能力，能够全面积极地生活；②使老年人尽可能在社区独立生活；③使在医院或护理院的老年人，数量保持最少及需护理的时间最短；④预防、尽早发现和治疗老年病；⑤减轻病残老年人的痛苦；⑥缩短临终依赖期，提供临终关怀，使老年人有尊严地面对死亡。

二、老年医学的原则

1. 全人医疗 老年医学以人为中心，考虑老年人生理、功能、心理及社会层面的需求，为老年人提供全方位的医疗保健服务，促进治疗全面与完整，称为全人医疗。仅通过诊疗疾病不能解决老年人的健康问题，应注意同时照顾生理、功能、心理和社会层面的需求，才能解决患者的痛苦，提高其满意度。

2. 全程照护 老年人的医疗保健服务分为慢性病管理、急性期医疗、中长期照护和临终关怀等，全程照护包括了预防疾病、门诊随访、急性期照护、中长期照护到临终关怀的整个过程，目的是确保医疗的连续性和有效利用现有医疗资源，是避免老年人失能的最佳方法。

3. 多学科协作诊疗 整合医生、护士、药师、营养师、心理治疗师及社工人员等专业团队，患者及家属亦作为重要成员，适时提供全人医疗服务，制订更有效的防治计划，是老年人照护的一条捷径。

4. 注重生活质量 老年医学不仅追求生命的延长，更注重生活质量的提升，强调生命延长与生活质量的平衡，明确患者最重要的治疗目标。通过老年综合评估，结合衰老预防、康复和护理等方面的干预，改善老年人的身体功能和提高其生活质量。

三、老年医学的特色

老年医学涉及多个学科领域，强调以人为中心的个体化医疗，体现"生物-心理-社会"医学模式，关注老年人的整体健康状态。

1. 关注老年人的特殊性 老年人是具有特殊心理和生理特征的群体。老年人在衰老的基础上常有多种慢性疾病、老年综合征、不同程度的失能和接受多种药物治疗，还伴有复杂的心理、社会问题，应采用多学科方法评估老年人的躯体情况、功能状态、心理健康和社会环境状况，制订个体化的治疗计划，以改善老年人健康和功能状态为目的，最大限度地提高老年人的生活质量。

2. 需要多学科合作 包括医生、护士、营养师、康复师、心理咨询师、社会工作者等多种专业人员，多学科合作有助于全面评估老年人的心理健康状况，制订个体化的诊疗和康复方案，提高治疗效果和生活质量。

3. 注重预防和治疗并重 即在疾病发生之前进行预防，在疾病发生后进行及时有效的治疗。老年人定期进行健康检查，及时发现潜在的健康问题，采取有效的干预措施。

4. 重视老年人的功能状态 强调在保持老年人生活质量和提高生活质量方面发挥积极作用，关注老年人的日常活动能力、认知功能、情感状态等。

5. 注重人文关怀 强调对老年人的尊重和关爱，关注老年人的情感需求，关心老年人的生活环境、社会支持、家庭关系等方面，为老年人提供人性化的医疗服务和支持。

6. 加强科研和教育 开展对医护人员的培训和教育，探索新的诊疗技术，根据科学研究的结果和实践经验制订治疗方案和决策，提高老年医学的服务质量和效果。

7. 从业人员具有强烈的社会责任感 关注老年人的公共卫生问题和社会福利问题，积极参与老年人的健康促进、疾病防控方面的工作，为政府制定相关政策和规划，提供科学依据和建议。

8. 关注老年人的长期照顾问题 如长期卧床、认知障碍、生活不能自理等问题，与其他医疗和社会服务机构合作，提供医疗、康复、护理、生活支持等方面的长期照顾服务。

第3节 老 年 病

一、老年病概述

老年病是指人在老年期所患的与衰老有关的，并具有自身特点的疾病。老年病通常分为3类。①老年人特有的疾病：这类疾病只有老年人才会罹患，其发生、发展及转归与衰老密切相关，具有老年人的特征，可严重影响老年人的生活质量，且随年龄增长发病率增高，如老年性白内障、神经性耳聋、阿尔茨海默病、良性前列腺增生等。②老年人常见的疾病：这类疾病既可在壮年、老年前期发生，也可在老年期发生，但以老年期更为常见或更加严重，与老年人的生理性老化、免疫功能下降、长期劳损或青中年期患病使体质下降有关，如高血压、冠心病、糖尿病、恶性肿瘤、痛风、老年退行性骨关节病等。③青中老年皆可发生的疾病：这类疾病在各年龄段都可发生，但因老年人身体功能减退，同样的病发生在老年人则有其特殊性。

二、老年病患者的临床特点

老年人与其他年龄组患病特点有着本质的区别。老年人患病，往往起病隐匿，症状不典型或仅表现为功能减退，易被误认为自然老化，容易被忽视。只有充分认识到老年病的特点，才能对患病老年人进行恰当的干预。

1. 多患有慢性疾病 是老年病患者的一个较典型的流行病学特点。我国老年人常见的慢性疾病有高血压、冠心病、脑血管病、糖尿病、恶性肿瘤、慢性阻塞性肺疾病、白内障和前列腺增生等，在不同地区和不同的人群中，每一种疾病的患病率有所不同。

2. 多种因素致病 进入老年期后，老年人的机体逐渐老化、免疫功能下降、各器官和组织功能衰退等，导致老年人处于疾病前期，任何一种因素作用于老年人都可能引起老年病的发生，使老年人向疾病期过渡。考虑疾病的影响因素时，除了考虑生物医学因素外，还要考虑到精神心理素质、社会行为、社会和环境等方面的因素。自身体质下降、精神心理调节不良、社会适应能力低下、适应较剧烈环境变动的能力差等，均可导致老年人发生疾病。

3. 症状和体征不典型 老年人的反应性和敏感性降低，临床表现不典型、隐匿或缺如，往往不能如实反映病情进展。如由于老年人体温调节中枢调节能力降低，常可出现严重感染时高热不明显，仅有乏力、酸痛、食欲减退等全身症状。对老年患者的特征认识不足，则容易造成漏诊和误诊。

4. 多种疾病共存 随着年龄的增长，老年人各器官功能逐渐发生障碍，身体罹患疾病增多。①一种是多个系统均发生病变，如有的老年人同时患冠心病、高血压、慢性阻塞性肺疾病、骨质疏松症、白内障等多种疾病，累及多个系统；②另一种则是同一系统或同一脏器同时发生多种疾病，如循环系统同时患冠心病和高血压、消化系统可有消化性溃疡及慢性浅表性胃炎或慢性胆囊炎与胆囊结石等同时存在。

由于多种疾病集于一身，患者的临床表现呈现多样性和复杂性，大大增加了疾病诊断及治疗的难度。①可表现为一种疾病的症状被另一种疾病的症状掩盖，如老年急性心肌梗死患者疼痛可位于剑突下且不典型，若同时发生消化性溃疡导致上腹疼痛，则心肌梗死患者的心源性疼痛可被上腹痛所掩盖，导致诊治延误；②或可表现为一种疾病加重另一种疾病的病情，如慢性心功能不全的患者，若同时处于慢性阻塞性肺疾病的急性加重期或同时发生其他系统的感染，则可导致心力衰竭加重或直接导致急性心力衰竭。

5. 并发症发生率高 老年人多种疾病并存、免疫功能降低、抵抗力差、对应激的抵御能力减弱，因此老年人罹患某种疾病时，易在该病的基础上并发其他疾病。常见的并发症如下。①肺部感染、呼吸衰竭：老年人常有慢性阻塞性肺疾病的基础，患病（如脑卒中、外伤等）卧床，特别是长期卧床，肺部痰液引流不畅，易继发肺部感染，如不能及时控制感染则可继发呼吸衰竭而危及生命。②水、电解质和酸碱平衡失调：老年人的细胞外液比例低，内环境稳定能力差，对水的耐受能力差，且老年人患病容易发生低血压、低氧血症，导致组织（特别是肾）灌注不足，易发生代谢性酸中毒。③心功能不全：老年人心功能随年龄增长减低，50%以上的老年人患有冠心病，老年人患病后特别是合并肺部感染之后，常继发低氧血症、酸中毒、冠状动脉供血不足等，均会诱发或加重心功能不全。④肾功能不全：高龄老年人的肾小球滤过率只有中青年人的30%～50%，大多数老年人的肾功能处于代偿的边缘状态。老年人患病所致的肾灌注不足以及应用药物引起的肾损害，均可导致老年人肾功能不全甚至肾衰竭。⑤血栓和栓塞：老年人血流缓慢、血液黏稠度高，常存在血管壁异常，患病卧床后容易形成血栓，常见下肢静脉血栓、脑血栓、肺栓塞等。⑥应激性溃疡：老年人胃、十二指肠黏膜屏障功能、防御能力减弱、黏膜下血管硬化，患病后特别是在应激状态下，胃酸、儿茶酚胺分泌增加，导致黏膜下血管收缩、黏膜下血流减少以及原发病本身可能导致低氧血症等，均会导致老年人胃、十二指肠黏膜发生应激性溃疡引起消化道出血。⑦意识障碍和精神症状：老年人患急危重症时，出现对答不切题、淡漠、谵妄、躁狂及昏迷等意识障碍，危重症控制后以上症状消失；应用镇静剂时，个别患者在应用后也会出现严重意识障碍。

6. 易发生老年人多器官功能障碍综合征 老年人脏器功能随着年龄增长减退，代偿能力降低，适应能力减弱，机体自稳性差，在不患病或无意外打击的情况下尚可保持平衡和正常，但是在疾病和应激状态下则很容易发生脏器功能不全或衰竭。老年人多器官功能障碍综合征（multiple organ dysfunction syndrome in the elderly，MODSE）是指老年人在器官老化或患有多种慢性疾病的基础上，由某种诱因激发，在短时间内同时或序贯发生2个或2个以上器官或系统功能不全或衰竭的临床综合征。研究发现MODSE的发病诱因以感染多见，其中肺部感染最多；特点是诱因多为较轻微的病因，基础病变复杂多样，可隐匿起病，可反复多次发生，很难完全恢复健康状态；治疗效果不理想，治疗费用及病死率较高。

7. 出现多种老年问题 压力性损伤、便秘、深静脉血栓、肺栓塞、吸入性肺炎、营养不良、肢体残疾、舒缓治疗与长期照料等是老年病患者常见的问题，老年病患者可能会同时出现几种老年问题。大部分压力性损伤发生在70岁及以上的老年人群中，主要由长期卧床或端坐引起局部血液循环障碍所致。老年人群中便秘的发病率高达50%以上。深静脉血栓和肺栓塞的发病率随着年龄的增长而增加，85岁以上的老年人发病率可达1%。估计15%的社区老年人、35%～65%的住院老年人，以及21%～60%的需长期照料的老年人存在营养失调或营养不良。

三、老年病的治疗特点及治疗原则

（一）治疗特点

应高度重视老年人患病临床表现不典型的特点，在诊治老年患者时应耐心和细致，注意病史的采集及阴性症状与体征的鉴别，加强和规范对症状、体征、实验室及辅助检查的监测，及时收集诊断依据。拓展分析思路，熟练掌握和应用综合评估技能。提高警惕，加强监护，密切观察病情变化，随时进行综合评估，调整治疗方案，制订个体化有效防范措施。

1. 多重用药和药物不良反应 老年患者一人多病，用多种药物，治疗矛盾多，且须长期应用；但其肝、肾功能随着年龄增长减退，对药物的代谢和清除障碍，造成药物在体内蓄积，不良反应发生率高，易患药源性疾病；对某种疾病有治疗作用的药物可加重、诱发另一种疾病；导致临床表现复杂、不典型，病死率高。

2. 易发生医源性损伤 老年人由于各器官功能下降，组织器官脆性增加，容易发生医源性损伤。如进行内镜（如胃肠镜、膀胱镜等）检查时易发生出血和穿孔。老年人患病概率高，病情多较重，需各种有创操作辅助诊治，如有创呼吸机的使用可增加气道损伤，深静脉置管可导致血管的破裂等，机体发生损伤的概率增加。应用介入性的诊疗技术应慎重，且尽可能避免在生命终末期应用，即使是微创性的检查，也应进行严格的获益风险的评估才能进行。

3. 治疗依从性差 老年患者由于记忆力差、视听能力减弱、多病共存、需要多种药物等因素，半数以上不能按医嘱用药，依从性差，影响疗效。

（二）治疗原则

1. 掌握适度的原则 任何不恰当、过度或不足的防治，都有可能造成严重的后果。注意治疗适度达标的标准与控制达标时间，适度用药的种类、剂量、途径、时间和配伍，适当的手术时间、范围、方法和麻醉选择。老年人选择治疗措施要格外谨慎，选择治疗方案时以病情和机体状况为主要依据，注意个体差异，而不是单纯考虑年龄因素，要特别注意患者对治疗的耐受性，权衡该治疗的获益和风险，只有获益大于风险时才予以考虑。充分评估手术治疗的风险和术后获益，高龄老年人一般只做危及生命的急诊手术，不做择期手术。

2. 制订多学科个体化的综合治疗方案 强调老年患者是人的整体观念，而绝非单纯治一个疾病，必须全面落实了解患者的全部真实多病的历史资料，抓住主要矛盾，科学综合评估，权衡轻重缓急和受益风险，制订包括药物治疗、饮食调整、运动锻炼、心理治疗等多方面的综合治疗方案，以更好地控制病情，提高患者的生活质量。治疗方案应该根据患者的具体情况进行个体化调整，以确保治疗效果和安全性。老年病的发生和发展往往与生活方式、环境因素有关，因此预防为主，是老年病治疗的重要原则之一。老年病患者的治疗不仅要控制病情，还要注重康复和生活质量的提高，治疗过程中应该注重患者的心理健康和社交支持，帮助患者恢复自信和生活能力。需要患者坚持治疗和随访，定期检查病情和治疗效果，及时调整治疗方案，以达到最佳治疗效果。

3. 整体性护理 加强优质护理，包括基础护理、生活护理和专病专科护理相结合，躯体和心理护理相结合，体现整体性护理，老年护理与治疗和康复相结合。要注意老年人精神情绪的变化；老年患者并发症多，病情多变复杂，要严密观察；注意营养不良和水电解质紊乱；老年人卧床时间长，需要积极预防相关并发症的发生；保证给药途径的通畅，合理应用和保护老年患者的静脉血管；加强康复期功能锻炼；创造安全环境，防止意外发生。

4. 进行心理疏导，加强沟通 积极开展预防心理教育、身心关怀，加强和持续与患者家属的沟通，争取家属的支持和帮助。合理正确应用抗焦虑、抗抑郁药物。尊重老年人，保障老年人的尊严。任何情况下都自觉地对老年人的健康负责，任何护理措施均应使老年人受益。

四、老年病的预后特点

1. 病情迁延，病程长 老年人由于免疫功能下降，机体防御能力差，创伤修复功能弱，疾病恢复慢，治愈时间相对延长。如老年人发生骨折后，因其本身骨量减少，且修复能力较差，故愈合时间较长。老年人手术后，因血供缺乏、皮肤皱缩，伤口愈合时间较青壮年延长，整体机体恢复速度较青壮年慢。

2. 疾病通常难以治愈 由于老年疾病绝大多数为慢性病，如老年人的恶性肿瘤、慢性阻塞性肺疾病、冠心病、脑卒中等，均难以治愈，病情易反复。脑卒中后遗症患者由于肢体活动障碍而长期卧床，容易引起肌肉萎缩，或由于咽反射减弱容易引起饮水呛咳致脑卒中相关性肺炎等并发症，不仅难以康复，而且易于复发，导致病程长。高血压、糖尿病及骨质疏松等老年人常见疾病，目前尚无治愈措施，需长期服药，终身治疗。

3. 恶化迅速，致残率及病死率高　老年人因各器官功能减退，免疫力下降，对原发性疾病缺乏有效防护反应，全身较难快速做出调节，易迅速出现各种并发症，使病情很快恶化。如发生心肌梗死的老年患者，发病症状可不典型，但可很快出现心律失常、心力衰竭、休克，甚至死亡。慢性阻塞性肺疾病及慢性肺源性心脏病患者，发病后则可很快出现电解质紊乱、酸碱失衡、呼吸窘迫及呼吸衰竭，亦可迅速出现心力衰竭致心搏骤停。老年人视力减退，运动功能下降，且多患骨质疏松症，易跌倒致骨折，且由于手术限制及不易愈合，易致残。

第 4 节　衰老与老年病

衰老（aging）是人体在生长发育达成熟期后，随着增龄发生的形态结构的退行性改变和生理及心理功能等的减退，导致个体对环境的适应能力、储备能力、抵抗力下降和易损性增加，是个体生命过程中的最后阶段，也是不可逆转的自然过程。衰老过程伴随着个体的生物学、心理学和行为学的多种改变。老年人自身调节机制随着增龄变得不敏感、不精确、缓慢、不能持久以及不能即刻应急，到后期遭遇任何因素挑战均无法有效应对，直至死亡。衰老影响着老年病的发生、发展与预后，老年人群即使有较轻的疾病或损伤，也必须得到及时的，较青壮年更审慎、严密的照顾和治疗。衰老关乎人类社会的未来，伴随着人口老龄化加剧，衰老同时也是一个重要的社会学问题，带来了医疗、养老、人口负担等种种问题。

一、衰老的概念及其生物学意义

衰老的定义通常有以下三种。

1. 根据年龄定义衰老　世界卫生组织（WHO）对老年人的年龄划分：一般发达国家定义65岁及以上为老年人，发展中国家多定义60岁及以上为老年人。以年龄定义衰老的方法虽简便，但是这一方法有一定局限性，并不能作为评估老年患者年龄相关健康风险的唯一依据。老年人群个体差异显著，临床上常见部分健康的高龄老年人手术后生理储备能力的恢复情况相当于甚至优于健康状况欠佳、合并多种疾病的低龄老年人。

2. 生理老化　是指机体生理系统在成熟后所发生与增龄相关的进行性改变，这些改变通常由自身生理变化而产生，也称为正常老化。生理老化强调老年人随着年龄增长会出现生理储备能力减退，当出现疾病、损伤或重大心理创伤时往往缺乏代偿能力。评估自身生理老化需排除外界因素和疾病的影响，要求个体无疾病史且生活习惯健康，限制了此方法在普通老年人群中的推广应用。

3. 临床老化　是指自身生理老化、外界因素和疾病三者共同促使老年人生理储备能力下降、活动能力减退及内稳态改变。通过改变生活方式、环境因素，以及改善临床医学和公共卫生的措施可预防和减少老化的负面影响。

二、生理性衰老

生理性衰老是狭义范围的衰老，是衰老的基本表现。

（一）皮肤系统

皮肤的正常老化包括皮肤萎缩、弹性降低、代谢受损，可见修复反应。

1. 表皮变薄，真皮表皮交界处变平，导致皮肤面对剪切应力时脆性增加。由于角质形成，细胞从基底层迁移到皮肤表面减少，致表皮周转减慢；表皮细胞成分变化，黑色素细胞减少，朗格汉斯细胞的免疫活性降低，指甲生长和汗腺、皮脂腺活动下降50%；在表皮，紫外线转换7-脱氢胆固醇为维生素D_3前体，随年龄增长，7-脱氢胆固醇水平下降，老年人合成维生素D的能力降低。

2. 真皮表皮交界处膜层钉突减少和真皮毛细血管减少，导致热转移到表皮面积减少，即热排泄能力降低。

3. 真皮变薄、血管分布减少、成纤维细胞的生物合成能力下降，可导致伤口愈合延迟；40岁以后，真皮弹性蛋白的生物合成明显下降致弹性纤维网退化，真皮中黏多糖大分子的变化，导致水合作用减弱，皮肤干燥和弹性降低；光老化导致真皮弹性组织变性、形成弹性纤维的无定形聚集体，胶原蛋白含量降低，黏多糖增加，血管周围中度炎性浸润；斑点状色素沉着和色素减退所致光老化皮肤有较高的毛细血管扩张倾向。

4. 皮下脂肪减少，隔热能力降低，使老年人保持热量的能力下降。同时，皮下脂肪减少，使皮肤起皱和下垂，并增加创伤的易感性。

5. 皮肤的感觉减退，包括皮肤的触觉和低频振动觉的减退，尤其是下肢皮肤的感觉减退。

（二）感觉系统

1. 视觉 随着年龄增长，眼睛结构发生变化，眶周组织萎缩，眼睑松弛；泪腺功能、杯状细胞功能下降，泪液产生减少，但泪眼更常见，因为组织萎缩导致的泪点位移致不能有效排水；结膜萎缩、变黄，角膜触觉敏感性下降50%；胆固醇酯、胆固醇和中性脂肪在角膜组织中沉积，引起角膜老年环（呈黄色、白色环状，沉积在角膜周边部）；虹膜坚硬、瞳孔更小、反应更缓慢；晶体呈黄色，部分原因是晶状体蛋白光氧化和不溶性蛋白质的聚集，泛黄的晶体使蓝光传输降低；房水产生减少和玻璃体萎缩，玻璃体的液体和固体成分分离，可能是由于胶原的变化，表现为光闪烁；神经元的损失导致视网膜变薄，而晶状体和虹膜的变化导致了"老花眼"，由于晶体的弹性减少和延伸程度减小，睫状肌变弱和有效角度丧失，对近的物体所需的调焦距离增加。40岁以后逐渐形成"老花眼"，静态视力（静止的物体）持续退化和动态视力（运动的物体）更明显退化；随着年龄增加，合成色素能力下降，对低光照的适应能力变差；晶体的改变增加了散光，使老年人眩光敏感，晶体摘除后，眩光的阈值变得正常，对比敏感度下降，因此，老年人需要增加颜色区分目标和背景，在生活环境设计时应该考虑。

2. 听觉 随着年龄增加，外耳道壁变薄，耵聍变得干燥和坚硬，增加老年人耳垢栓塞的风险。虽然随着年龄增长，听小骨关节退化，但听小骨的声音传输完好。老年人的螺旋器（Corti器）毛细胞丢失，可影响耳蜗底端的高频响应能力；神经元支配的耳蜗和大脑的听觉中枢丢失，血管纹毛细血管变厚，螺旋韧带退化，导致老年人的听力丧失，特别是高频听力丧失（老年性聋），且言语识别和声音源定位困难。一些老年人说他们不能听到，事实上是不能理解。许多辅音（如T、K、Ch）属于高频音，患者如果不能听到这些声音，就可能不理解别人所讲的话，因此，对老年人与其用响亮的声音重复询问，不如换个说法重新解释问题。另外，老年人难从背景噪声中识别声音目标，这对其进入社交场合或嘈杂的环境中进行交流造成影响，对于这种患者，仅凭将声音放大是无效的。

3. 味觉和嗅觉 随着年龄增长，老年人的舌乳头数减少且味觉的敏感度降低。但单个乳头神经生理反应仅发生最低限度的改变，故味觉敏感度和味蕾数之间没有关系。

随着年龄增长，嗅觉敏感度显著下降，导致老年人对熟悉气味的识别能力降低，包括识别变质的食物和煤气气味的能力。嗅觉对维持食欲至关重要，味觉和嗅觉敏感度降低可导致老年人食欲降低和分辨混合或组合食物的能力降低。

（三）心血管系统

1. 结构改变 心脏和血管出现明显改变。血管僵硬、左心室壁厚度增加和纤维化，引起舒张功能障碍、后负荷增加；左心房容积，经身体体积校正，从30岁到89岁，大约增加50%；左心室也随年龄增加而肥厚，左心室壁厚度平均增加10%，主动脉瓣和二尖瓣环均增厚，并有钙盐沉积；二尖瓣环钙化可使老年人易发生心脏传导问题；对大动脉僵硬产生的后负荷增加的反应导致心室肌肥厚；随着年龄增长心肌细胞损失，包括细胞凋亡和坏死，健康衰老的心肌细胞总数明显减少；同样，窦房结和房室结细胞减少，使老年人窦房结对钙通道阻滞剂的敏感性增加。

2. 功能改变 老化心脏可出现一系列功能改变和代偿反应。对负荷增加的承受能力减低和心脏储备功能减退；最大心率、收缩末期容积（ESV）、舒张末期容积（EDV）、收缩力均发生改变；收缩期、舒张期延长并伴随交感兴奋等；虽然年龄相关的静息心率降低微不足道，但老年人对运动或应急时作出的最大心率反应则明显降低，固有心率（无交感和副交感神经对心脏影响的心率）每10年减少5～6次/分；健康老年人对副交感神经阻滞剂，如阿托品、β肾上腺素受体激动药及异丙肾上腺素的反应均降低。

3. 心脏自我保护和修复过程 心脏自身会随着年龄增长出现心肌损伤修复，然而这种修复会加速心肌重构，进而加重功能障碍。随着年龄增长心血管疾病发生率增加，高血压和冠状动脉疾病危险度增加。

（四）呼吸系统

老化本身不会引起缺氧和肺炎，但年龄相关的结构和功能改变，会增加老年人肺炎发生率、增加缺氧的可能性、降低最大氧摄取率。

1. 气体交换面积减少 由于肺弹性组织减少，肺泡管扩大，气体交换面积减少；肺弹性回缩力降低，导致最大呼气流量中度降低。最大运动时可能限制呼气气流，产生动态肺过度通气。随着年龄增长，肺泡表面活性物质也发生改变，弥散功能每10年降低近5%。

2. 通气-灌注不匹配 随着年龄增长动脉血氧分压（PaO_2）降低，肺泡氧分压（PO_2）不随年龄改变，肺泡-动脉氧分压差增加。二氧化碳排出不随着年龄增长改变，动脉血二氧化碳分压（$PaCO_2$）的改变是由疾病所致而并非老化所致。

3. 胸壁顺应性下降 从30岁到75岁，胸壁顺应性降低1/3。老年人肋间肌收缩减弱，呼吸时胸壁扩张减小，相对来说腹肌贡献更大。坐位或仰卧位时，腹肌仅部分参与通气，因此，老年人仅在直立位才实现全气道扩张。随着年龄增长，胸部结构改变，膈面变平，膈肌收缩减弱，膈的变化使运动时呼吸做功增加30%。

4. 呼吸功能储备降低 不吸烟的男性，用力肺活量（FVC）以每10年0.15～0.3L的速度降低，第一秒用力呼气容积（FEV_1）以每10年0.2～0.3L的速度降低，70～80岁时急剧下降。年龄相关的下降在女性较不明显。老年人对低氧血症、高碳酸血症和机械负荷的反应减弱，中枢对呼吸肌的驱动减弱。运动锻炼能够代偿年龄相关的这些变化。

5. 黏液纤毛清扫能力下降 随着年龄增长，黏液纤毛清扫能力减弱，在受到感染源侵害（尤其是病毒）后，黏液纤毛清扫功能恢复减慢。除大气道清除功能受损外，小气道清除吸入的微小颗粒功能也受损。

6. 有氧代谢率峰值降低 30岁后有氧代谢率峰值每10年下降3%～6%，而70岁以后，有氧代谢率峰值每10年下降>20%。随着年龄增长，FEV_1的降低与有氧代谢率峰值下降明显相关。

（五）消化系统

1. 口咽部 随着年龄增长，黏膜变薄，牙龈消退，牙骨质暴露，易致龋齿和咀嚼不完全，加上部分患者无牙，均易致营养摄入不足。由于唾液腺腺泡细胞减少和功能轻微下降，多达50%的患者有口干的主诉，可影响咀嚼和吞咽功能。

2. 食管 由于食管肌肉顺应性下降，食管括约肌以上的食物流动阻力增加，老年人会出现食团逆向咽部的现象。同时，因缺乏有效的咀嚼和从咽部清除食物的能力下降，老年人误吸风险增加。

3. 胃 大多数健康老年人胃酸分泌量与血清胃泌素浓度正常，胃蛋白酶分泌减少，幽门螺杆菌感染率和胃黏膜受损的敏感性增加。药物，如非甾体抗炎药或双膦酸盐类对胃的刺激，易致胃炎发生率增加。

4. 小肠 老年期小肠绒毛中度萎缩，一些微量营养素（如木糖、叶酸、维生素B_{12}、铜、钙及铁）

的吸收可能会减少。由于胃肠道中维生素D受体减少及循环25-羟维生素D水平降低，肠腔钙吸收效率下降。细菌过度生长及相关吸收不良可影响营养状态及微量营养素吸收。此外，小肠屏障功能可能受损，从而激活局部炎症。随着年龄增长，感觉神经元和肌间神经元减少，无痛性溃疡发生率增加。

5. 大肠 随着年龄增长大肠黏膜萎缩、黏膜腺细胞和黏膜结构异常、黏膜肌层肥厚和外肌层萎缩。功能变化包括收缩协调性改变和对阿片类药物的敏感性增加，结肠的推进运动随着年龄增长而减弱，导致65岁以上老年人约1/4患慢性便秘；阿片类药物的应用可使老年人容易发生药物性便秘。内脏感觉神经元减少也可致内脏反应减弱，老年人对肠穿孔或缺血的疼痛感知降低。憩室在年龄超过65岁的人群中常见，其形成是由肠壁肌肉力减弱，顺应性下降，推进排便的腹内压增加等所致，再加上较慢的大肠转运和节段收缩（而非推进收缩）增强，水重吸收增加，使粪便坚硬并使肠壁功能进行性衰退所致。结肠癌风险随着年龄增长而增加。肠道菌群随着健康老化和年龄相关疾病而变化。肠道黏膜的免疫系统对许多菌群产物起屏障作用，随着年龄增长而受损。

6. 肝胆 随着年龄增长，肝体积缩小，灌注减少。尽管肝功能是有下降的，但标准的"肝功能试验"（转氨酶及碱性磷酸酶测定）受年龄影响很小。正常老化仅表现为血清白蛋白轻微下降。细胞色素P450酶含量随着年龄增长而降低，这使许多药物的代谢清除率在老年人中减慢20%~40%。随着年龄增长，肝再生能力下降。尽管老年人胆囊的解剖与功能完好，但其胆汁成分具有较高的成石指数，因而，老年人易发生胆固醇结石。

7. 胰腺 随着年龄增长胰腺外分泌也有适度改变，在摄入高脂肪或糖类饮食时，表现出脂肪酶和淀粉酶分泌相对减少。

（六）造血系统

随着年龄增长，骨髓量减少，骨髓脂肪含量增加，造血功能性储备降低，贫血风险升高。循环中的白细胞计数总数不随着年龄增长而改变，但某些细胞类型的功能会降低。血小板数目不随年龄增长而改变，但血小板对多种血栓形成刺激物的反应性增加。纤维蛋白原，凝血因子Ⅴ、Ⅶ、Ⅷ、Ⅸ，高分子量激肽原，以及前激肽释放酶随着年龄增长而增加，年龄是深静脉血栓形成的重要危险因素。

（七）泌尿系统

1. 肾体积 从40岁到80岁，肾体积逐渐减少25%~30%，50岁后急速下降。肾组织丧失主要发生在肾皮质，首先影响肾单位，使肾单位数目减少，受影响最大的是肾小管的尿浓缩功能，表现为明显减退。

2. 肾小球 老年人呈现弥漫性肾小球硬化，到75岁时已有30%的肾小球遭到破坏。剩余的肾小球滤过功能受损。

3. 肌酐清除率 随着年龄增长，肌酐清除率降低，每10年下降7.5~10ml/min，存在一些变异。1/3的人肾小球滤过率（GFR）完全无改变，1/3轻微下降，1/3明显下降。随着年龄增长，肌酐产生减少、肾小管分泌肌酐增多，因此，尽管老年人GFR下降，但血清肌酐水平仍可保持稳定。

4. 血清胱抑素C 是评价老年人肾功能的一个理想指标。健康老年人的血清胱抑素水平随年龄增长而升高。

5. 储备能力 老年人在无应激情况下，液体和电解质平衡可以保持稳态。然而，尿最大稀释能力和排泄水负荷的能力受损，会影响应激情况下容量调节能力。脱水情况下，>70岁的老年人最小尿流率是40岁以下人的2倍，最大尿渗透压也随着年龄增长下降。除了保留水和溶质能力受损，老年人的肾在保留氨基酸和葡萄糖的能力方面也受损。

6. 肾血浆流量 比年轻人降低40%，老年人的肾较年轻人的肾也更容易受到缺血性损害。肾小管细胞减少致肾小管急性缺血性损伤后完全填充的能力减弱。正常老年人致血管扩张的前列腺素基线水平增加，肾血管收缩，肾血流量减少，老年人用非甾体抗炎药致肾损伤的风险增加。

7. 肾其他功能变化　尿酸化障碍和分泌酸负荷减少，老年人更容易出现药物或造影剂相关的肾毒性。由血红蛋白减少所致促红细胞生成素增加的能力几乎不受年龄影响。

（八）神经系统

1. 年龄相关的变化　整体大脑的体积和重量减少，大脑皮质脑回萎缩和脑沟扩大、脑室扩大，这些变化部分是神经细胞损失所致。神经细胞中年龄相关的色素、脂褐素增加，颗粒空泡变性，脑实质中平野（Hirano）小体、数量不等的β-淀粉样物质沉积，神经原纤维缠结主要集中在海马和杏仁核，稀疏的老年斑也存在于这些脑区和其他皮质区。神经原纤维缠结和老年斑是阿尔茨海默病的神经病理学标志。

2. 变化的不均匀性　老化过程中，脑结构和功能变化是通过个体与环境的相互作用所调节，大脑的可塑性变化不均匀。

3. 功能改变　老化过程中，大脑皮质和海马形态变化不明显，但功能改变已经有所报道。如老年大鼠在长时程增强诱导或反转中，以及长时程的抑郁诱导中，均存在不足。这些不足，已被认为是在老年动物中观察到的认知和运动功能障碍的神经基础。正常老化伴随着神经元的钙稳态改变，这可能与参与细胞离子稳态的蛋白质氧化相关。

4. 神经营养因子　与大脑老化非常相关。海马的脑源性神经营养因子（BDNF）随着年龄增长而降低，编码神经营养因子（促进神经元的存活）的基因表达不足、树突分支不足、突触延伸物的可塑性不足，均已被证明与衰老和神经退行性疾病时的细胞脆弱性增加有关。

（九）代谢系统

1. 糖代谢　胰岛功能随着年龄增长而减退，故血糖水平也随之升高。从30岁起，空腹血糖每10岁上升0.055～0.111mmol/L，餐后2h血糖每10岁上升0.555mmol/L。老年2型糖尿病发病机制有两个主要特点：外周胰岛素抵抗和胰岛B细胞分泌胰岛素功能受损。胰岛B细胞释放胰岛素，主要靠葡萄糖和氨基酸刺激；随着年龄增长，这种功能减退。

2. 脂代谢　老年人脂肪重新分配，血清总胆固醇随着年龄增长而升高，血清甘油三酯及低密度脂蛋白胆固醇也有不同程度升高，高密度脂蛋白胆固醇却随着年龄增长而降低。

3. 蛋白质代谢　随着年龄增长，组织器官和血液中的蛋白质比例失调，血清球蛋白随着年龄增长而上升，结果导致白/球比例倒置。老年人蛋白质分解大于合成代谢。

（十）骨骼和肌肉系统

1. 肌肉　有很大变异性，但无论男女，均有30%～50%与体重相关的肌肉量减小。随着年龄增长肌肉量丢失速度加快。全身肌肉组织减少是不均匀的，腿部肌比上肢肌肉损失更多。老年人损伤后肌肉恢复减慢，常恢复不全。除了肌肉量丢失外，肌肉质量也下降，脂肪和结缔组织侵入肌肉，导致肌肉质量下降。肌力随着年龄增长也显著减弱，部分归因于肌肉量减少。通常一个人从30岁到80岁握力下降60%；下肢肌力减退的速率快于上肢；活动可减慢肌力减退速率，但不能完全阻止其发生。老年人骨骼肌能量发生改变，糖分解酶活性的下降大于氧化酶活性下降。年龄相关的激素，如生长激素、雄激素和其他激素的变化，与年龄相关的肌肉质量和功能的变化相关。老年肌肉也更易疲劳。

2. 骨骼　老年人骨折风险增加，发生骨折后修复速率减缓，健康老年人致炎症环境的增加促进骨丢失。解剖学上，负重的皮质骨从骨内膜表面丢失骨质。计算机断层扫描（CT）或磁共振成像（MRI）显示，股骨骨髓腔增大、皮质变薄、骨髓腔被脂肪组织填充。老化引起的矿物质丢失主要发生在骨皮质和骨小梁，成骨细胞数量和活性逐渐下降，健康老年人骨量每年下降约0.5%。女性围绝经期（更年期）骨体积和功能的变化，以及维生素D缺乏，会进一步加速骨质流失。老年人往往负重运动减少，导致负钙平衡和骨矿物丢失明显，一旦骨折，老化个体修复机制受损。老年人与年轻人相比，基质刺激骨形成减少,这提示可能老基质中生长因子缺乏,或存在抑制因子。补充血管内皮生长因子、甲状旁腺激素、维生素D、钙、他汀类和一些骨形成蛋白均可以促进骨折康复。

(十一) 免疫系统

在所有随着年龄增长的改变中,免疫功能降低是最重要的,导致老年人易于感染、恶性肿瘤发生率增加,并可出现自身免疫功能紊乱。随着年龄增长,人体免疫功能与机体老化呈平行下降。免疫系统的老化,不是同等地影响整个免疫过程,受年龄影响最大的是淋巴细胞(B细胞和T细胞)的反应能力。免疫衰老的重要概念是炎症过程的精确调节丧失。衰老所展示的细胞因子状态与慢性低度炎症状态一致。免疫细胞的识别能力随着年龄增长而减弱。除攻击外来病原体外,还攻击自身组织,引起机体衰老、死亡。

三、心理性衰老

心理性衰老是人体衰老的重要组成部分,与生理性衰老密切相关。心理性衰老容易受外界环境的影响,且随着年龄和时间的推移,出现认知功能、情绪、人格和行为变化。有些老年人尽管生理性衰老不明显,但心理负担沉重、难以适应日常交往,呈现心理性衰老。

1. 老年人常见的心理变化

(1) 产生衰老感 "我已经老了,不中用了!"这是老年人主观上产生衰老感,即老年人对自身衰老状况的体会和认识的过程。

(2) 孤独寂寞 退休在家、儿女分开居住、丧偶或离婚等众多原因导致老年人缺乏沟通对象,对生活丧失兴趣。

(3) 空虚无聊 从长期紧张、有序的工作与生活状态突然转入到松散、无规律的退休生活状态,一时很难适应,经常感到时间过得很慢,生活没有动力和目标,度日如年。

(4) 情绪多变 往往产生不同程度的性情改变,如情绪易波动、主观固执等;少数老年人变得很难接受和适应新生事物,甚至对现实抱有对立情绪,加大了与后辈、与现实生活的距离。

(5) 人老健忘 主要表现为近事记忆障碍;新接触的事物或学习的知识,特别是人名、地名、数字等没有特殊定义或难以引起联想的东西都忘得特别快;但对于陈年旧事却记忆犹新。

(6) 人老话多 老年人精力有限,对许多事情是心有余而力不足,只好借助语言来表达自己以引起他人注意,求得心理平衡;也有些老年人借助唠叨排除寂寞。

(7) 睡眠不调 睡眠少、浅,易惊醒,晚上不能入睡,白天没精神,或者黑白颠倒;老年人睡眠不调与其心理健康有很大关系。

2. 影响老年人心理变化的因素

(1) 感官老化 视力、听力逐渐减退,其他感觉如触觉、嗅觉、味觉也发生退行性变化,感官老化减弱了老年人对外界和体内刺激的接收和反应。

(2) 疾病增加 老年人各个系统生理功能全面衰退,多种疾病使他们感到恐惧、悲伤、绝望甚至产生轻生的念头。

(3) 死亡威胁 老年人身体日渐衰退和疾病缠身使他们觉得与死亡特别接近,死亡恐惧症就是老年人常见的一种心理障碍。

(4) 角色转变 无论在家庭还是在社会,老年人从主体角色转变为配角,权威感随之丧失,由此产生失落、自卑。

(5) 离婚丧偶 可使老年人心理发生复杂的变化,导致悲伤感和孤独感,甚至加剧死亡。

(6) 社会支持 爱护、尊重老年人的良好社会风气有利于老年人积极心理的形成,反之促进老年人心理障碍发生。

四、衰老的社会学标志

衰老相关的社会学标志包括社会适应能力、社会关系网或社会支持、社会服务的利用、经济状况、特殊需求、角色和文化背景等。人的社会分析判断能力、组织活动能力、社会参与及家庭和社会角色是当前衰老社会学标志测量中比较常见的内容。随着年龄增长，机体适应能力减弱，无法适应现存家庭和社会角色、人际关系、价值体系等。

人具有生物、心理（情感）和社会多重属性。衰老机制呈现复杂性、综合性和多因性。生命衰退现象并不完全与增龄同步，个体有较大差异性。"生物-心理-社会"医学模式强调了必须同时考虑患者的心理感受及社会环境，衰老也必须同时考虑到"生物-心理-社会"三个层面的内容，生理功能衰退是衰老的基础，是导致心理衰老和社会衰老的前提，三个层面相辅相成，共同组成了完整的衰老概念。

五、衰老与衰老相关疾病

随着年龄的增长，人体内的特定生物学机制开始出现"衰老的标志"，包括：基因组不稳定、端粒损耗、表观遗传改变、蛋白质稳态丧失、大自噬失能、营养感应失调、线粒体功能障碍、细胞衰老、干细胞耗竭、细胞间通讯改变、慢性炎症和生态失调。这些衰老标志并非疾病，而是在临床上定义的与衰老相关疾病（aging-related disease）的发展和生理失调过程中存在的特征。这些衰老标志之间的区别本质上是分散的，但它们之间却又相互依赖，一个特定标志变化会影响其他标志，即衰老是一个必须作为整体来考虑的复杂过程。

（焦红梅）

第2章 老年综合评估

第1节 概述

人口老龄化是全球所面临的前所未有的重大挑战。在遗传、自然环境和社会环境的共同影响下，伴随着年龄增长，老年人身心能力下降、罹患疾病以及最终死亡的风险日益增加，长久以来，对生命长度的追求一直是人类的目标。然而，生命长度之外存在着一个更高的境界，就是生命质量，体现在身体、心理、社会参与、生活质量和自我实现等方面。全面了解老年人的健康状态和生活需求，制订个性化、精准的照护计划，提供适当的医疗和社会支持，才能最大限度地保证老年人获得充实而有尊严的生活，提升生命质量。在这个过程中，老年综合评估发挥着核心作用。

一、定义

老年综合评估（comprehensive geriatric assessment，CGA）是一个多维度、多学科的诊疗过程，用于明确老年人的医学问题、社会心理问题及功能状况，目的是为老年患者制订短期和长期照料的综合性计划。老年综合评估能够有效发现老年人面临的复杂医疗问题，通过干预可以降低医疗费用、提高患者满意度，作为一种创新的老年医学技术，为全球范围的老年医学发展提供了宝贵经验和启示。

二、评估对象与评估时机

（一）评估对象

我国老年综合评估适用于60岁以上，已出现活动能力下降（尤其是近期恶化者）、存在老年综合征、有多种慢性疾病、部分失能、多重用药、反复住院、合并心理问题、存在社会支持问题（独居、缺乏社会支持、疏于被照顾）的老年人。这部分老年人能够通过老年综合评估获得个性化的干预治疗，得到疾病的控制和功能的提升、生活质量的改善，是获益最多的人群，即老年综合评估的目标人群。

对于合并了严重疾病（如疾病终末期、重症患者）、严重痴呆、全部失能、生存期有限的老年人从完整的综合评估中获益有限，可以酌情开展部分评估工作。对于相对少病的健康老年人，主要以健康管理为主，可以关注老年人的职业、社交、兴趣爱好等高级生活能力。

（二）评估时机

当发生以下情况时，适合进行老年综合评估：健康状况急骤恶化、出现新的功能衰退、居住环境改变、发生哀伤或者遇到不寻常的应急事件、疾病入院以及出院前。

在干预措施实施过程中，干预效果的评价以及干预方案的调整都要依据老年综合评估结果，因此，在干预方案实施一定时间后，应当对老年人进行老年综合评估的复评，评价前一阶段的效果，并对下一阶段的干预方案进行及时的修订和调整。

三、评估地点与评估人员

（一）评估地点

老年综合评估可以应用于老年人连续医疗的各个环节，包括医疗机构、社区卫生服务机构、养老机构、社区家庭，老年综合评估依据不同的工作地点和目标人群，评估内容的侧重稍有差异。

1. 医疗机构

（1）综合医院老年住院病房　我国综合医院老年住院病房是开展老年综合评估最早的场所，以诊治老年急性或亚急性疾病为主。住院老年综合评估的评估内容相对全面、完整，评估内容包含疾病评估、功能评估、营养评估、精神心理评估、社会支持评估等多个方面，目的是深入了解老年患者的整体健康状态，制订以患者为中心的医护计划，加快疾病转归，出院前进一步制订综合性出院计划，加强转诊医疗，降低再入院率。

（2）综合医院专科病房　老年患者是住院医疗的主要群体，分布于各个专科病房。随着老年综合评估在临床应用的日益广泛，逐渐得到了各专科的接受和认可。例如，对于外科手术患者，术前老年综合评估在优化老年人围术期管理方面起到至关重要的作用。躯体功能、认知能力、心理状态、衰弱状态、谵妄风险、营养风险等是围术期重点的评估内容，对识别出来的高风险老年手术患者，由多学科团队实施老年综合评估指导下的医疗、护理、康复、营养等连续性全人全程管理，可促进患者功能状态的尽早恢复，减少手术并发症和降低死亡风险。对于肿瘤患者，通过包括功能、共病、用药、疼痛、营养、心理、认知、社会支持和治疗意愿等的综合评估，可以深入了解老年肿瘤患者的多维度健康状态，有利于优化肿瘤治疗和癌痛管理方案、预测生存率。

（3）综合医院老年综合评估门诊　鉴于老年综合评估涉及内容繁多，耗时长，建议在门诊先采用以"问题"为导向的筛查表对就诊老年人进行快速筛查，确定重点问题，再根据筛查结果和医疗机构条件的可及性，选择适宜的评估方法和工具，进行全面、详细的老年综合评估。门诊筛查的内容包括：日常生活活动能力、跌倒风险、认知功能、营养状态、吞咽功能、行动能力、衰弱、肌少症、共病、多重用药、睡眠障碍、抑郁情绪、慢性疼痛、尿失禁、便秘、视力、听力、口腔情况、压力性损伤、社会支持和居家安全。

2. 社区卫生服务机构　在社区开展老年综合评估，主要是针对老年人的日常生活活动能力、听力、视力、认知功能、心理状态、营养状况、吞咽能力、居住环境、社会支持等进行快速筛查和评估，并对结果进行整理和分析，制订包括健康指导、疾病管理、康复训练、心理支持等方面的个性化的干预计划，定期追踪干预效果，并整理成健康档案，以便日后查阅和参考。

3. 养老机构　养老机构侧重于老年人能力评估，目的是提供入院、住院、出院服务和照护分级的依据，提供老年人生活照护和养老服务定性、定量服务依据，提供老年人在照护服务中意外风险概率，采取防范措施的依据。老年人能力评估从四个方面进行，包括日常生活活动、精神状态、感知觉与沟通和社会参与，在这4个一级指标下分设22个二级指标，包括进食、洗澡、修饰、穿（脱）衣、大便控制、小便控制、如厕、床椅转移、平地行走、上下楼梯、认知功能、行为问题、抑郁症状、意识水平、视力、听力、沟通交流、生活能力、工作能力、时间/空间定向、人物定向、社会交往能力。

4. 社区家庭　在社区家庭开展老年综合评估，主要目的是筛选问题、进行适时转诊。针对居家老年人，主要围绕老年人的日常生活活动能力、运动平衡能力、居住环境的安全性、老年人的家庭关系、亲属和朋友网络以及他们从这些关系中获得的支持程度、照护人员的情绪、社区资源的可利用情况等方面进行评估。

（二）评估人员

参与老年综合评估的人员通常是一个多学科团队，团队成员各自具备不同领域的专业知识和技能，共同合作以完成全面、细致的评估。一般来说，团队成员包括老年医学科医生、老年专业护理人员、精神心理科医生、神经科医生、康复科医生和技师、临床药师、临床营养师、社会工作者等，他们负责评估老年人的身体健康状况、疾病诊断、制订治疗方案、提供相应的护理建议、制订个性化的康复计划、提供个性化的饮食建议、提供必要的社会资源链接、提供心理咨询和情绪支持。

除此之外，老年综合评估团队还可能包括其他专业人员，如病案管理员、牙科医生、验光师、听力师、足疗师、运动生理学家、作业/物理治疗师、语言治疗师、工娱治疗师、宗教工作者等，具体人员组成会根据评估需求和老年人的具体情况而定。团队成员之间密切合作，共同为老年人提供全面、精准的评估服务。

另外，家庭成员、亲属、朋友等非专业人士也可以在老年综合评估中提供相关信息和帮助，他们可以提供关于老年人日常生活习惯、社会交往、家庭支持等方面的重要信息，有助于评估团队更全面地了解老年人的需求和问题。

四、评估内容

老年综合评估不同于传统疾病诊疗，完整的老年综合评估涵盖医疗评估、内在能力及功能评估、社会经济和居家环境评估、生活质量评估、预立医疗照护计划评估多个维度。

（一）医疗评估

医疗评估包括疾病诊断、老年综合征评估和用药核查。疾病诊断是通过完整的病史、健康习惯、用药史的采集和常规体格检查、辅助检查等传统医学方法，对急慢性疾病进行诊断和鉴别诊断，确定主要医疗问题，制订恰当的、规范的诊治策略；老年综合征是指多种疾病或原因造成的老年人同一种临床表现或问题，也是老年综合评估的重点评估内容；用药核查是老年综合评估中不可或缺的重要部分，在医疗高度专科化和医疗信息未整合的现状之下，老年人多重用药相当普遍，药物相关不良反应时有发生，医生和药师通过定期的用药核查和管理，可减少药物不良反应，避免"处方瀑布"的发生。

（二）内在能力及功能评估

内在能力是指个体在任何时间能够动用的全部体力和脑力（包括心理）的总和，它反映了老年人的整体状态，关注老年人完成其认为重要的事情所需要的各种功能。功能评估是判断老年人整体身心健康和是否需要医疗和社会服务的重要指标。内在能力及功能评估包括日常生活能力评估、躯体功能及跌倒风险评估、感官功能评估、认知功能评估、心理情绪评估等。

（三）社会经济和居家环境评估

社会经济评估主要关注老年人的经济基础、家庭成员等社会支持网络以及文化背景。对老年人的经济状况、医疗保险类别等进行评估，有助于了解老年人是否具备足够的经济资源来满足日常生活和医疗保健的需求；分析老年人的家庭关系、朋友关系、社区联系等，有助于了解老年人在情感支持、实际帮助和信息交流方面的资源，强有力的社会支持网络能够帮助老年人在生活中应对压力和挑战；老年人的文化价值观、宗教信仰等因素可能影响他们对健康、疾病和照护的态度和期望。居家环境评估旨在确保老年人的居住环境安全、舒适且适应他们的需求。

（四）生活质量评估

生活质量是最重要的健康指标，是对个体或群体在生活各个领域的满意度、幸福感、健康状态、社会功能等进行全面、系统的评价。生活质量目前没有评估的金标准，健康调查量表36（36-item short form health survey，SF-36）是最常用的量表，从生理机能、生理职能、躯体疼痛、一般健康状况、精力、社会功能、情感职能和精神健康8个维度进行评估，在社区和住院老年人中广泛使用。

(五)预立医疗照护计划评估

预立医疗照护计划评估是指对患者或健康人的未来医疗照护需求和偏好进行预先讨论、记录和更新的过程,这一过程旨在确保当患者无法做出决策时,他们的意愿和偏好仍能得到尊重和执行。预立医疗照护计划评估有助于促进患者、家属和医疗团队之间的沟通,确保医疗决策与患者的价值观和偏好相一致,目的是尊重生命,尊重患者的知情权和自主权,让死亡有尊严。

五、评估程序

老年综合评估不仅是一个评估、诊断的过程,更是一个干预的过程。通常情况下,一个完整的评估过程需要经历评估对象的选择、量表评估、依据评估结果制订干预方案、再次评价干预效果这四个阶段。老年综合评估是一个循环反复的过程,通过不断评估找到最合适的干预方案,才能使老年人最大限度地获益。

第2节 功能评估

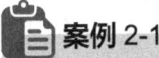

案例 2-1

方某,女,72岁,老伴儿4年前因肺癌去世,目前一个人居住。以往身体健康,老伴儿去世后,心情一直比较低落。3年前,下楼梯时不慎踩空跌倒,造成股骨颈骨折,做了手术,术后两个儿子轮流照顾了一段时间,功能得到一定的恢复,基本生活能够自理,但较少外出。因为工作忙,两个儿子就给老人请了保姆,帮忙照顾,因为老人脾气不好,保姆不停更换,儿子间断来看望。3年来,老人跟保姆说话越来越少,不愿意外出,也不愿意看电视,胃口也越发不好,便秘比较严重,人越来越瘦,不愿意起床,白天只想躺着,晚上睡眠不好,起夜次数很多。

问题:方某需进行哪些方面的评估?

功能是指老年人躯体、心理和社会等方面所表现出来的日常生活活动的独立执行能力。功能状态比疾病更能预测老年人对医疗和社会服务的需求,良好的功能状态是维持老年人独立性的基础。对老年人进行功能状态及常见老年问题的筛查和管理是老年医学的重要内容。

一、日常生活活动能力

日常生活活动(activity of daily living,ADL)能力是反映老年人在生活中照料自己的能力,包括自我护理、做家务、工作和娱乐活动。包括3个层面:基本日常生活活动(basic activity of daily living,BADL)能力、工具性日常生活活动(instrumental activity of daily living,IADL)能力和高级日常生活活动(advanced activity of daily living,AADL)能力。

(一)基本日常生活活动能力评估

基本日常生活活动能力是老年人维持基本生活所需要的自我照顾能力。包括自理活动(如进食、如厕、穿衣、梳妆、沐浴等)和功能活动(如翻身、行走、上下楼梯等)能力。评估老年人的基本日常生活活动能力可以通过直接观察老年人完成动作的能力,也可以间接通过询问的方式进行了解和评估。常用的评估方法包括巴塞尔(Barthel)指数、Katz指数、PULSES评定和修订的Kenny自理评定等。

Barthel指数(表2-1)是在临床和研究当中应用最多、信度最高的评估量表。对进食、修饰、如厕、穿衣、沐浴、控制大便、控制小便、平地行走、上下楼梯、床椅移动等10项日常生活活动的独立程度进行打分来区分功能等级,满分100分,评分越高说明独立生活能力越强。基本日常生活活动能力体现了老年人的"生存"能力,动态评估患者的自理能力有助于护理计划的制订。

表 2-1 Barthel 指数

项目	分数	内容说明
进食	10 □	可自行进食或自行使用进食辅具，不需要他人协助
	5 □	需协助使用进食辅具
	0 □	无法自行进食或喂食时间过长
修饰	5 □	可以自行洗手、刷牙、洗脸及梳头
	0 □	需要他人部分或完全协助
如厕	10 □	可自行上下马桶、穿脱衣服、不弄脏衣服、会自行使用卫生纸擦拭
	5 □	需要协助保持姿势的平衡、整理衣服或使用卫生纸
	0 □	无法自己完成，需要他人协助
沐浴	5 □	能独立完成盆浴或淋浴
	0 □	需他人协助
穿衣	10 □	能自行穿脱衣服、鞋袜，必要时使用辅具
	5 □	在别人协助下可自行完成一半以上的动作
	0 □	需要他人完全协助
控制大便	10 □	不会失禁，必要时能自行使用栓剂
	5 □	偶尔会失禁（每周不超过1次），需要他人协助使用栓剂
	0 □	需要他人处理大便事宜
控制小便	10 □	日夜皆不会尿失禁，或可自行使用并清理尿布或尿套
	5 □	偶尔会失禁（每周不超过1次），使用尿布或尿套需他人协助
	0 □	需他人协助处理小便事宜
平地行走	15 □	使用或不使用辅具，皆可独立行走50m以上
	10 □	需他人稍微扶持或口头指导才能行走50m以上
	5 □	虽无法行走，但可独立操纵轮椅（包括转弯、进门及接近坐姿或床旁），并可推行轮椅50m以上
	0 □	完全无法行走或推行轮椅50m以上
上下楼梯	10 □	可自行上下楼梯、可使用扶手、拐杖等辅具
	5 □	需稍微扶持或口头指导
	0 □	无法上下楼梯
床椅移动	15 □	可自行坐起，由床移动至椅子或轮椅不需要协助（包括轮椅刹车、移开脚踏板），且无安全上的顾虑
	10 □	在上述移动过程中需些协助或提醒，或有安全上的顾虑
	5 □	可以自行坐起，但需要他人协助才能够移动至椅子
	0 □	需他人协助才能坐起，或需两人帮忙方可移动
总分		

注：辅助装置不包括轮椅。0～20分为极严重功能障碍，20～45分为严重功能障碍，50～70分为中度功能障碍，75～95分为轻度功能障碍，100分为ADL自理。

（二）工具性日常生活活动能力评估

工具性日常生活活动能力是老年人实现独立生活所必需的能力。这些能力通常需要使用一些工具来完成，是维持个人自理、健康并获得社会支持以及实现社会属性的活动。常用的Lawton工具性日常生活活动能力量表（表2-2）从使用电话、购物、备餐、整理家务、洗衣、使用交通工具、自行服药、处理财务等8项内容评估老年人独立处理日常事务的能力。这些项目对于筛查老年人目前的行为状况非常有用,多次评估可以记录老年人功能状态的改善或恶化。工具性日常生活活动能力体现了老年人的"生活"能力,动态评估有助于发现老年人在社会生活中的潜在障碍和需求,为改善其生活质量和促进社会参与提供支持。

表2-2 Lawton工具性日常生活活动能力量表

生活能力	项目	分值
A. 使用电话	能主动打电话、查号、拨号	1
	能拨几个熟悉的号码	1
	能接电话,但不能拨号	1
	根本不能用电话	0
B. 购物	能独立进行所有需要的购物活动	1
	仅能进行小规模的购物	0
	任何购物活动均需要陪同	0
	完全不能进行购物	0
C. 备餐	独立计划、烹制和取食足量食物	1
	如果提供原料,能烹制适当的食物	0
	能加热和取食预加工的食物,或能准备食物但不能保证足量	0
	需要别人帮助做饭或用餐	0
D. 整理家务	能单独持家,或偶尔需要帮助(如重体力家务需家政服务)	1
	能做一些轻的家务,如洗碗、整理床铺	1
	能做一些轻的家务,但不能做到保持干净	1
	所有家务活动均需要在帮助下完成	1
	不能做任何家务	0
E. 洗衣	能洗自己所有的衣物	1
	洗小的衣物;漂洗短袜以及长筒袜等	1
	所有衣物必须由别人洗	0
F. 使用交通工具	能独立乘坐公共交通工具或独自驾车	1
	能独立乘坐出租车并安排自己的行车路线,但不能乘坐公交车	1
	在他人帮助或陪伴下乘坐公共交通工具	1
	仅能在他人陪伴下乘坐出租车或汽车	0
	不能外出	0
G. 自行服药	能在正确的时间服用正确剂量的药物	1
	如果别人提前把药按照单次剂量分好后,自己可以正确服用	0
	不能自己服药	0
H. 处理财务	能独立处理财务问题(做预算、写支票、付租金和账单、去银行),收集和适时管理收入情况	1
	能完成日常购物,但到银行办理业务和大宗购物等需要帮助	1
	无管钱能力	0

评分:在一些项目中只有最高水平的功能状态可以获得1分,在其他项目中,2个或者更多的功能状态水平可以获得1分,因为每一项目描述的是某些最低功能状态水平的能力。这些项目尤其对于筛查患者目前的行为状况非常有用。多次应用这些评分工具,可以作为记录患者功能状态改善或者恶化的文字依据。

(三)高级日常生活活动能力评估

高级日常生活活动能力是老年人完成社会、家庭角色以及参与职业、娱乐活动的能力。高级日常生活活动能力没有具体的评估量表，评估项目因人而异，主要是通过对老年人日常的生活安排发现上述生活能力的变化。高级日常生活活动能力体现的是老年人的"生命"价值。

二、移动/平衡能力

跌倒是常见的老年问题，位列我国伤害性死亡原因的第4位，在65岁以上老年人中更是位居首位。了解个体在移动过程中的稳定性和平衡感，评估身体的功能状态，有助于预测跌倒风险。移动平衡能力评估通常包括一系列测试，如平衡测试、步速、步态等。这些测试可以量化个体的平衡移动能力，了解个体在移动过程中身体各部分之间的协调性和稳定性，判断是否存在平衡障碍或跌倒风险。

（一）平衡测试

1. 伯格平衡量表（Berg balance scale，BBS）是临床应用较多的平衡量表。量表总共有14个项目，每个项目分为5个级别，分别赋分0～4分，满分56分（表2-3）。分数越高，代表平衡能力越好。

表2-3 伯格平衡量表

检查项目	完成情况	分值
从坐位站起	不用手扶能够独立站起并保持稳定	4
	用手扶着能够独立地站起	3
	若干次尝试后自己用手扶着站起	2
	需要他人少量的帮助才能站起或保持稳定	1
	需要他人中等或最大量的帮助才能站起或保持稳定	0
无支持站立	能够安全站立2min	4
	在监护下能够站立2min	3
	在无支持的条件下能够站立30s	2
	需要若干次尝试才能无支持地站立达30s	1
	无帮助时不能站立30s	0
无靠背坐位，但双脚着地或放在一个凳子上	能够安全地保持坐位2min	4
	在监护下能够保持坐位2min	3
	能坐30s	2
	能坐10s	1
	没有靠背支持，不能坐10s	0
从站立位坐下	最小量用手帮助安全地坐下	4
	借助双手能够控制身体的下降	3
	用小腿的后部顶住椅子来控制身体的下降	2
	独立地坐，但不能控制身体的下降	1
	需要他人帮助坐下	0
转移	稍用手扶着就能够安全地转移	4
	绝对需要用手扶着才能够安全地转移	3
	需要口头提示或监护才能够转移	2
	需要一个人的帮助	1
	为了安全，需要两个人的帮助或监护	0

续表

检查项目	完成情况	分值
无支持闭目站立	能够安全地站立10s	4
	监护下能够安全地站立10s	3
	能站3s	2
	闭眼不能达3s，但站立稳定	1
	为了不摔倒而需要两个人的帮助	0
双脚并拢无支持站立	能够独立地将双脚并拢并安全站立1min	4
	能够独立地将双脚并拢并在监视下站立1min	3
	能够独立地将双脚并拢，但不能保持30s	2
	需要别人帮助将双脚并拢，但能够双脚并拢站立15s	1
	需要别人帮助将双脚并拢，双脚并拢站立不能保持15s	0
站立位时上肢向前伸展并向前移动	能够向前伸出＞25cm	4
	能够安全地向前伸出＞12cm	3
	能够安全地向前伸出＞5cm	2
	上肢可以向前伸出，但需要监护	1
	在向前伸展时失去平衡或需要外部支持	0
站立位时从地面捡起物品	能够轻易地且安全地将地面物品（如鞋）捡起	4
	能够将地面物品（如鞋）捡起，但需要监护	3
	伸手向下达2～5cm且独立地保持平衡，但不能将地面物品（如鞋）捡起	2
	试着做身后向下捡物品的动作是需要监护，但仍不能将地面物品（如鞋）捡起	1
	不能试着做伸手向下捡物品（如鞋）的动作，或需要帮助，免于失去平衡或摔倒	0
站立位转身向后看	能从左右侧向后看，身体转移良好	4
	仅从一侧向后看，另一侧身体转移较差	3
	仅能转向侧面，但身体的平衡可以维持	2
	转身时需要监护	1
	需要帮助以防失去平衡或摔倒	0
转身360°	在4s的时间内，安全地转身360°	4
	在4s的时间内，仅能从一个方向安全地转身360°	3
	能够安全地转身360°，但动作缓慢	2
	需要密切监护或口头提示	1
	转身时需要帮助	0
无支持站立时将一只脚放在台阶或凳子上	能够安全且独立地站立，在20s的时间内完成8次	4
	能够独立地站立，完成8次＞20s	3
	无须辅具在监护下能够完成4次	2
	需要少量帮助能够完成＞2次	1
	需要帮助以防摔倒或完全不能做	0
一脚在前的无支持站立	能够独立地将双脚一前一后地排列（无距离）并保持30s	4
	能够独立地将一只脚放在另一只脚的前方（有距离）并保持30s	3
	能够独立地迈一小步并保持30s	2
	向前迈步需要帮助，但能保持15s	1
	迈步或站立时失去平衡	0

检查项目	完成情况	分值
单脚站立	能够独立抬腿并保持＞10s	4
	能够独立抬腿并保持5～10s	3
	能够独立抬腿并保持≥3s	2
	试图抬腿，不能保持3s，但可维持独立站立	1
	不能抬腿或需要帮助以防摔倒	0
总分（56分）		

注：1. 本量表有14个项目，需20min完成，满分56分，评估结果介于两项评分标准之间时，取低分。总分低于40分表明有跌倒的风险。

2. 上肢向前伸展达水平位，检查者将一把尺子放在指尖末端，手指不要触及尺子。测量的距离是被检查者身体从垂直位到最大前倾位时手指向前移动的距离。如可能，要求被检查者伸出双臂以避免躯干的旋转。

3. 评定工具包括秒表、尺子、椅子、小板凳和台阶。

2. 三姿平衡测试 分别以并足站立、半足距站立和全足距站立3种姿势进行站立平衡测试，可用手臂或其他方式保持平衡，但不能移动足底。每一组测试，维持时间均为正常≥10s，＜10s或不能完成表示平衡力差。先进行半足距站立，如果能够完成，增强难度进行全足距站立测试；如果不能完成，则做并足站立测试。除测定维持时间外，要观察老年人的晃动情况，晃动越多，说明平衡能力越差。

3. 前伸功能测试 用于评估老年人的神经肌肉对机体的整体支撑能力。受试者首先肩膀倚靠墙壁站直，保持身体稳定，握拳，上肢向前平伸，掌心向下，以第三掌骨头的位置为测量起点。第二步将拳头伸向前方，尽量使拳头在保持身体稳定的前提下伸到最远。测量三次，取平均值。

前伸距离达到15cm及以上身体仍可保持平衡，提示平衡功能正常，发生跌倒的风险较低；前伸距离达到25cm及以上，提示平衡功能良好；前伸距离在20～25cm，提示平衡功能较好；如前伸距离在12cm及以下，说明患者平衡功能差，发生跌倒的风险高。

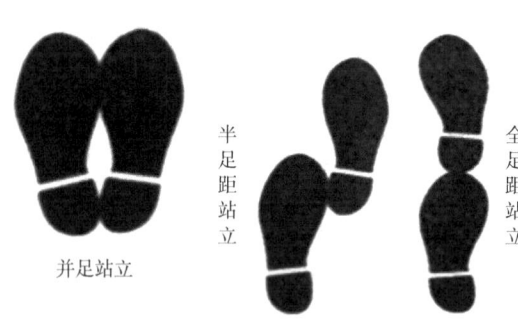

图2-1 三姿平衡测试示意图

（二）步态测试

老年人在自然行走的情况下，可以从前面、后面或侧面观察受试者的步态，包括步幅大小、抬脚高度、对称性、行走路线、躯干姿势、下肢关节活动、上肢的伴随动作和转身情况等。Tinetti步态评估量表是临床和研究当中较为常用的评估工具，涉及起步、抬脚高度、步长、步态对称性、步伐连续性、走路路径、躯干稳定性、步宽等8个方面，步态评分总分12分，与Tinetti平衡评估量表整合在一起，可以对老年人的跌倒风险进行预测，总分共计28分，≤18分跌倒风险高；19～23分跌倒风险中等；≥24分跌倒风险低。随着数字化可穿戴设备的应用，使得步态评估的数据更加精准。

（三）步速测试

步速是最简单、快速、安全的躯体功能评估方案，是衰弱和肌少症评估的主要指标之一。步速指的是步行时单位时间内身体向行进方向移动的直线距离，是在自然状态下，自我感觉最舒适时行走的速度。步速可以预测老年人的多种健康问题，包括死亡、失能、跌倒、功能下降和住院及照料护理等。步速测量时受试者以常规步行速度通过4m或6m的测试区域，中途不加速不减速，至少测量2次，计算平均值。步速0.8m/s以上的老年人通常可以在社区不依赖轮椅等辅助工具独立活动；步速低于0.4m/s时，说明老年人已经存在严重的活动功能障碍，需要更多的医疗和康复支持以帮助他们在日常生活中保持独立。

(四)5次起坐试验

5次起坐试验(five-times-sit-to-stand test,FTSST)是一种评估下肢力量和身体活动能力的简易方法。试验要求受试者双手交叉放置于胸前,从没有扶手的座高为46cm的椅子上,以尽可能快的速度完成5次连续的"起立-坐下"的动作,记录完成试验所需要的时间。如果完成时间≥12s被视为异常,提示躯体功能下降,发生跌倒的风险增加。

(五)计时起立行走试验

计时起立行走试验(timed up and go test,TUG)是一种评估平衡能力、步态和下肢功能的简单测试方法。试验要求受试者坐在有硬靠背的椅子上,保持双臂放松。当听到"开始"口令后,受试者从椅子上站起,向前行走3m,转身走回椅子所在位置,再转身坐回到椅子上。测试时以秒表记录整个过程所用时间。在测试过程中,受试者可以使用助步器、拐杖等辅助工具,但不能搀扶。TUG完成时间<10s,提示受试者可以自由活动;10~19s提示受试者可以独立完成大部分活动;20~29s提示受试者活动不稳定,存在较高跌倒风险,需要跌倒风险的进一步评估;≥30s提示受试者存在活动障碍。除了记录所用时间外,还要对测试过程中受试者的步态和可能的跌倒风险进行打分,1分:正常;2分:非常轻微异常;3分:轻度异常;4分:中度异常;5分:重度异常。

三、理解/交流能力

在评估老年人的理解/交流能力时,认知功能和谵妄的评估显得尤为重要。

(一)认知功能

认知是个体认识和理解事物的过程,认知功能由学习推理、记忆、计算、语言理解和表达、定向力、视空间、抽象概括、分析、思维、执行能力所组成。通过各种神经心理学检查可以量化地评估个体的总体认知功能和特异的认知域状况,还可以发现某些日常生活中难以觉察的认知功能损害。

认知功能障碍泛指各种原因导致的不同程度的认知功能受损,按照程度从轻度认知功能障碍(mild cognitive impairment,MCI)到痴呆不等。根据认知功能障碍的类型和严重程度制订不同的治疗、康复和照护策略,有利于提高老年人的认知水平和生活质量。临床可以用于认知功能评估的量表很多,可根据需求选择不同的量表。

1. 8条目痴呆评估问卷(ascertain dementia 8-item questionnaire,AD8问卷) 可用于患者自评,也可以由照护者回答,耗时1~2min,可作为一种简便、易行的方法在体检过程中评估老年人的认知功能是否受到损害(表2-4)。8条目痴呆评估问卷对筛查认知障碍具有良好的效能。如果≥2项存在问题,则提示应尽早在专科就诊。

表2-4 8条目痴呆评估问卷

第一栏中的"是"表示在过去的几年中在认知功能方面(记忆或者思考)出现问题	是	不是	无法判断	备注
判断力出现问题(在解决日常生活问题、经济问题有困难,如不会算账了,做出的决定经常出错;辨别不清方向或容易迷路)				测查患者定向力/计算/判断力及造成的相应功能下降
缺乏兴趣、爱好了,活动减少了。例如,几乎整天和衣躺着看电视;平时厌恶外出,常闷在家里,身体懒得活动,无精打采				个人性格变化,丧失主动性
不断重复同一件事:例如,总是提相同的问题,一句话重复多遍等				重复语言、言语空洞乏义
学习使用某些日常工具或者家用电器(例如,遥控器、微波炉等)有困难				学习能力和工具性日常生活活动能力受损
记不清当前的月份或者年份				时间定向障碍

续表

第一栏中的"是"表示在过去的几年中在认知功能方面（记忆或者思考）出现问题	是	不是	无法判断	备注
处理个人财务困难（忘记如何使用存折，忘了付水、电、煤气费用等）				处理个人财务困难、工具性日常生活活动能力受损
记不住和别人的约定：如忘记和家人已约好的聚会、拜访亲朋好友的计划				记忆障碍造成日常生活活动能力下降
日常记忆和思考能力出现问题。例如，自己放置的东西经常找不着；经常忘了服药；想不起熟人的名字；忘记要买的东西；忘记看过的电视、报纸、书籍的主要内容；与别人谈话时，无法表达自己的意思等				

注：1. 如果2项或2项以上回答"是"则高度提示痴呆。

2. 此项筛查本身不足以诊断痴呆。但8条目痴呆评估问卷能非常敏感地检测出很多常见痴呆疾病的早期认知改变，包括阿尔茨海默病、血管性痴呆、路易体痴呆和额颞叶痴呆。异常范围的分数提示需要进一步的检查评估。正常范围的分数提示不太可能存在痴呆症，但不能排除是疾病的极早期。如果存在认知障碍的其他客观证据，则需要进一步的其他检测。

2. 简易智力状态评估量表（mini-cog test，Mini-cog） 适合门诊对痴呆的快速筛查，耗时2～5min。Mini-cog由两部分组成，分别是"画钟试验"和对3个名词的延迟记忆。正确回忆3个名词，或者名词回忆≥1个且画钟试验正确，则筛查为阴性，否则应当做进一步的认知功能评估。

3. 简易精神状态检查量表（mini-mental state examination，MMSE） 简单易行，是最具有影响的标准化智力状态检查工具之一，是评估痴呆的首选量表。全量表分为：时间和地点定向力、记忆力、注意力和计算力、语言（复数、理解、阅读、书写）能力和执行力几个方面，共30个小题，耗时5～10min，总分为30分。该量表受文化水平影响，判定痴呆的界值根据文化水平进行划分，文盲≤17分，小学文化水平≤20分，初中及以上文化水平≤24分。MMSE以总分为分析指标，不能把单项分值视为相应的认知功能表现，对MCI评估的敏感性较低。

4. 蒙特利尔认知评估量表（Montreal cognitive assessment，MoCA） 用于针对MCI进行快速筛查的评估工具。MoCA的特点是能够敏感地捕捉认知功能的微小变化，有助于更早地识别出认知障碍的迹象，为早期干预治疗提供了可能。MoCA评定的认知领域包括视空间/执行功能、命名、记忆、注意力、语言、抽象思维、延迟记忆和定向力，耗时约15min，量表总分30分，测试结果的正常界值为≥26分。MoCA对MCI的敏感性显著优于MMSE。

（二）谵妄

谵妄是一种急性或亚急性脑器质性综合征，被视为一种内科急症。2018年，世界卫生组织发布的《国际疾病分类》第11版（ICD-11）对谵妄的定义为：急性或亚急性起病的注意障碍（即指向、聚焦、维持和转移注意的能力减弱）和意识障碍（即对环境的定向力减弱），在1天内症状常出现波动，并伴有其他认知障碍（如记忆、语言、视空间能力或感知觉障碍等），可影响睡眠觉醒周期。

1. 意识模糊评估量表（CAM） 是目前使用最广泛、最有效的谵妄筛查工具，适用于非精神心理专业的医生护士使用。CAM针对谵妄的4个特征对应4个问题条目。

（1）急性发病和精神状态的波动性变化。

（2）注意力集中困难。

（3）思维混乱。

（4）意识状态的改变。

诊断必须满足（1）和（2）2条，且至少满足（3）或（4）其中的1条。CAM具有较高的敏感性，检查者需经过专业培训才能使用。对深度镇静或昏迷的患者不能进行谵妄评估。

2. 4A测试（4"A"test，4AT） 对警觉性、定向力、注意力、急性改变和波动性病程等4个方面进行评估。评分≥4分为可能谵妄合并/不合并认知损害；1～3分为可能认知功能损害；0分为无谵妄或无严重认知功能损害。4AT简便易行，不需要特殊培训即可使用。

3. 谵妄评估量表（DRS） 临床应用也较为广泛，适用于经过精神科培训的临床医生使用。

第3节 社会评估

> **案例 2-2**
>
> 王某，女，78岁，独居，育有一女，女儿长期在国外工作生活。近日王某出现记忆力明显减退，外出购物经常忘带手机、钥匙等，且频发购物后丢失物品。王某担心未来无人照料，遇到突发情况不能应对。
>
> 问题：王某需进行哪些方面的评估？

社会评估是老年综合评估的重要内容。社会评估有利于更好地了解老年人的社会功能，分析其个人与家庭问题，并以此指导其参与社会活动、寻求社会支持、转变社会角色等。

一、社会支持

（一）概念

社会支持是指来自家庭、亲友和社会其他方面（同学、组织、团体和社区等）对个体精神和物质上的慰藉、关怀、尊重和帮助。良好的社会支持既有利于个体对压力的适应和应对能力，也对维持良好的情绪体验具有重要意义。

（二）社会支持评估

社会支持常采用量表法通过评估对象自评完成。社会支持评定量表（表2-5）是社会支持最常用的评估工具，用于测量个体社会关系，包括3个维度：客观支持（即患者所接受到的实际支持）、主观支持（即患者所能体验到的或情感上的支持）和对支持的利用度（反映个体对各种社会支持的主动利用，包括倾诉方式、求助方式和参加活动的情况）。总得分越高，说明社会支持程度越好。

表2-5 社会支持评定量表

评估内容	评分细则	分值	得分
1.您有多少关系密切，可以得到支持和帮助的朋友？（只选一项）	一个也没有	1	
	1～2个	2	
	3～5个	3	
	6个或6个以上	4	
2.近一年来您（只选一项）	远离家人，且独居一室	1	
	住处经常变动，多数时间和陌生人住在一起	2	
	和同学、同事或朋友住在一起	3	
	和家人住在一起	4	
3.您和邻居（只选一项）	相互之间从不关心，只是点头之交	1	
	遇到困难可能稍微关心	2	
	有些邻居很关心您	3	
	大多数邻居很关心您	4	

续表

评估内容	评分细则	分值	得分
4.您和同事（只选一项）	相互之间从不关心，只是点头之交	1	
	遇到困难可能稍微关心	2	
	有些同事很关心您	3	
	大多数同事很关心您	4	
5.从家庭成员得到的支持和照顾（在合适的框内画"√"）	A.夫妻（恋人）	每项从无/极少/一般/全力支持分别计1~4分	
	B.父母		
	C.儿女		
	D.兄弟姐妹		
	E.其他成员（如嫂子）		
6.过去，在您遇到急难情况时，曾经得到的经济支持和解决实际问题的帮助的来源	无任何来源	0	
	下列来源（可选多项）：A.配偶；B.其他家人；C.亲戚；D.朋友；E.同事；F.工作单位；G.党团工会等官方或半官方组织；H.宗教、社会团体等非官方组织；I.其他（请列出）	有几个来源就计几分	
7.过去，在您遇到急难情况时，曾经得到的安慰和关心的来源	无任何来源	0	
	下列来源（可选多项）：A.配偶；B.其他家人；C.亲戚；D.朋友；E.同事；F.工作单位；G.党团工会等官方或半官方组织；H.宗教、社会团体等非官方组织；I.其他（请列出）	有几个来源就计几分	
8.您遇到烦恼时的倾诉方式（只选一项）	从不向任何人倾诉	1	
	只向关系极为密切的1~2个人倾诉	2	
	如果朋友主动询问您会说出来	3	
	主动倾诉自己的烦恼，以获得支持和理解	4	
9.您遇到烦恼时的求助方式（只选一项）	只靠自己，不接受别人帮助	1	
	很少请求别人帮助	2	
	有时请求别人帮助	3	
	困难时经常向家人、亲友、组织求援	4	
10.对于团体（如党团组织、宗教组织、工会、学生会等）组织活动，您（只选一项）	从不参加	1	
	偶尔参加	2	
	经常参加	3	
	主动参加并积极活动	4	

注：总分即十个条目计分之和，总分越高表示社会支持度越高。其中客观支持为2、6、7条目评分之和；主观支持为1、3、4、5条目评分之和；对支持的利用度为8、9、10条目评分之和。一般认为总分小于20分，为获得社会支持较少；20~29分为具有一般社会支持度；≥30分为具有满意的社会支持度。

二、社会文化

（一）概念

广义的文化是指一个社会及其成员所特有的物质财富和精神财富的总和，即特定人群为适应社会环境和物质环境而共有的行为和价值模式，是包括知识、信念、艺术、习俗、道德、法律和规范的复合体。狭义的文化是指精神文化，包括习俗、道德规范、知识、宗教信仰和信念等。

（二）社会文化评估

老年人的文化评估主要关注文化对老年人健康的影响。文化评估在老年健康评估中发挥着重要的作用，目的是熟悉老年人的文化差异并制订有效的解决措施。

文化评估从价值观、信仰、信念和风俗习惯等方面进行。可以通过与患者的交谈,观察患者的表现来做出判断。

社区是老年人的主要活动场所,在对老年人进行社会文化评估时还应注意社区文化建设的相关内容,包括文化活动种类、文化设施配备、老年文化活动参与度。

三、经济状况

(一) 概念

经济状况作为一个含义广泛的经济学名词,经济学界对此并没有形成统一的概念。针对不同的研究对象与研究目的,经济状况可以包含不同的经济学内涵。老年人经济的问题主要包括老年人的经济来源、消费需求和消费结构、社会的养老模式和老龄产业等。老年人的经济状况对其物质生活和精神生活有着广泛的影响,贫困对健康有明显的负面影响。

(二) 经济状况评估

经济状况的评估是通过个人收入是否满足老年人的个人需要,是否需要他人的支持等来衡量。目前尚缺乏统一的经济状况评估工具,评估人员可参考以下问题了解老年人的经济状况(表2-6)。

表2-6 老年人经济状况评估问题

1. 您现在的状况:全职、兼职、退休、退休并伴残疾
2. 在您一生当中,主要做什么工作
3. 您的配偶现在或者以前有工作吗
4. 您的收入来源于您还是配偶,如工资、租金、投资的利润、社会保险、社会补贴、退休金、朋友或家人给予、奖金、私人或企业帮助、福利和其他
5. 您和您的配偶一年的收入是多少
6. 家里多少人需要这些钱
7. 您有自己的家吗
8. 您的财产和经济来源能否满足紧急情况使用
9. 您的花费是否超过了您的支付能力
10. 根据您现在的经济状况是否需要其他人的帮助
11. 您能支付起自己的食物费用吗
12. 您认为您需要外界救助吗
13. 您能支付起医疗健康保险吗
14. 请告诉我您认为您和您的家庭在经济上和同龄人相比如何(从"好、一样、差"中选一个)
15. 您的钱是否能满足您的需要(从"能、一般、不能"中选一个)
16. 您是否经常用额外的钱买奢侈的东西
17. 您认为今后的经济能否满足您的生活

四、照顾者负担

(一) 概念

照顾者负担,又称照护者负担,即当照护者在照护过程中缺乏情感、信息、资金、设施等方面支持时,他们容易遭受来自身体、心理、经济、社会等方面的不良结果,从而形成的负面照护体验。照顾者负担可包括生理负担、情感负担、社会负担及经济负担。持续的体力及精神消耗易导致照护者负担,不仅直接影响照护者本身的健康状况及从业意愿,还可对照护质量产生间接影响。WHO将照护者支持作为老年人整合照护的三大模块内容之一。

（二）照顾者负担评估

照顾者负担问卷（caregiver burden inventory，CBI）可较为全面、有效地评定照顾者负担。问卷包括5个方面的负担，分别是时间依赖性负担（1~5条目）、发展受限性负担（6~10条目）、身体性负担（11~14条目）、社交性负担（15~18条目）和情感性负担（19~24条目）。每个条目按照负担强度赋0~4分，问卷总分为0~96分，得分越高表明照顾者负担越重（表2-7）。

表2-7 照顾者负担问卷（CBI）

问题	非常同意	有些同意	中立态度	有些不同意	非常不同意
1. 我觉得我没有足够的睡眠	0	1	2	3	4
2. 我觉得身体相当疲惫	0	1	2	3	4
3. 我觉得照护患者让我生病	0	1	2	3	4
4. 我觉得我的健康受到影响	0	1	2	3	4
5. 我和我的家人相处得没有像以前一样融洽	0	1	2	3	4
6. 我以患者为耻	0	1	2	3	4
7. 我觉得我的婚姻出了问题（已婚者回答）我觉得我的终身大事受到影响（未婚者回答）	0	1	2	3	4
8. 我对患者的行为感到不好意思	0	1	2	3	4
9. 我觉得我家务和工作做得没像以前那么好	0	1	2	3	4
10. 我为照护患者所做的努力并没有得到其他家人的欣赏与肯定	0	1	2	3	4
11. 我觉得那些能帮忙但又不肯帮忙的亲人让我生气	0	1	2	3	4
12. 我对自己与患者的互动感到生气	0	1	2	3	4
13. 当朋友来访见到患者，我觉得不自在	0	1	2	3	4
14. 我讨厌患者	0	1	2	3	4
15. 患者需要我协助他处理许多日常生活事务	0	1	2	3	4
16. 患者依赖我	0	1	2	3	4
17. 我必须一直注意患者，以防他出现危险情况	0	1	2	3	4
18. 我必须协助他做许多最基本的照护事项	0	1	2	3	4
19. 我忙于照护患者而没有时间休息	0	1	2	3	4
20. 因照护患者，我觉得人生有许多事情我没有经历过	0	1	2	3	4
21. 我希望我能逃离这情境	0	1	2	3	4
22. 照护患者的工作影响了我的社交生活	0	1	2	3	4
23. 我觉得照护患者让我心力交瘁	0	1	2	3	4
24. 我期盼在此时事情会变得不一样了	0	1	2	3	4

五、居家环境

（一）概念

居家养老是我国老年人主要的养老模式。宜居的环境是居家养老服务安全、高效开展的保证，并可帮助老年人最大限度发挥其自理能力，实现养老服务资源的充分整合和利用。

适老化环境改造是指针对老年人的身体机能及特点，设计和改造适合老年人生活的住宅、公共设施和社区环境等活动。适老化环境改造应坚持"以老年人为本"的理念，从老年人的视角出发，最大限度地为机能衰退和功能障碍的老年人提供日常生活和出行方便,包括实现无障碍设计、引入急救系统等。

(二)居家环境评估

老年人居家环境评估最主要的内容是评价环境安全,通过评估环境中的潜在风险因素,预防老年人跌倒的发生。居家跌倒风险因素筛查量表(home falls and accidents screening tool,HOME FAST)是一个较短的25个条目的标准化评估表,总分为0~25分,得分越高说明老年人跌倒的危险性越大(表2-8)。

表2-8 居家跌倒风险因素筛查量表(HOME FAST)

项目	选项	
1. 通道是否有杂乱物品	□是	□否
2. 地板状况是否良好	□是	□否
3. 地板是否防滑	□是	□否
4. 地板上是否有固定的防滑垫	□是	□否
5. 灯的亮度是否能够让老年人看清东西	□是	□否
6. 在床上是否开关灯方便	□是	□否
7. 晚上外面的路灯、楼道的灯照明是否良好	□是	□否
8. 淋浴室和浴池旁是否有扶手	□是	□否
9. 在浴池和浴室是否有固定的防滑垫	□是	□否
10. 厕所是否接近浴室	□是	□否
11. 室内的楼梯旁是否都有可用的扶手	□是	□否
12. 室外的楼梯旁是否都有可用的扶手	□是	□否
13. 楼梯的边缘是否清晰	□是	□否
14. 房屋周围的路况是否良好	□是	□否
15. 上下床是否方便、安全	□是	□否
16. 能否从躺椅上方便安全地站起来	□是	□否
17. 进出厕所是否方便安全	□是	□否
18. 进出浴室是否方便安全	□是	□否
19. 进出淋浴通道是否方便安全	□是	□否
20. 在不失平衡的状态下,能否轻松拿到常用物品	□是	□否
21. 能否方便安全地将饭菜从厨房拿到餐桌上	□是	□否
22. 能否方便安全地上下室内外的楼梯	□是	□否
23. 能否方便安全地使用入口的门	□是	□否
24. 是否穿舒适、防滑的鞋	□是	□否
25. 在没有跌倒风险时,能否照看宠物	□是	□否

六、生活质量

(一)概念

生活质量是基于不同文化价值观的个体产生的一种对生活的评价和体验。该概念主要聚焦客观生活条件和主观感觉。《中国老年人生活质量发展报告(2019)》将生活质量概括为老年人的客观生活条件、生活行为及其主观感受的总和。

（二）生活质量评估

1. 健康调查量表36（36-item short form health survey，SF-36） 是全球广泛使用的生活质量测量工具，涉及8个维度，从不同维度评价过去1年内调查对象的生活质量变化情况。健康调查量表12（SF-12）是由健康调查量表36简化而来，总共12条目。简化后的量表，极大减轻了被测者的认知负担，目前广泛应用于临床工作。

2. 欧洲五维健康量表（EQ-5D） 该量表可由被试者自评或者他人代评，是目前全球应用最广泛的生活质量评估量表。EQ-5D包括5个维度：行动能力（mobility）、自我照顾（self-care）、日常活动（usual activities）、疼痛/不舒适（pain/discomfort）、焦虑/抑郁（anxiety/depression）。问卷要求受访者根据自己的健康状态，在每个维度中选择最适合自己的选项。

（李　晶）

第3章 老年综合征

第1节 概 述

案例 3-1

患者,女,82岁,3个月前跌倒后出现腰椎压缩性骨折,未行手术治疗,保守治疗期间腰痛明显,出现腰骶部皮肤红斑、压之不褪色,有乏力、纳差表现,夜间失眠多梦。既往:冠心病、高血压、糖尿病、脑梗死、胆囊切除术后,长期口服9种药物。

问题:1. 该患者可能存在哪些老年综合征?
2. 为做好该患者老年综合征的管理,需要进行哪些评估?

由于衰老、躯体疾病、心理、社会环境、医疗等多种因素累加,引起老年人多个系统对应激表现出脆弱性,老年患者中有一些症状特别常见,如跌倒、痴呆、尿失禁、谵妄、抑郁、疼痛、失眠、晕厥、帕金森综合征和多重用药等,这种由多种原因或多种疾病造成的非特异性的同一临床表现或问题统称为老年综合征(geriatric syndrome)。老年综合征包含的症状并不统一,不同研究对老年综合征的表述各有侧重,但均强调老年综合征是由多种原因导致的同一种临床表现,而临床医学中的综合征则是指一种病因导致多种表现,需要加以区分。

一、老年综合征的危险因素

老年综合征的发生与人口社会学因素、疾病相关因素及社会支持因素等诸多因素相关。

1. 人口社会学因素 年龄、性别、婚姻状况、教育程度等与老年综合征发生密切相关。

2. 疾病相关因素 老年综合征的发生与老年人自身疾病密切相关。对老年糖尿病患者调查发现,老年糖尿病患者的认知损害、慢性疼痛、跌倒等老年综合征发生率较高,病程长的患者跌倒发生率较高,血糖控制较差组则平均病程较长,跌倒发生率和睡眠障碍发生率较高。

3. 社会支持因素 社会支持有助于预防老年综合征。对居家老年人的调查发现,无伴侣的老年人生活满意度较低,而生活满意度低的老年人,老年综合征数量则会增加。

二、老年综合征的防治

(一)老年综合评估

老年综合评估是指采用多学科方法评估老年人的躯体情况、功能状态、心理健康和社会环境状况等,并据此制订以维持和改善老年人健康及功能状态为目的的治疗计划,最大限度地提高老年人的生活质量,是筛查老年综合征的有效手段。

(二)多学科团队干预

由于老年综合征的复杂性和多样性,单一干预措施往往难以满足临床实际需求。目前,临床上多采用"生物-心理-社会-环境-工程"医学模式,以医疗团队为主导的多学科干预。团队成员主要包括老年科医生、全科医生、康复师、药师、营养师、心理医生、护师等。医生需要评估患者的需求和负担，领导、协调团队成员，跟踪、随访患者，并及时调整治疗方案，共同商讨制订老年综合征患者的干预措施，并进行干预前后的评估。

（三）老年综合征的管理

针对所有符合综合评估实施条件的老年人，建议常规开展信息化、便于随访的老年综合评估工作。根据老年综合评估结果，采用相应的老年综合征管理策略。

1. 对于评估结果提示躯体活动能力良好、无焦虑和抑郁、营养状况良好、认知功能正常、非衰弱、无肌少症的老年人，可进入传统的老年慢性疾病管理模式，或单科会诊模式。

2. 对于老年综合评估结果提示的高危人群，建议启动多学科团队管理模式。由老年科医生、营养师、精神卫生科医生、护师、康复师或某些专科医生等组成的多学科团队为支撑，以老年综合评估工具为手段，不定期地对老年患者疾病、功能状态做全面评定，制订出贯穿住院和出院后，全面又个体化的老年病治疗新模式。

3. 对老年综合评估结果提示高危人群，但考虑由于某种急性疾病引起老年综合征加剧，建议进一步专科诊治解决急性病问题。

4. 合并老年综合征的老年人经多学科团队处理后，症状加剧、功能恶化，考虑由系统疾病状态加剧引起的，也建议转专科进一步处理急性事件。

老年综合征具有多因素、高流行的特点，是当前老年医疗护理服务中重点关注的问题，也是多学科团队研究攻关的重要难题。通过老年综合评估可以准确地为老年人群制订科学、合理、有效的预防、治疗、护理和康复计划，实施有效干预，以改善老年人群功能状态，提高健康水平，是为老年人提供高质量医疗服务的重要保证。

第2节 谵 妄

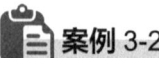

> 患者，男，78岁，因肺部感染入院，予美罗培南抗感染治疗，入院第二天夜间患者出现胡言乱语、定向力障碍，有拍打病床、拔拽吸氧管表现。既往慢性阻塞性肺疾病、高血压病、冠心病病史。查体：神情烦躁，无法正确回答目前地点及时间，不能说出家属名字，生命体征平稳，双肺可闻及哮鸣音，心脏及腹部查体未见异常。
> 问题：1. 引起患者谵妄的可能原因有哪些？
> 　　　2. 为缓解患者谵妄，需要进一步行哪些诊疗措施？

谵妄是一组临床综合征，实质是一组以意识障碍为核心症状的神经精神症状群，通常急性发作，症状起伏不定。在意识水平降低的背景下出现丰富、形象、生动的错觉与幻觉，以幻视居多，导致广泛的认知功能损害、注意障碍、睡眠-觉醒周期紊乱和精神运动行为障碍。

一、危险因素

谵妄的发生常由多种因素引起，包括易患因素和触发因素。

1. 易患因素 高龄、认知障碍、衰弱、药物/酒精依赖、听力或视力障碍、罹患多种躯体疾病等是常见的易患因素。其中认知障碍的影响最明显，认知障碍程度越重，发生谵妄的风险越高。

2. 触发因素 谵妄的触发因素包括脑部疾病、其他系统性疾病、环境因素及药物因素等。

二、临床表现与临床分型

(一)临床表现

谵妄的基本特征是急性或亚急性注意力和意识状态的障碍,可以表现为与基础水平明显不同的意识内容损害(注意力下降、定向力差)和意识水平损害(觉醒程度损害),也可有语言障碍、感知及行为障碍,多呈现波动性病程,一般持续数小时至数天。

(二)临床分型

目前谵妄可分5个临床亚型。

1. 活动亢进型谵妄 患者表现高度警觉、烦躁不安、易激惹、可有幻觉和妄想、有攻击性精神行为异常,是最容易被发现的一种类型。

2. 活动抑制型谵妄 表现为睡眠增多,表情淡漠、语速及动作缓慢,因症状不易被察觉,常漏诊。

3. 混合型谵妄 表现为上述两种谵妄类型交替出现,反复波动。

4. 亚综合征型谵妄 表现为部分谵妄症状,只符合部分谵妄诊断标准,常被忽视。

5. 迁延型或持续型谵妄 相对较少,多见于既往存在认知功能障碍的患者,或谵妄继发于颅内新发病变者。

三、筛查和诊断

谵妄是一个临床综合征,筛查量表的合理使用可以提高识别率,常用的筛查量表详见第2章老年综合评估相关内容。

目前推荐《精神障碍诊断与统计手册》第5版(DSM-5)谵妄诊断标准为谵妄诊断的金标准,符合5项可以诊断谵妄,见表3-1。

表3-1 谵妄诊断标准

编号	内容
A	注意(指向、聚焦、维持和转移注意力的能力减弱)和意识(对环境的定向力减弱)障碍。该障碍在较短的时间内发生(通常为数小时至数天),表现为与基线相比注意和意识状态发生变化,以及在1天的病程中严重程度的波动
B	该障碍在较短的时间内发生(通常为数小时至数天),表现为与基线相比注意和意识状态发生变化,以及在1天的病程中严重程度的波动
C	伴有认知障碍(如记忆力、定向、语言、视空间能力或知觉障碍)
D	诊断标准A和C的障碍不能用其他已患的、已确诊的或逐渐进展的神经认知障碍来更好地解释,也不是出现在觉醒水平严重降低的背景下(如昏迷)
E	病史、体格检查或实验室发现的证据表明,该障碍是其他躯体疾病、物质中毒或戒断(即由于滥用的毒品或药物)或接触毒素或多种病因的直接生理结果

此外,老年谵妄还要与老年焦虑、老年抑郁、老年偏执等精神疾病及脑血管病等躯体疾病鉴别,通过对病史的详细了解、体格检查,对临床表现及认知功能损害进行判断,可以作出正确诊断。

四、治 疗

(一)触发因素的治疗

触发因素的治疗是谵妄治疗的重点,谵妄的触发因素较多,其中感染、疼痛是最常见的诱发因素。对谵妄患者应该做以下治疗。

1. 积极寻找感染源，并早期干预，积极治疗感染，避免不必要的置管。

2. 常规检查是否存在皮肤压伤、背痛及尿潴留，定期评估疼痛，对不能言语沟通者通过肢体语言、表情等进行评估，对任何怀疑有疼痛的患者均要控制疼痛，避免治疗不足或治疗过度。

3. 对谵妄的其他诱因如心脑血管病、营养代谢病等，根据相应诊疗常规进行诊治，积极治疗可治性触发因素，减轻谵妄症状，改善预后。

（二）对症治疗

1. 非药物治疗 是谵妄尤其是活动抑制型谵妄的首选治疗，包括定向提醒、认知刺激、家人参与、关注体液平衡、排便规律等。

2. 谵妄的药物治疗 谵妄药物治疗效果欠佳，且治疗相关不良反应的风险增加，故谵妄治疗以触发因素治疗及非药物治疗为主。若出现谵妄伴行为及情感障碍、危及患者或他人安全、干扰基本的检查及治疗、非药物治疗无效时考虑使用抗精神病药物，其治疗目的为镇静、控制兴奋躁动和精神病性症状。

五、预 防

预防是谵妄干预的核心问题，在高危群体中尤其重要。识别高危个体，有助于提早预防谵妄、降低谵妄发生率及不良预后。很多躯体疾病均可导致谵妄，故需对不同危险因素进行多重干预，包括制订睡眠计划、处理容量不足、改善视听觉、尽早康复锻炼、训练定位能力、减停不必要的药物、评估并处理疼痛等。

第3节 跌 倒

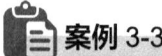

> **案例3-3**
>
> 患者，男，82岁，晨起在洗手间湿滑地面跌倒，左髋部着地，疼痛剧烈，活动受限，无意识丧失，无头晕、头痛，无胸闷、心悸。既往帕金森病、重度骨质疏松症、失眠病史，长期服用苯二氮䓬类镇静药物，有跌倒史。查体：神志清楚，生命体征平稳，心肺腹查体未见明显异常，左髋关节局部红肿、活动受限。
>
> 问题：1. 引起患者跌倒的可能原因有哪些？
> 2. 进一步需要行哪些诊疗措施处理跌倒及并发症？
> 3. 对该患者居家预防跌倒提供哪些建议？

跌倒是指突发、不自主的、非故意的体位改变，倒在地上或更低的平面上。按照ICD-10对跌倒的分类，跌倒包括以下两类：①从一个平面至另一个平面的跌落；②同一平面的跌倒。

一、危险因素

老年人跌倒是由多种因素造成的，既包括内在的危险因素，也包括外在的危险因素。内在的危险因素体现了老年人跌倒的易感性，包括老年人退行性病变的生理因素、病理因素、药物因素、心理因素等；外在的危险因素主要体现了老年人跌倒的机会性，包括各种潜在的环境因素及社会因素。

二、评 估

进行老年人跌倒风险综合评估时，根据评估流程，先通过3个问题来进行一般性评估，即"您在过去一年内发生过跌倒吗？""是否在走路或站立时感到不稳？""是否害怕跌倒？"。当任何一个回答为"是",即提示有跌倒风险,需要进行跌倒风险专业性评估。

在专业性评估中,首先要对躯体功能进行测评,测评包含步态、平衡、下肢肌力3部分内容。Tinetti平衡与步态量表(Tinetti performance oriented mobility gait assessment,TPOM-G)用于判断是否存在步态异常;四阶段平衡测试(four stage balance test)用于判断是否存在静态失衡;TUG用于判断是否存在动态失衡;FTSST或30秒坐立测试(thirty-second sit-to-stand test)用于判断是否存在下肢肌力减退。

除躯体功能外,跌倒风险综合评估还涉及跌倒风险相关疾病评估(神经系统疾病、心血管系统疾病、骨骼肌肉系统疾病、脑血管疾病、泌尿系统疾病)、跌倒风险相关用药评估(抗精神病药物、抗抑郁药、抗癫痫药、镇静催眠药、降压药、利尿剂、抗心律失常药)、感知觉评估(视觉、听觉、前庭功能、足/踝部感觉)、ADL能力评估、认知功能评估、抑郁状态评估、居家环境评估、其他风险因素(年龄、居住状态)评估。

1. 病史评估　病史是评估老年人跌倒风险的首要内容,应详细评估老年人的跌倒史、疾病史和服用药物史。

2. 综合评估　综合考虑引起老年人跌倒的危险因素,较为全面地评估老年人的跌倒风险,但此类的量表多注重在对老年人跌倒的内在因素的评估。常用的包括Morse老年人跌倒风险评估量表(MFS)和老年人跌倒风险评估工具(fall risk assessment tool,FRA)等。

3. 躯体功能评估　对老年人躯体功能的评价,建议根据老年人的具体情况选择合适的评估工具,如ADL能力评估量表、计时起立行走试验、伯格平衡量表等。

4. 环境评估　家庭环境的改善尤其是进行居家适老化改造可以有效减少老年人跌倒的发生,建议使用居家危险因素评估工具(home fall hazards assessments,HFHA)进行指导。

三、预　防

老年人跌倒预防主要针对风险因素开展,以改善功能、增强意识和降低风险为干预目标,可通过疾病及用药管理、健康教育、运动训练和环境改造实现。

1. 疾病及用药管理　老年人基础疾病及其并发症均可增加跌倒风险。跌倒高风险药物包括苯二氮䓬类镇静催眠药物、地高辛等强心苷类药物、袢利尿剂、多重用药等。

2. 健康教育　是跌倒干预的基本部分,针对医务人员或老年人的健康教育可减少跌倒发生。不仅应强调跌倒的危害性,还应指出跌倒的可预防性,帮助老年人建立良好的锻炼习惯,从而降低老年人跌倒风险。

3. 运动训练　预防跌倒的运动训练方式主要包括力量训练、平衡和步态训练、灵活性训练、耐力训练、综合训练等。当运动频率大于每周5次,运动时长不低于8个月时,预防跌倒效果最好。

4. 环境改造　环境改造包括室内环境和室外环境,如地面应防滑,及时清除积水,去除不平整的地板覆盖物,合理使用防滑垫和防滑条等。

5. 辅助设备　有跌倒风险的老年人应在专业人员指导下选择适当的行走辅具,包括拐杖、助行器、轮椅等。

四、紧急处理

老年人发生跌倒后,须根据不同情况进行紧急处理。

1. 询问老年人跌倒情况及对跌倒过程是否有记忆,如不能记起跌倒过程,可能为晕厥或脑血管意外,应立即护送老年人到医院诊治或拨打急救电话。

2. 询问是否有剧烈头痛或口角歪斜、言语不利、手脚无力等提示脑卒中的情况,如存在这些情况而立即扶起老年人则可能加重脑出血或脑缺血,使病情加重,此时应立即拨打急救电话。

3. 有外伤、出血时，立即止血、包扎并护送老年人到医院进一步处理。

4. 查看有无肢体疼痛、畸形、关节异常、肢体位置异常等提示骨折的情形。如无相关专业知识，不要随便搬动，以免加重病情，应立即拨打急救电话。

5. 查询有无腰、背部疼痛，双腿活动或感觉异常及大小便失禁等提示胸腰椎损害情形，如无相关专业知识，不要随便搬动，以免加重病情，应立即拨打急救电话。

6. 如老年人试图自行站起，可协助老年人缓慢起立、坐、卧休息并观察，确认无碍后方可离开。如需搬动，应保证平稳，尽量平卧休息。

7. 发生跌倒后，均应在家庭成员或照护人员的陪同下到医院诊治，查找跌倒发生的原因，评估跌倒的风险，制订预防措施及方案。

五、预 后

跌倒引起的并发症是65岁以上成人受伤死亡的主要原因，也是老年人死亡的第5大原因。跌倒严重损害了老年人的日常生活能力和生活质量，建议老年人定期进行跌倒风险评估，做好预防管理。

第4节 压力性损伤

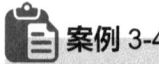

案例 3-4

患者，男，86岁，髋关节骨折后卧床10余天，家属协助翻身时发现骶尾部皮肤红斑。既往：营养不良、糖尿病史。查体：神志清楚，生命体征平稳，体形消瘦，骶尾部皮肤红斑5cm×8cm，按压不可褪色，局部皮肤完整，未见水疱及破溃。

问题：1. 引起患者骶尾部压力性损伤的可能原因有哪些？

2. 需要采取哪些措施预防压力性损伤的加重？

压力性损伤是指由压力或压力联合剪切力导致的皮肤和（或）皮下组织的局部损伤，通常位于骨隆突处，但也可能与医疗器械或其他物体有关。

一、危险因素

压力性损伤的危险因素多且复杂，主要可以分为局部因素和全身因素。

1. 局部因素 包括受压、摩擦和剪切力、湿度和温度、皮肤皱褶等因素。

2. 全身因素 包括活动和移动受限、营养不良、感觉受损、体温升高、吸烟、体重、应激和精神心理因素等。

二、临床表现与分期

有多种描述皮肤压力性损伤程度的分期系统，最常用的是美国国家压疮咨询委员会（National Pressure Ulcer Advisory Panel，NPUAP）系统。

1期的特点是皮肤完整，局部有按压不褪色的红斑，深肤色患者可能有不同表现。在出现肉眼可见的变化之前，患者可能会存在按压可褪色的红斑或感觉、皮温、硬度改变。

2期的特点是部分皮层缺损，真皮层露出。创面未坏死，为粉红或红色、湿润，也可能表现为完整或破裂的浆液水疱。

3期的特点是全层皮肤缺损，溃疡处通常可见脂肪，且常有肉芽组织及伤口卷边。有时也可见腐肉和（或）焦痂。

4期的特点是全层皮肤和组织缺损,伴溃疡处露出或可直接触及筋膜、肌肉、肌腱、韧带、软骨或骨骼。

不可分期的压力性损伤以全层皮肤及组织缺损为特征,但腐肉或焦痂使溃疡内的组织损伤范围无法确定。移除腐肉或焦痂后,损伤有可能为3期或4期。足跟或缺血肢体上的稳定焦痂(干燥、紧固附着、完整且没有发红或波动感)不应软化或移除(图3-1)。

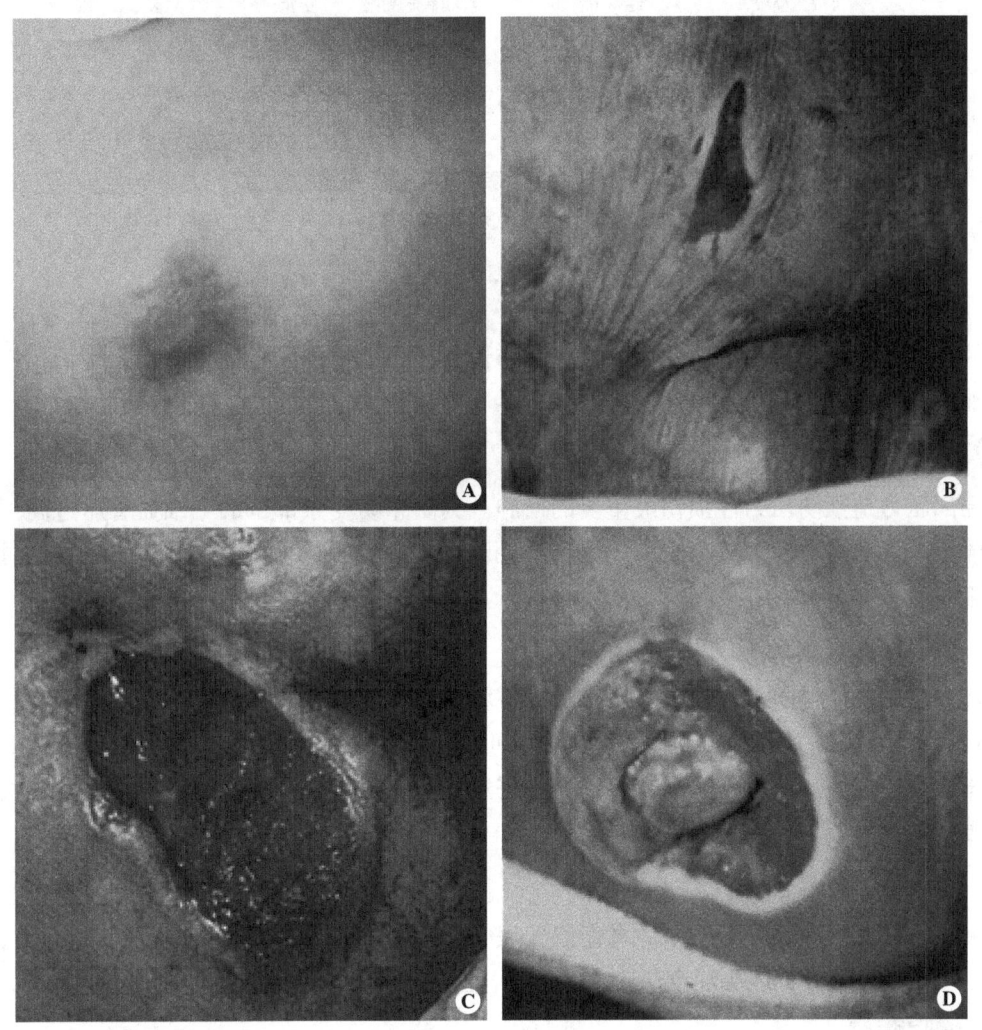

图3-1 压力性损伤皮肤表现

A.1期,皮肤完整,局部有按压不褪色的红斑;B.2期,部分皮层缺损,真皮层露出;C.3期,全层皮肤缺损,溃疡处可见脂肪,有肉芽组织及伤口卷边;D.4期,全层皮肤和组织缺损,伴溃疡处露出或可直接触及筋膜、肌肉、肌腱、韧带、软骨或骨骼

三、风险评估

预防压力性损伤的关键在于识别出有风险的患者。全面的病史采集和体格检查能识别出潜在可纠正的易感因素,需定期随访以确定患者的临床状况变化,还应每日检查皮肤以发现压力性损伤的早期征象,随后可启动或相应调整特定干预措施预防压力性损伤的发生。目前已有布雷登(Braden)压疮危险因素预测量表、诺顿(Norton)压力性损伤风险因素评估量表、沃特洛(Waterlow)压疮危险因素评估量表等多种成熟的压力性损伤风险评估工具,可协助判断患者发生压力性损伤的风险,建议结合量表特点选择使用。其中,Braden压疮危险因素预测量表(表3-2)在全球应用较广泛。

表3-2 Braden压疮危险因素预测量表

评分内容	评估计分标准				评分
	1分	2分	3分	4分	
感觉	完全丧失	严重丧失	轻度丧失	未受损害	
湿度	持久潮湿	经常潮湿	偶尔潮湿	很少潮湿	
活动力	卧床不起	局限椅上	偶尔行走	经常行走	
移动力	完全不能	严重受限	轻度受限	不受限	
营养状况	非常差	可能不足	足够	非常好	
摩擦力和剪切力	有问题	有潜在问题	无明显问题	—	

评分标准：①严重危险：小于等于9分；②高度危险：10～12分；③中度危险：13～14分；④轻度危险：15～18分。

四、预防

良好的护理是防止压力性损伤发生的前提，应识别压力性损伤发生的风险，识别可纠正的危险因素，进行规范的预防措施。

（一）舒缓压迫

减轻局部压力是预防压力性损伤最重要的措施。为防止易受累部位的毛细血管压过高，必须尽量使患者的体重分散在尽可能大的体表面积上。长期卧床的患者必须约2h翻身1次，准确的时间间隔可视患者具体情况和所用的床垫而定。

（二）减小摩擦力和剪切力

把患者搬离床或轮椅时，应抬起来后再移动，并保持椅面和床面平整、无杂物。用软布等包裹肘及足跟等处，以免擦伤。同时避免卧床患者长时间处于床头抬高超过30°体位，以免骶尾部、足跟部承受过大压力和剪切力。侧卧位时保持背部与水平床面呈30°～40°。安置体位时应避免皮肤与医疗器械直接接触。

（三）防止潮湿

治疗大、小便失禁，如果无效则应考虑留置尿管并及时清理、勤换床单或使用吸水的衬垫。尽量保持局部皮肤干燥。另外，还要注意伤口引流和排汗过多引起的皮肤潮湿。

（四）增强营养

加强饮食补充可明显减小发生压力性损伤的危险，鼓励患者摄入充足的热量、蛋白质、水分、富含维生素与矿物质的平衡膳食。如果进食有困难者可进行鼻饲或适当给予静脉营养支持。怀疑有维生素或矿物质缺乏时应相应补充。

五、治疗和预后

压力性损伤的伤口处理应遵循伤口护理的一般原则，包括通过坏死组织清创及适当的敷料或填塞来促进创面愈合，以及根据需要进行伤口覆盖。1期皮肤损伤需覆盖患处以保护伤口。2期压力性损伤通常不需或仅需极少的清创，并需要采用敷料以使伤口保持湿润。3期和4期压力性损伤或更深层的损伤一般需要进行坏死组织清创，可能还需要治疗感染。

识别压力性损伤高风险患者、合理进行压力性损伤预防、纠正危险因素及合理治疗，是防止压力性损伤发生、减轻压力性损伤程度的重要措施。

第5节 慢性疼痛

案例 3-5

患者，男，76岁，诊断为左腰背部带状疱疹2年、遗留局部神经痛，诊断为前列腺癌1年、骨扫描检查示右肩关节及右股骨转移，目前患者左腰背部、右肩及右腿疼痛明显、持续5个多月，局部应用"麝香壮骨膏"效果欠佳。

问题：1. 引起该患者慢性疼痛的原因有哪些？
2. 为缓解患者疼痛，进一步可行哪些诊疗措施？

疼痛（pain）是与存在或潜在的组织损伤有关的一种不愉快的主观感觉或情感经历，是临床上最常见的症状之一，是由各种伤害或疾病或某些心理精神因素引起。它包括伤害性刺激作用于机体所引起的痛感觉，以及机体对伤害性刺激的痛反应。

一、临床分类及疼痛特点

根据疼痛持续时间，疼痛可分为急性疼痛和慢性疼痛。①急性疼痛：持续时间相对较短，通常指疼痛时间短于3个月，而与程度无关。②慢性疼痛：指超过3个月或6个月的持续疼痛。如上所述，急性疼痛如果不能及早和充分控制，可能发展为慢性疼痛。临床上慢性疼痛患者常伴有焦虑、失眠、抑郁等精神心理改变。

二、评估与诊断

疼痛评价在疼痛治疗中是最重要的环节。任何对机体功能或对生活质量有影响的疼痛都应当得到重视。疼痛并没有客观的生物学的标志，患者的主诉和描述是最主要的依据。

（一）病史和体格检查

慢性疼痛的临床评定是多方面的，应包括疼痛的病史、严重程度、部位、性质、持续时间、程度等，以及疼痛出现的时间性、加重和缓解因素、疼痛同时伴发的病情。应询问各种止痛药物与其他疼痛治疗措施的应用、疗效和副作用等。身体检查应当确认以往病史中提及的有可能出现的任何可能诱因。

（二）疼痛评估量表

疼痛的分级可以分为非复杂因素型和复杂因素型。

1. 非复杂因素型疼痛的评估 如视觉模拟评分法（visual analogue scale，VAS）等，通常是由与疼痛剧烈程度单一相关的项目组成。这些评价体系通常操作简单、利于掌握，不需要接受专门训练就能得出有效结论。

2. 复杂因素型疼痛的评估 评估工具包括麦吉尔（McGil）疼痛问卷、简易McGil疼痛问卷、威斯康星（Wisconsin）简要疼痛量表、记忆疼痛评估术、骨关节炎指数（WOMAC）、Roland-Morris功能障碍调查表等。

3. 对认知损害患者的疼痛评价 目前的许多评估工具都需要患者具有一定的认知及语言表达能力，但痴呆患者往往不具备以上能力，故需要一些特殊的疼痛评估工具。对轻中度老年痴呆患者的疼痛评估可使用直接提问的方式来评估疼痛。如0～10数字疼痛强度量表、视觉模拟评分法、彩色模拟量表（colored analogue scale，CAS）等。

三、治疗与预防

治疗慢性疼痛的主要目标是尽量改善功能（即尽可能减小疼痛的影响）和生活质量，同时尽量减少治疗的不良反应。明确疼痛对患者生活各方面造成的影响，可使医生以对患者有意义的方式来确定治疗目标和评估治疗效果。

（一）药物治疗

1. 外用药物　外用给药是慢性骨骼肌肉疼痛治疗时的首选药物，也可与口服药物和其他治疗方法联合使用，既有协同作用，又可降低口服药物的剂量和疗程。外用非甾体抗炎药（NSAID）是目前临床证据最充分、处方量最大的外用镇痛药。外用麻醉剂可能主要通过减少躯体表浅神经异位放电发挥镇痛作用，可使疼痛强度较基线水平下降。

2. 口服药物　口服是治疗慢性疼痛的常用给药途径之一。常用的口服镇痛药物包括：对乙酰氨基酚、NSAID（洛索洛芬、双氯芬酸等）、曲马多、阿片类药。其他药物还包括抗抑郁药、抗惊厥药、肌肉松弛剂、抗骨质疏松药等。

（二）非药物治疗

1. 运动康复和辅助疗法　老年慢性疼痛以骨骼肌肉疼痛多见，可以通过有效安全的康复锻炼减轻，恢复体力活动。

2. 心理干预治疗　长期慢性疼痛患者常伴随焦虑和抑郁，而存在心理疾病的患者出现慢性疼痛的概率也会明显增加，并且可能出现疼痛扩大化现象。主要的干预方式包括认知行为治疗、引导性想象法等。

3. 微创介入治疗与外科手术　非手术治疗效果欠佳时可再考虑外科介入治疗。目前常用的微创介入治疗包括射频消融术、脊髓电刺激植入术、背根神经节电刺激植入术、关节腔内富血小板血浆或间充质干细胞注射等。

4. 传统中医药治疗　我国传统中医药历史悠久，在治疗慢性疼痛中发挥重要作用，目前较为常用的包括针灸、针刀、银质针、推拿正骨以及中药等。在老年患者中也有很好的接受度和依从性，中医、中药的合理应用与其他治疗手段联合应用可提高疗效。

第6节　失　禁

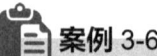

案例 3-6

患者，男，86岁，排尿困难伴尿失禁2年余，表现为不自主溢尿、排尿次数增多、排尿踌躇、终末滴沥，查体：一般情况好。心肺腹检查未见明显异常，肛门指诊提示前列腺增生。

问题： 1. 患者目前最可能的病因是什么？
　　　2. 需要筛查哪些可逆性因素？
　　　3. 如何进行治疗？

一、尿　失　禁

根据国际尿控协会（International Continence Society，ISC）定义：尿失禁（urinary incontinence，UI）是指给患者及照料者带来社会及卫生问题的尿液不自主经尿道漏出现象。常常是多因素所致，尿失禁可引起多种并发症，包括会阴部湿疹、溃疡、盆腔炎、阴道炎，反复泌尿系感染，甚至影响肾功能，可能引起跌倒和骨折等。长期尿失禁可导致患者心理上出现孤独、压抑、抑郁、失眠等问题。尿失禁严重影响患者的生活质量，是导致失能的重要原因之一；同时也使照料者负担增加。因此，早期识别、诊断和防治老年性尿失禁具有重要的临床意义。

（一）分类

尿失禁根据症状持续时间可分为可逆性/暂时性尿失禁和持续性尿失禁。根据临床表现和生理上的异常，可将尿失禁分为急迫性尿失禁、压力性尿失禁、充溢性尿失禁或混合性尿失禁。明确尿失禁类型有助于合理选择有效的治疗方法。

1. 可逆性/暂时性尿失禁 约1/3老年性尿失禁为暂时性尿失禁，反映的主要是泌尿系统以外的因素。

2. 持续性尿失禁 在排除或纠正暂时性尿失禁的病因后，如尿失禁仍持续存在，考虑为持续性尿失禁。其中包括急迫性尿失禁、压力性尿失禁、充溢性尿失禁、混合性尿失禁。

（二）诊断

1. 病史采集 应重点了解尿失禁发生的时间、特征，摄入液体类型、量、时间，有无引起尿失禁的暂时性病因和膀胱尿道功能性损害的病因，既往手术史、生育史，日常生活能力、生活质量、一般健康情况。

排尿日记有助于提供基础的尿失禁严重程度，也可监测治疗反应，内容包括连续记录3天患者自主排尿、尿失禁的次数、发生尿失禁的时间、环境与具体表现、每次尿量、排尿频率、日夜尿量。

前列腺增生患者可通过国际前列腺症状评分（international prostate symptom score，IPSS）、生活质量评分表来评估病情。

2. 体格检查 应评估一般状况，是否存在活动受限、认知功能障碍、情绪性格改变、神经系统受损、心力衰竭、四肢水肿等。重点包括腹部、泌尿生殖系统、肛门直肠、妇女骨盆等部位的检查。通过直肠指检了解肛门括约肌的张力、前列腺大小及质地。女性外生殖器检查了解有无阴道膨出、子宫下垂、老年性阴道炎等。

3. 实验室检查 包括尿常规、肾功能、电解质等检查、泌尿系统B超。进行残余尿测定、必要时行尿液细胞学和膀胱镜检查（除外膀胱肿瘤）和尿动力学检查。

（三）治疗

治疗原则包括治疗原发病、改善症状、防止感染、保护肾功能，提高生活质量。暂时性尿失禁患者，如能及时去除病因，尿失禁症状会随之消失。不能及时针对病因治疗的，也能通过改善患者的一般状况，减轻尿失禁症状。持续性尿失禁多与下尿路疾病或其他潜在疾病有关，需分清原因、分别处理首选非药物疗法。

二、大便失禁

大便失禁（fecal incontinence，FI）即肛门失禁，是指粪便及气体不能随意控制，不自主地流出肛门外，持续至少1个月，为排便功能紊乱的一种症状。包括被动型大便失禁（患者无意识的粪便外漏）、急迫型大便失禁（患者有意识但主观无法控制）和漏粪（紧随1次正常排便之后的粪便漏出）。

（一）评估

1. 病史 应首先了解老年患者有无危险因素，包括年老体弱程度、腹泻原因、既往产伤、神经系统和脊髓疾病或损伤、严重认知障碍或学习障碍、尿失禁、盆腔脏器或直肠脱垂、结肠切除术史、肛门手术史等。询问大便失禁的发作频率、持续时间、失禁前便意程度、粪便性状、止泻药的使用情况、是否合并尿失禁等。

2. 体格检查 包括会阴部检查和肛门直肠指诊。会阴部检查有无瘘管、皮炎、瘢痕、皮肤抓痕、痔、肛裂及脱出肛管或直肠黏膜等。肛门直肠指诊可在患者做缩肛和排便动作时进行，了解有无粪便潴留和括约肌松弛或不协调性收缩。

3. 辅助检查

（1）肛门镜和直肠镜检查 可初步排除因炎性肠病或肛管直肠新生物等因素导致的大便失禁。对于腹泻或近期有排便习惯改变者，应行结肠镜检查，用以排除器质性疾病。

（2）肛门直肠测压 是检测肛门直肠动力和感觉功能的首选方法。大便失禁患者的肛管静息压和收缩压显著下降，肛管高压区长度变短或消失，顺应性改变，被动型大便失禁可表现为直肠敏感性下降。该检查对大便失禁的诊断、治疗方案选择及疗效评估具有重要意义。

(3) 肛管内镜超声 能够观察耻骨直肠肌、肛门内括约肌、肛门外括约肌和肛管，对于经阴道分娩或既往有肛肠手术史的患者的诊断具有较高的敏感性，用于评估肛门括约肌损伤。

(4) 盆底磁共振成像（MRI） 在盆腔脏器的显像清晰度方面具有优势。对于考虑因肛管及肛周解剖结构异常所致的大便失禁患者，应首选盆腔或肛管MRI，能够为手术方案制订提供参考。

(5) 神经电生理检查 包括阴部神经终末运动潜伏期测定、同心针肌电图和体表肌电图。主要适用于神经损伤后大便失禁，通过记录肛门括约肌和盆底横纹肌的电活动，了解阴部神经和盆底肌肉功能，预测括约肌修补术的预后等。

(二) 治疗

大便失禁的治疗原则是通过综合治疗及日常管理，根除或减轻大便失禁的症状，改善患者生活质量。老年患者由于其生理性退行性改变，往往治疗效果欠佳。其治疗方法可分为非手术疗法和手术疗法：非手术疗法有饮食调节、止泻药物、肛门括约肌锻炼等，是改善轻度大便失禁症状的首要治疗方法。有重度临床症状、对内科治疗无效或有肛管括约肌损伤的患者可考虑行外科手术治疗。

第7节 便 秘

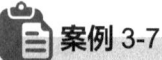

案例3-7

患者，男，85岁，排便困难半年，排便3天1次，有排便不尽感，大便干燥，服用乳果糖无明显改善。查体心肺腹未见明显异常，肛门指诊指感收缩减弱，松弛正常。

问题：1. 患者可能的病因是什么？
2. 应进行哪些检查明确诊断？
3. 如何进行治疗？

便秘指排便次数减少（每周排便次数<3次）、粪便干硬和（或）排便困难。排便困难包括排便费时、排便费力、排便不尽感、肛门阻塞感及需要手法辅助排便等。根据病程的不同可将便秘分为急性便秘和慢性便秘两种。急性便秘多由急性疾病或者情绪、饮食和生活习惯的变化等引起，根除诱因多可缓解。慢性便秘病史至少为6个月。

一、病因学分类

便秘是一种临床非常常见的疾病，随着年龄增长，老年人的食量和体力活动减少，肠管张力和蠕动减弱，腹腔及盆底肌力下降，肛门括约肌功能减弱，胃-结肠反射减弱，直肠敏感性下降，导致便秘的发生率明显增高。依据病因可将便秘分为原发性便秘和继发性便秘。依据结肠传输和肛门直肠功能，可将原发性便秘分为四类，即慢传输型便秘、排便障碍型便秘（出口梗阻型）、混合型便秘、正常传输型便秘。继发性便秘是指器质性疾病或药物引起的便秘，老年人多病共存、多重用药也是引起或加重便秘的重要因素（表3-3）。

表3-3 便秘的分类和病因

	分类	病因
原发性便秘	慢传输型便秘	结肠推进性收缩节段性延迟或总体减少，非推进性收缩幅度、频率增加，肠传输时间延长，使食糜在肠腔内运输时间延长，导致肠内容物水分吸收过多，粪便干燥
	排便障碍型便秘	排便时耻骨直肠肌和肛门括约肌不协调收缩和（或）腹内压不足，使粪便不能顺利排出
	混合型便秘	同时存在结肠动力障碍和盆底肌失调
	正常传输型便秘	除外结肠动力障碍和盆底肌失调，可能由于直肠张力下降，顺应性增加，感觉功能减退引起排便时间延长

续表

分类		病因
继发性便秘	疾病相关便秘	直肠和肛门病变：直肠炎、痔疮、肛裂、肿瘤性瘢痕狭窄等
		结肠病变：肠梗阻、肠粘连、良恶性肿瘤、克罗恩病、溃疡性结肠炎等
		内分泌代谢疾病：糖尿病并发神经病变、甲状腺功能减退、甲状旁腺功能亢进等
		电解质紊乱：低钾血症、高钙血症等
		神经系统疾病：脊髓损伤、帕金森病、先天性巨结肠等
	药物相关便秘	抗组胺药、三环类抗抑郁药、阿片类药、含阳离子的药物（铝、钙、铁、铋、锂离子）、钙通道阻滞剂、5-羟色胺受体拮抗剂、抗胆碱能药等

二、临床表现

1. 原发病表现 如甲状腺功能减退可有畏冷、黏液水肿；低钾血症可伴有肌无力；肛裂可有排便疼痛、鲜血便；大肠癌可有黏液血便、肿块；慢性肠套叠可有腹痛、包块等。

2. 排便障碍的表现 自然便次少，少于每周3次，粪便量少，自然排便间隔时间延长，并可逐渐加重。

3. 伴随症状 常伴发腹胀、腹痛、恶心、食欲减退、肛门疼痛、疲乏无力、皮疹、口渴、头晕、心情烦躁、失眠、焦虑等症状。

4. 并发症表现 长期便秘可导致痔出血、肛裂；用力排便可诱发急性心脑血管事件，甚至猝死；长期便秘可导致粪便嵌塞、假性腹泻、溢出性大便失禁、穿孔、乙状结肠扭转和尿潴留；痴呆患者可诱发激惹和谵妄。

三、辅助检查

为明确患者便秘的病因，应筛查便秘相关器质性病变，并进行结肠传输功能、肛门直肠功能检查。

（一）一般检查

1. 实验室检查 便常规、粪便隐血、血常规、生化、甲状腺功能等。

2. 肠镜检查 对于有便血或隐血、贫血、食欲体重变化、腹痛、腹部包块、排便习惯改变等报警症状，或存在结直肠息肉、结直肠癌、炎性肠病等家族史的患者，应进行肠镜检查。

3. 影像学检查 用于排除并存的器质性疾病。

（二）结肠传输功能检查

1. 结肠传输试验 不透X线标记物结肠传输试验具有成本低、简单、方便、安全等优点，是目前诊断慢传输型便秘最常用的检查手段。患者服用不透X线的标志物（如直径1mm，长度10mm的标志物20个）后分别于6h、24h、48h和72h拍腹部平片，根据腹部平片上标志物的分布，测算小肠、结肠运行时间，了解下消化道动力。72h不能排出80%的标记物可作为诊断标准。

2. 无线动力胶囊 是一种全胃肠道动力检测系统，具有无辐射以及非侵入性检查等优点。可记录胃肠道中pH、温度、压力的变化，从而判断胃排空时间、小肠和结肠传输时间，并且通过压力变化评估结肠动力和传输功能。

（三）肛门直肠功能检查

1. 球囊逼出试验 是评估肛门直肠排便功能的简便方法，可用于对患者的初步筛查。检查时将空瘪球囊经接输液管连接三通，将球囊置于受检者的直肠壶腹部，通过三通向球囊内注入37℃温水50ml，嘱受试者取习惯排便姿势尽快将球囊排出，同时记录排出的时间，2min内未排出为异常。

2. 排粪造影 包括钡剂X线排粪造影和磁共振排粪造影。钡剂X线排粪造影简单易行，是评估出口梗阻型便秘的首选检查，通过模拟生理性排便活动，动态观察肛门直肠的功能和解剖结构的变化，显示肛管直肠部位的功能性或器质性病变，为临床上便秘的诊断治疗提供依据。磁共振排粪造影能同时对比观察盆腔周围组织结构，分辨率高、多平面成像且无辐射。

3. 肛门直肠测压（anorectal manometry，ARM） 能够评估肛门直肠的动力和感觉功能，近年来高清ARM和3D-ARM的应用提高了检查精度。ARM可测量肛管静息压、肛管收缩压、直肠内压、直肠肛管抑制反射等多种参数，排便障碍型便秘患者可表现为排便过程中肛管收缩压升高、直肠内压力不足、直肠敏感性异常以及括约肌协调障碍等。

四、评　估

1. 大便性状评估　目前通用的大便性状评估方法为布里斯托大便分类法（图3-2），第一型和第二型表示有便秘；第三型和第四型是理想的便形，尤其第四型是最容易排便的形状；第五至第七型则代表可能有腹泻。

2. 便秘评估量表　多种便秘相关评分量表可用于评估便秘严重程度及其对生活质量的影响，也可用于评估临床治疗效果与开展相关科学研究，如便秘评估量表（constipation assessment scale，CAS）、Wexner便秘评分表、便秘患者症状自评量表（patient assessment of constipation-symptoms，PAC-SYM）等。

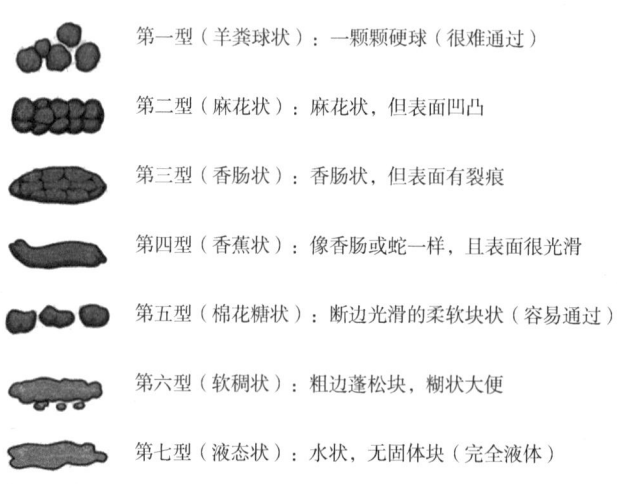

图3-2　布里斯托大便分类法

五、诊　断

在便秘的诊断过程中，首先要注意是否存在器质性病变的证据。结合主诉，详细询问病史，如患者的饮食、生活习惯及工作情况，既往史、手术史、服药史，除外继发性因素，在详细了解病史的基础上，通过相应的检查尽可能明确导致便秘的原因。对于除外继发性病因的患者，考虑为原发性便秘，可通过进一步结肠传输功能检查、肛门直肠测压和球囊逼出试验，明确病因诊断（图3-3）。

六、治疗、预防与预后

1. 饮食与生活习惯调整　是便秘治疗的首选和基础方法，包括增加水与膳食纤维摄入。每天增加膳食纤维总量（25～30g）以及增加饮水量（目标1.5～2.0L）能够增加排便次数、改善便秘症状、降低患者对泻药的依赖。增加摄入富含可溶性膳食纤维的食品（如西梅）可以改善患者便秘症状，增加排便次数，缩短每次排便时间。

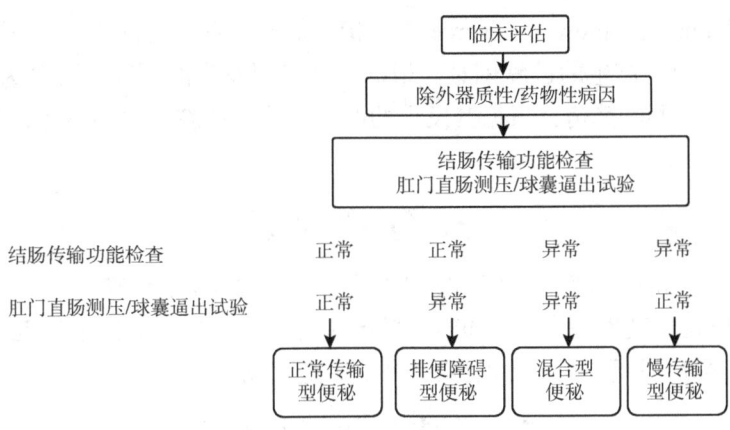

图 3-3 便秘诊断流程

2. 继发因素干预 对已查出的便秘原因及导致便秘的原发疾病，应采用相应的措施进行治疗。对于神经系统疾病、内分泌代谢疾病所致便秘应进行相应治疗以尽快消除原发病对肠道功能的影响，对于肛肠科疾病可行专科手术治疗。对于医源性便秘，则应酌情停止或调整现有的治疗方案。

3. 药物治疗 便秘经过 4～8 周的基础治疗无明显改善，可酌情选用药物治疗。药物选用应该按照病情轻重阶梯性、个体化用药，并尽量避免长期使用刺激性泻剂。便秘的治疗药物包括各类泻剂、促动力剂和促分泌剂等，一种药物疗效不佳时，可联合应用通便药。对粪便嵌塞者，应首先清除嵌塞的粪便。慢传输型便秘通常首选容积性泻药和渗透性通便药物，如治疗效果不满意，可考虑使用促动力剂，排便障碍型便秘通常规律性使用润滑性泻剂并可联合口服泻剂。对于便秘型肠易激综合征和慢性顽固性便秘可考虑使用促分泌剂。

4. 生物反馈治疗 是盆底肌功能失调患者的首选治疗方法，治疗时将电极放置在患者肛门直肠区域，在患者模拟排便时，腹壁电极和肛直肠压力感受器可感知并向患者显示其腹壁、直肠、肛管肌肉用力的状态，指导患者调节并纠正排便时盆底肌和肛门外括约肌的不协调收缩，训练患者协调腹部和盆底肌肉，从而恢复正常的排便模式。

5. 骶神经电刺激 可用于常规内科治疗无效的难治性便秘，能够调节迷走神经和躯体神经的传入神经，改善肠道感觉和运动功能。当慢传输型便秘、排便障碍型便秘、混合型便秘的症状持续超过 1 年且其他治疗无效时，可考虑行骶神经电刺激。

6. 手术治疗 对于慢传输型便秘综合保守治疗失败的患者，可以从手术获益，但术后腹泻、慢性腹痛等也会影响患者的生活质量，临床上真正需要外科手术治疗的慢性便秘患者尚属少数。手术方式包括全结肠切除回直肠吻合术、结肠次全切除术、结肠旷置术、回肠造口术。

7. 其他 中药、针灸、推拿等方法对便秘均有不同程度的治疗作用。

第 8 节 吞咽障碍

案例 3-8

患者，男，82 岁，饮水呛咳 5 年余，近半年进食时吞咽困难，易出现呛咳，多次因肺部感染住院治疗，体重下降 3kg。心肺腹检查未见明显异常，四肢肌力正常，病理征阴性。

问题：1. 患者目前最可能的诊断是什么？
2. 应做哪些筛查评估？
3. 可能的原因有哪些？

吞咽障碍（dysphagia，swallowing disorder）是指不能安全有效地将食物由口腔输送到胃内，导致营养和水分摄入不足，由此产生的进食困难。根据吞咽障碍发生的原因，可分为神经源性吞咽障碍、结构性吞咽障碍、精神性吞咽障碍；根据其发生的部位可分为口腔期吞咽障碍、咽期吞咽障碍、食管期吞咽障碍。

一、危险因素

吞咽障碍的发病率和患病率随年龄的增加而增加，吞咽障碍在一般老年人群中的患病率15%～30%，在养老机构中其患病率可达40%，脑卒中患者急性期半数以上出现吞咽障碍。吞咽障碍的患者近半数可发生误吸，易引起吸入性肺炎，严重者造成死亡。

二、临床表现与并发症

吞咽障碍的初始症状可表现为吞咽固体或液体费力、时间延长。口腔或咽部吞咽困难可出现食物在口腔滞留、难以开始吞咽、吞咽时咳嗽或清嗓频繁、进餐时呼吸短促或窒息、流涎、不明原因的体重减轻、饮食习惯改变、声音或言语变化、经鼻反流等表现。食管吞咽困难可表现为食物阻滞于胸部的哽噎感和异物感、饮食习惯改变、胃灼热（烧心）、嗳气、反酸和胃灼热、胸痛等。固体食物吞咽障碍常提示机械性阻塞。如果症状逐渐加重，则可能提示咽或食管肿瘤。

吞咽障碍可增加多种并发症的风险，如脱水、营养不良、电解质紊乱、吸入性肺炎，增加患者的病死率和不良预后。

三、评估

（一）洼田饮水试验

洼田饮水试验（water swallow test）（表3-4）适用于神志清楚、检查合作的患者，观察饮水过程中和饮水后的咳嗽、呛咳症状，是否增加了饮水后湿性发音作为吞咽障碍的表现。患者取坐位，取30ml温水嘱其饮下，注意观察患者饮水经过，观察所需时间和呛咳情况。正常指5s以内达到1级标准，可疑为达到1级标准但用时5s以上，或达2级标准，异常为3～5级。

表3-4 洼田饮水试验评估内容

级别	内容
1级	能顺利地1次性将水咽下
2级	分2次以上咽下，无呛咳
3级	能1次咽下，有呛咳
4级	分2次以上咽下，有呛咳
5级	频繁呛咳，不能全部咽下

（二）进食评估问卷调查工具-10

进食评估问卷调查工具-10（eating assessment tool-10，EAT-10）有助于识别误吸的征兆和隐性误吸以及异常吞咽的体征，与饮水试验合用，可提高筛查试验的敏感性和特异性。EAT-10（表3-5）总分40分，有10项吞咽障碍相关问题，每项评分分为5个等级，0分无障碍，4分严重障碍，总分大于或等于3分，提示可能存在吞咽能力下降和吞咽安全问题。

表3-5　进食评估问卷调查工具-10（EAT-10）

问题内容	评分				
	没有	轻度	中度	重度	严重
1. 我的吞咽问题使我体重减轻	0	1	2	3	4
2. 吞咽问题影响到我在外就餐	0	1	2	3	4
3. 吞咽液体费力	0	1	2	3	4
4. 吞咽固体费力	0	1	2	3	4
5. 吞咽药片/药丸费力	0	1	2	3	4
6. 吞咽伴有疼痛	0	1	2	3	4
7. 我的吞咽问题影响到我享用食物的愉悦感	0	1	2	3	4
8. 我吞咽时有食物卡在喉咙里	0	1	2	3	4
9. 我吃东西有时会咳嗽	0	1	2	3	4
10. 我吞咽时感到紧张	0	1	2	3	4

（三）吞咽造影录像检查

吞咽造影录像检查（video fluoroscopic swallowing study，VFSS）是吞咽评估的金标准。VFSS是通过进食一定量混有钡剂的不同黏稠度食物或液体，同时进行侧位和前后位X线透视，显示吞咽的动态过程，从而了解患者吞咽期吞咽功能和解剖结构有无异常，判断误吸的原因。同时VFSS对隐匿误吸的判断、预测吸入性肺炎的风险非常有价值。

（四）喉镜吞咽功能检查

喉镜吞咽功能检查（flexible endoscopic evaluation of swallowing，FEES）也是吞咽障碍评估的金标准，在国内的应用还在起步阶段。其也是一种常用于老年患者的检查方法，采用内镜经鼻腔进入咽喉部，可用于解剖生理功能观察和进食观察，在评估时使用食物和饮料，因此更接近实际吞咽状态，可用于检测肥胖患者或不能接受放射检查的患者。

四、治疗及营养管理

（一）补偿性干预

1. 体位和进食调节　体位调节是最易实施和易被患者接受的干预方法，可有效提高吞咽的安全性，被广泛应用于吞咽障碍的治疗。促进安全吞咽的体位应为正位进食，患者采取躯干坐姿、颈部直立或采取低头姿势，可帮助减少鼻腔回流、预防气管打开。对于偏瘫患者，可把患者头部转向偏瘫的一侧，可有效关闭该侧的食团入口，使食团顺利进入未瘫痪的咽部通道。由于吞咽障碍的类型、严重程度不同，可以先在吞咽造影检查时观察有效的吞咽姿势，再选择针对性的姿势进行进食训练。

2. 饮食调节　改良饮食是最常见的补偿性干预，食物质地的调整是饮食调节的重要部分，日常饮食应避免固体和液体混合食用。增稠的液体流动较慢，使得吞咽障碍患者在液体到达咽部和气道入口之前有足够的时间关闭气道，能够减少食物颗粒残留在口中或落入气管，可考虑进食浓浆或将干燥食物绞碎混以酱汁或肉汁，使其更加柔软、黏合。

3. 辅助设备　饮食辅助设备能帮助放置、定位和控制食团或液体并在进食时保持适当的姿势。饮水喝到杯底时头部后仰会造成颈部伸展，食物和饮料容易误入气管，把杯沿改良为带一个缺口（对准鼻梁）可防止喝水时头部后仰。建议使用小茶匙、不用大汤匙，以控制每口摄入量。

（二）康复干预

康复治疗是吞咽障碍治疗的主要方法之一，增强大脑对吞咽肌肉的控制和协调能力，促进受损神经再生，改善受损肌肉功能，达到改善吞咽功能的目的。康复治疗包括口腔感觉训练、口腔运动训练、针刺治疗等。神经肌肉电刺激是治疗吞咽障碍的常用方法，广泛用于临床上各种原因导致的吞咽障碍患者。神经肌肉电刺激可以通过表面电极刺激肌肉或者电极刺激周围神经触发吞咽肌肉收缩预防废用萎缩，或者增强感觉传入，同时促进运动皮质兴奋性，增强运动再学习能力。神经肌肉电刺激联合常规吞咽训练可改善患者的吞咽功能，降低并发症发生率，且其效果优于单纯的吞咽训练。

（三）营养管理

保证吞咽障碍患者营养供应和选择合适的营养支持方式对吞咽障碍患者的预后十分重要。吞咽困难患者的营养目标为每日25～35kcal/（kg·d）的能量摄入，无慢性肾脏病的患者，达到1.0～2.0g/（kg·d）的蛋白摄入，存在慢性肾脏病的患者蛋白摄入量应符合肾病需求。应根据患者病情动态调整营养支持治疗方式，首选改良饮食，调整食物性状。如自然饮食摄入不足目标量的60%，应在自然饮食基础上在两餐之间添加口服营养补充剂，建议每日口服营养补充剂的摄入量400～600kcal。如以上干预仍不能达到目标量的60%，应添加管饲喂养。如肠内营养不能满足目标量的60%，应添加肠外营养。对于不能耐受肠内营养的患者，采用全肠外营养。

第9节 老年衰弱

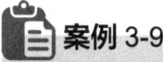

案例3-9

患者，女，80岁，近2年乏力、进食减少、体重下降、卧床增多，反复出现泌尿系感染、呼吸道感染、压力性损伤。查体及客观检查提示甲状腺、肝脏、肾脏、消化系统、心肺评估未见异常。

问题： 1. 患者目前最可能的诊断是什么？
2. 如何明确诊断？
3. 有哪些有效的干预方法？

衰弱（frailty）最初的定义为：老年人生理储备下降导致机体易损性增加、抗应激能力减退的非特异性临床状态。2022年发布的《老年人衰弱预防中国专家共识（2022）》更新了对衰弱的定义，指老年人以肌少症为基本特征的全身多系统（神经、代谢内分泌及免疫系统等）构成的稳态网体系受损，导致生理储备下降、抗打击能力减退及应激后恢复能力下降的非特异性状态，是最具临床意义的老年综合征。衰弱的发生与增龄密切相关，是与增龄有关的分子和细胞水平发生的损害，如氧化应激、细胞衰老、表观遗传学改变和线粒体损伤等累积的结果，也与疾病所致多系统失调的病理改变关系密切。

一、危险因素

衰弱是一种复杂的多因素综合征，包括遗传、增龄、性别、疾病、药物、营养不良等。不可控的危险因素包含遗传、增龄、性别因素。可控危险因素包含社会经济状况、不良生活方式、疾病及老年综合征、不合理用药、心理疾病状态、营养不良。其中未婚、独居、社会孤立和经济状况差的人群中，衰弱患病率较高。

二、临床表现

衰弱是一个缓慢进展的动态演变过程。出现临床表现半年至1年后，个体的功能恶化将呈螺旋式加速下降，筛查衰弱老年人有助于判断失能、死亡等严重不良结局风险以及急性病的并发症风险，因此早期识别和干预尤为重要。

衰弱常见的临床表现主要分为以下几种情况。

1. 非特异性表现 如虚弱、疲惫、活动量减少、进食减少、无法解释的体重下降和反复感染。

2. 平衡及步态受损 是衰弱的主要特征。进一步评估可符合肌少症、骨量减少、失用性肌萎缩，严重者可导致跌倒及骨折。

3. 各系统的退行性改变和功能下降 如呼吸系统可出现肺活量下降、排痰困难，消化系统可表现为食欲减退、消化不良，心血管系统可表现为直立性低血压，内分泌系统可出现代谢率下降、制动性高血钙、胰岛素抵抗、肾上腺功能低下，神经系统可表现为睡眠障碍、痛阈下降、应激事件后易出现谵妄等。

4. 日常自主生活活动能力下降 衰弱患者对照护的需求增加，严重者可发展为失能。

三、筛查和评估

（一）筛查

衰弱筛查量表（the FRAIL scale）是快速、简易可行的筛查方法，详见表3-6，5个问题中符合1～2条，考虑衰弱前期，满足3条考虑衰弱，可在基层医疗机构和长期照护机构中应用。

表3-6 衰弱筛查量表

项目	内容	计分
乏力	您是否感到疲劳	是=1 否=0
阻力	您是否能上一层楼	是=1 否=0
自由活动	您是否能行走一个街区（500m）的距离	是=1 否=0
疾病	您是否患有5种以上如下疾病：高血压、糖尿病、急性心脏病发作、脑卒中、恶性肿瘤（微小皮肤癌除外）、充血性心力衰竭、哮喘、关节炎、慢性肺病、肾脏疾病、心绞痛等	是=1 否=0
体重下降	您在最近1年内体重下降是否超过5%	是=1 否=0

（二）诊断

Fried衰弱综合征标准（表3-7），包含体重下降、步速减慢、握力下降、体力活动下降、自觉疲惫5条标准，符合≥3条可以诊断衰弱；符合1～2项可以诊断衰弱前期。

表3-7 Fried衰弱综合征标准

项目	男性	女性
体重下降	过去1年内，意外出现体重下降>4.5kg或5%	过去1年内，意外出现体重下降>4.5kg或5%
步速减慢	身高≤173cm：步速≥4.57m/7s 身高>173cm：步速≥4.57m/6s	身高≤159cm：步速≥4.57m/7s 身高>159cm：步速≥4.57m/6s
握力下降	体重指数≤24.0kg/m²：握力≤29kg； 体重指数24.1～26.0kg/m²：握力≤30kg； 体重指数26.1～28.0kg/m²：握力≤30kg； 体重指数>28.0kg/m²：握力≤32kg	体重指数≤23.0kg/m²：握力≤17kg； 体重指数23.1～26.0kg/m²：握力≤17.3kg； 体重指数26.1～29.0kg/m²：握力≤18kg； 体重指数>29.0kg/m²：握力≤21kg
体力活动下降	<383kcal/周（约散步2.5h）	<270kcal/周（约散步2.0h）
自觉疲惫	过去1周内超过3d：做任何事情都觉得费劲或缺乏干劲	过去1周内超过3d：做任何事情都觉得费劲或缺乏干劲

衰弱前期也称亚临床期衰弱，这一阶段机体生理功能储备下降，没有衰弱的临床表现或由其引起的不良后果，但在面对应激时易损性增高。衰弱前期是临床上识别和干预的重点，通过治疗患者可能

会完全康复。衰弱期患者生理功能储备残存，出现衰弱的多种临床表现，机体基础代谢率、适应能力和活动能力下降，不能应对急性损伤或应激，其后难以康复。

四、预防与治疗

临床上对衰弱及其危险因素进行早期干预，积极预防和治疗衰弱对延缓和降低老年人疾病和失能、改善预后有重要作用，同时可降低家庭和社会负担。衰弱预防需要进行多维度个体化干预，包含开展系统的健康教育；提高社会支持水平，加强老年人健康管理；定期进行老年综合评估；健康的生活方式；个性化的营养干预；运动锻炼；认知训练；预防跌倒；心理健康；多病共存和多重用药的管理。

（一）开展系统的健康教育

应对老年人进行健康知识公众宣传，包括膳食营养、戒烟限酒教育、体育锻炼、心理健康、合理用药和定期体检等知识，充分的健康教育有利于老年人进行自我管理和健康维护。

（二）提高社会支持水平

社会支持包含物质上、经济上的直接援助，伴侣及子女的关心，患者受尊重、被理解和支持以及在情感上的满意程度。良好社会支持是预防老年人衰弱发生和发展的重要措施。

（三）定期进行老年综合评估

针对存在衰弱相关危险因素的老年人，可定期开展老年综合评估，包含一般情况评估、躯体功能状态评估、营养评估、精神心理评估、疼痛评估、共病评估、多重用药评估、睡眠评估、视力评估、听力评估、口腔评估、社会支持评估、居家环境评估。通过老年综合评估可以早期发现老年人身体可能存在的问题，进而给予早期干预，达到促进老年人健康的目的。

（四）健康的生活方式

对不良生活方式的干预是衰弱预防的基本措施，包括规律的生活起居、合理的饮食、良好的卫生习惯、维持口腔健康、合理膳食、适当的户外运动和锻炼、戒烟限酒、保持心理健康、充足的睡眠和保持排泄通畅、定期预防接种等。鼓励老年人多晒太阳，每日前臂暴露日晒15～20min，提高活性维生素D水平。

（五）营养干预

合理饮食是所有老年人首选的营养干预方法，指老年人的食物营养应均衡、粗细搭配、松软，易于消化吸收。同时应保证饮食质量、进餐环境和进餐情绪，对于进餐困难的老年人提供适当的辅助。

（六）运动锻炼

运动锻炼被认为是预防和治疗衰弱的首选方案，推荐实施抗阻、力量及平衡训练联合的多组分运动，将有氧运动、伸展或柔韧性运动、平衡训练、抗阻训练相结合，并遵循个性化、分期和逐步增加的原则。

（七）认知训练

应定期对60岁及以上老年人进行基本的认知功能筛查，对初筛阳性的老年人给予就医指导并加强随访，鼓励进行认知训练（包括手工制作、数字迷宫任务、情景记忆训练、推理训练等）。

（八）预防跌倒

对于平衡能力差、步态异常、肌力下降等跌倒高风险的老年人，生活上要有专人陪护，包括对老年人进行良好的日常生活护理，尤其是在老年人如厕、淋浴、活动前后重点看护，指导老年患者改善居家环境。

(九) 心理健康

心理健康对于衰弱的发生发展起到促进作用，老年人常见心理问题包括紧张、焦虑、抑郁、孤独、无价值感等。应重视早期识别与干预，避免其向消极型转变。家属和照料者增加陪伴时间，提供情绪支持，鼓励老年人坚持锻炼，积极参与社会活动，加强兴趣学习。

(十) 多病共存和多重用药的管理

应遵循多重用药原则，减少非处方药的使用，避免处方瀑布，注意剂量个体化、使用一药多用的药物，提高药物依从性。教育老年人及家属避免随意自我治疗，包括处方药、非处方药、各类保健品、中草药、民间偏方、秘方等。

第10节 肌 少 症

> **案例 3-10**
>
> 患者，男，89岁，乏力、活动减少半年余，近2个月反复跌倒。不伴头晕、黑矇、视物模糊、肢体抽搐、胸闷、心慌、气促。查体：无力体型，四肢肌力Ⅳ级。心肺腹检查未见明显异常，病理征阴性。
>
> **问题：** 1. 患者目前最可能的诊断是什么？可以做哪些筛查？
> 2. 为明确诊断需做哪些检查？
> 3. 如何治疗？

肌肉衰减综合征（简称肌少症，sarcopenia）是一种与年龄相关的肌肉量减少以及肌肉力量和功能下降的疾病，它会增加临床不良结局的风险，包括残疾、跌倒和死亡。

一、危险因素

肌少症是导致失能、躯体衰弱的重要原因之一。肌少症的发生是机体骨骼肌合成代谢降低，而分解代谢增高的结果。肌少症与激素水平下降（性激素、生长激素等）、线粒体功能下降、细胞凋亡、神经系统的退行性疾病、慢性炎症状态、运动减少以及营养不良等多种因素相关。

二、临床表现

肌少症患者表现为肌肉力量下降所致乏力、活动量减少、易疲劳、平衡失调、步伐不稳、肌肉萎缩、体重减轻，可导致自理能力和生活质量下降、摔倒、骨折、吞咽困难、不良结局风险增加。住院的肌少症老年人死亡率、再入院率较住院的非肌少症老年人显著升高。

三、筛 查

由于肌肉减少常为渐进式缓慢进展，所以不易被察觉，可以通过以下方法进行肌少症筛查。

(一) 简易五项评分问卷

SARC-CalF 是在简易五项评分问卷（SARC-F）（表3-8）基础上进行优化，添加了小腿围作为一项评估参数，男性小腿围＜34cm、女性小腿围＜33cm为异常，计10分。总分范围0~20分，评分≥11分为肌少症筛查阳性。

表3-8 简易五项评分问卷

项目	得分		
	0	1	2
肌力 　提起大约4.5kg重物	没有困难	有一点困难	很困难或无法完成
辅助行走 　步行走过房间	没有困难	有一点困难	很困难或无法完成
起身 　从床上或椅子上起身	没有困难	有一点困难	很困难或无法完成
爬楼梯 　爬10层楼梯	没有困难	有一点困难	很困难或无法完成
跌倒 　去年1年跌倒的次数	没有	1～3次	4次及以上

注：得分＜4分为正常；得分≥4分，提示有肌少症风险。

（二）指环试验

用患者自己双手的食指和拇指环绕围住非优势的小腿最粗的部位，如果测量到的小腿刚好合适或小于"指环"，提示患肌少症的风险增加（图3-4）。

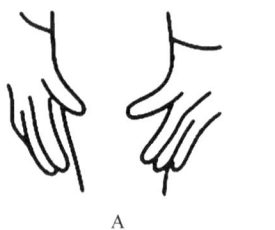
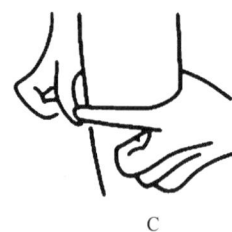

图3-4　指环试验

A.小腿围大于指环围，为正常；B.小腿围等于指环围；C.小腿围小于指环围，提示肌少症风险增加

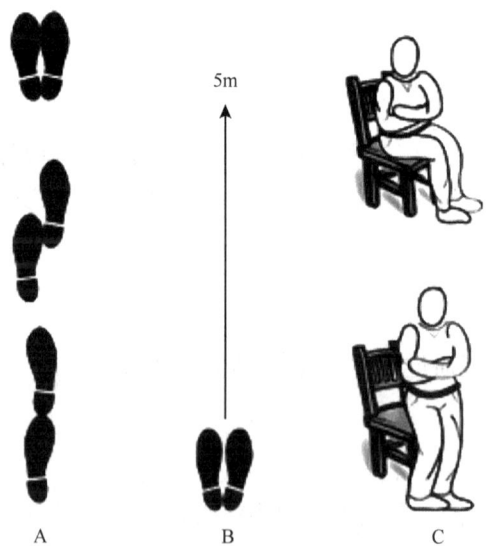

图3-5　简易运动状况评估示意图

A.三姿平衡测试，由上向下依次为双足并拢站立、双足半前后站立和双足前后站立；B.步速测试；C.5次起坐试验

（三）小腿围

被测量者站立，两腿开立同肩宽，检查者用软尺测量小腿最宽的地方，如双腿围不等，取较小值，男性＜34cm，女性＜33cm为异常。

（四）简易运动状况量表

简易运动状况量表（short physical performance battery，SPPB）是一项综合性的躯体功能测试工具，可用作肌肉功能评估，包含三姿平衡测试、步速测试和5次起坐试验3个部分，单项测试分值为4分，总分为12分，分数越高者体能越好。SPPB≤8分提示异常（图3-5）。

四、诊断标准

（一）骨骼肌质量

骨骼肌质量可以通过双能X线吸收法或磁共振（MRI）评估，间接方法有生物电阻抗分析（bio-electrical impe-dance analysis，BIA）。四肢骨骼肌指数（appendicular skeletal muscle index，ASMI）为常用的诊断参数，为四肢骨骼肌质量（kg）/身高（m）^{2}。亚洲肌少症工作组（Asian Working Group for Sarcopenia，AWGS）的标准为双能X线吸收法测定ASMI：男性≤7.0kg/m^2，女性≤5.4kg/m^2；BIA法测定ASMI：男性≤7.0kg/m^2，女性≤5.7kg/m^2。

（二）肌肉力量

目前通用方法为电子握力计测量优势手的最大握力，亚洲肌少症工作组（AWGS）建议界值标准为：男性＜28kg，女性＜18kg。

（三）肌肉功能评估

6m正常步速：从静止开始，步行6m，计算步速；亚洲肌少症工作组（AWGS）的标准为：步行6m，≤1.0m/s为异常。

五、预防和营养、康复治疗

肌少症的发生与多种因素有关，其中很多因素是不可逆的，保持均衡的营养和适量运动是预防和治疗肌少症的有效方法。

（一）营养

1. 足够的能量摄入是保证肌肉质量的必需条件，尤其需要足量蛋白质摄入。部分老年人喜好素食，会造成营养不良和肌肉流失。建议能够进行日常活动的老年人每日摄入能量25～35kcal/（kg·d），保持体重稳定，避免过度减重和控制饮食。如不能达到每日能量目标，建议添加营养粉、营养液作为补充。

2. 足量的优质蛋白摄入。对于肾功能无显著下降，估算肾小球滤过率（eGFR）＞30ml/（min·1.73m^2）的老年人，蛋白质摄入量应达到1.0～1.5g/（kg·d），危重症患者则需要根据病情适量增加蛋白质摄入。

3. 人体肌肉表面的维生素D受体可调控蛋白质合成。老年人维生素D缺乏者比例较高，对于维生素D缺乏的老年人补充维生素D能够有效改善肌力和肌肉功能，降低跌倒风险，建议补充活性维生素D，即骨化三醇，补充剂量为800～1 000U/d，使血清25-（OH）D$_3$水平达到75nmol/L以上。

4. 亮氨酸代谢产物β-羟基β-甲基丁酸盐（β-hydroxy-β-methyl butyrate，HMB），可以降低肌肉组织降解速度，在足量优质蛋白质摄入的基础上，适量补充HMB可用于治疗肌少症。

（二）运动康复

1. 抗阻力运动可有效地增加肌肉含量、改善肌肉功能，是运动干预的基础和核心部分，建议每周抗阻训练应至少2～3次，总的运动时间至少为150min，每次训练时长30～60min。

2. 有氧运动可以改善老年人的心肺功能、运动耐力，提高免疫力，增强机体的适应能力，在进行抗阻训练的前提下，建议每次有氧运动10～20min。

3. 平衡训练可帮助肌少症患者在日常生活中保持身体稳定性，降低跌倒风险。

第11节 睡眠障碍

案例3-11

患者，男，78岁，间断失眠3个月，表现为夜间睡眠时间短、早醒，白天困倦乏力，家属诉其有夜间打鼾表现。既往高血压、焦虑抑郁、鼻息肉病史。查体：体型肥胖，心肺腹查体大致正常。

问题：1. 该患者可能的睡眠障碍原因有哪些？

2. 有哪些治疗方法改善该患者睡眠障碍？

睡眠障碍是指睡眠的始发和（或）维持发生障碍，导致睡眠时间或睡眠质量不能满足个体的生理需要，并且影响日间功能的综合征。

一、危险因素

1. 躯体疾病因素 如心脏病、肾病、哮喘、溃疡病、关节炎、骨关节病、肠胃病、高血压、睡眠呼吸暂停综合征、甲状腺功能亢进、脑疾病等可造成失眠。

2. 环境因素 环境的改变会使人产生生理上的反应，如乘坐车、船、飞机时睡眠环境的变化，使人难以入睡；卧室内强光、噪声、过冷或过热都可使人失眠。

3. 心理、精神因素 心理因素如焦虑、烦躁不安或情绪低落、心情不愉快等，都是引起失眠的重要原因。

4. 药物因素 服用中枢兴奋药物可导致失眠，如苯丙胺等。长期服用镇静催眠药，一旦戒掉，也会出现戒断症状：睡眠浅，噩梦多。

二、临床表现

失眠症是最常见的睡眠障碍类型，老年期睡眠障碍的其他类型还有睡眠呼吸暂停综合征、不宁腿综合征、快速眼动睡眠行为障碍、发作性睡病和周期性肢体运动障碍等。

（一）失眠症

失眠症可表现为入睡困难、夜间睡眠浅、入睡后觉醒次数增加、易醒、早醒、醒后再入睡困难、多梦、无睡眠感和白天疲倦等。睡眠障碍不会直接威胁生命，但长期睡眠障碍可导致抑郁焦虑、激惹、情绪不稳定、烦躁不安、精神疲乏、社会功能下降，甚至发生自杀行为。

（二）睡眠呼吸暂停综合征

睡眠呼吸暂停综合征（sleep apnea syndrome，SAS）指在睡眠时由多种原因导致的反复发作的呼吸暂停，可引起夜间低氧血症和（或）高碳酸血症。老年人睡眠呼吸暂停的主诉有时不确切，多为家属发现其睡眠中呼吸暂停、憋气等异常就诊，确诊需要进行多导睡眠图等检查。

（三）不宁腿综合征

不宁腿综合征（restless legs syndrome，RLS）是一种与睡眠密切相关的神经系统疾病，主要表现为下肢难以忍受的不适感，可导致各种睡眠障碍，严重影响患者的生活质量。

（四）快速眼动睡眠行为障碍

快速眼动睡眠行为障碍（rapid eye movement sleep behavior disorder，RBD）是一种睡眠分离态，是以快速眼动睡眠期反复出现肌张力不消失现象，并出现与梦境相关的复杂运动为特征的疾病，可导致患者受伤和（或）睡眠障碍。

（五）发作性睡病

发作性睡病（narcolepsy）是一种原因不明的慢性神经系统功能障碍，临床上以日间出现不可抗拒的短暂性睡眠发作、猝倒发作、睡眠瘫痪和睡眠幻觉四大主征为特点。

（六）周期性肢体运动障碍

周期性肢体运动障碍（periodic limb movement disorder，PLMD）是在睡眠中部分肢体呈现周期性抽动的神经运动性障碍，多与不宁腿综合征同时存在。

三、评估与诊断

睡眠状况的临床评估是临床诊断和合理治疗方案制订的基础，包括临床大体评估、主观测评和客观测评。

1. 临床大体评估 ①主诉：就诊希望解决的睡眠问题。②睡前状况：从傍晚到卧床入睡前的行为和心理活动。③睡眠-觉醒节律：了解患者日常作息习惯，初步评估睡眠-觉醒规律，排除各种昼夜节律失调性睡眠-觉醒障碍。④夜间症状：从入睡到清晨醒来的过程中，可能出现与睡眠相关的且可能影响睡眠质和量的某种睡眠、神经或精神疾病，需要明确病因。⑤日间活动和功能：觉醒和（或）警觉状态、情绪状态、精神痛苦程度、注意力和（或）记忆力等认知功能、日常生活和工作状态的变化。⑥其他病史：评估躯体疾病、精神障碍疾病及治疗情况，应激事件以及生活和工作情况。⑦体格检查、实验室检查和精神检查。⑧家族史：重点是一级亲属中睡眠紊乱、精神障碍、严重或慢性躯体疾病史。

2. 主观测评 ①睡眠日记：以每天24h为单元，记录每小时的活动和睡眠情况，连续记录时间是2周（至少1周）。②量表评估：常用量表包括匹兹堡睡眠质量指数（PSQI）、睡眠障碍评定量表（SDRS）等。

3. 客观测评 客观测评工具以多导睡眠图较为常用，多导睡眠图是在患者睡眠过程中监测其脑电图、心电图、肌电图、眼动图、口鼻通气量、血氧饱和度等生理信号，监测患者睡眠生理和睡眠行为的变化。可用于睡眠障碍的鉴别诊断、疗效评估或相关研究需要，是诊断阻塞性睡眠呼吸暂停综合征、快速眼动睡眠行为障碍等疾病的主要方法，但并非诊断睡眠障碍的必要手段。

四、治疗与预防

（一）一般治疗

进行睡眠卫生教育，培养良好的睡眠习惯，坚持有规律的作息，改善睡眠环境，提高环境的舒适度。

（二）病因治疗

积极探查是否有引起睡眠障碍的原发疾病，包括躯体疾病和精神疾病等，若有应首先治疗原发疾病。

（三）心理治疗

心理治疗的目标是改变失眠患者的不良认知和行为因素，增强患者自我控制失眠症的信心。首选的治疗方法是失眠认知行为疗法，包括五方面的内容：睡眠卫生教育、刺激控制、睡眠限制、松弛疗法、认知疗法。

（四）药物治疗

在病因治疗、心理治疗和睡眠健康教育的基础上，酌情给予催眠药物。用药剂量应遵循个体化原则，小剂量开始给药，一旦达到有效剂量后不轻易调整药物剂量。应根据患者睡眠情况来调整用药剂量和维持时间。推荐用药顺序为：①短、中效的苯二氮䓬受体激动剂（BzRA）或褪黑素受体激动剂（如雷美替胺）；②其他BzRA或褪黑素受体激动剂；③具有镇静作用的抗抑郁药（如曲唑酮、米氮平、氟伏沙明、多塞平），尤其适用于伴有抑郁和（或）焦虑症的失眠患者；④联合使用BzRA和具有镇静作用的抗抑郁药；⑤处方药如抗癫痫药、抗精神病药不作为首选药物使用，仅适用于某些特殊情况和人群；⑥巴比妥类药物、水合氯醛等；⑦非处方药如抗组胺药常被失眠患者用于失眠的自我处理，临床上并不推荐使用。

（李月元　张晓琳）

第4章
老年人合理用药

随着全球范围内人口老龄化问题的加剧，老年人多病共存、长期用药的问题给家庭及社会造成严重的医疗负担。对于老年人来说，适当、合理用药是一个日益受到社会和医学关注的问题。

增龄导致机体内环境改变，肝肾功能下降，药物在体内的吸收、分布、代谢、排泄及药物的反应发生一系列变化，一些药物的治疗剂量与中毒剂量更加接近，药物的不良反应发生率增高。同时老年人往往合并多种慢性病，多重用药非常普遍。而老年人生理机能下降，在多重用药的情况下更容易出现药物不良反应。根据我国《国家药品不良反应监测年度报告（2024年）》，在药物不良反应/事件中，65岁及以上老年人占比33.4%。提高对老年人合理用药问题的认识和重视，对老年人健康、降低药物不良反应发生和减少家庭和社会医疗负担都非常关键。增龄伴随着体内多种器官和系统的机能储备功能发生渐进性退化，最终影响药物在体内的吸收、分布、代谢和排泄过程。因此在制订老年人用药方案时，应充分考虑到老年人药物代谢动力学和药物效应动力学的特点，将药物不良事件降到最低。

在老年病学中一个重要的老年医学问题就是不合理用药（包括多重用药），这也是主要的医源性伤害之一。因此，老年人的用药管理非常重要，应该引起临床医生的重视，避免药物使用不当给老年人带来伤害。在老年人中更好地了解与年龄相关的生理变化及其对药物代谢动力学、药物效应动力学的影响，对于安全有效的治疗至关重要。本章将从老年人药物代谢动力学和药物效应动力学特点、老年人多重用药两个方面进行阐述。

第1节　老年人药物代谢动力学和药物效应动力学特点

增龄伴随着体内多种器官和系统的储备功能发生渐进性退化，最终影响药物在体内的吸收、分布、代谢和排泄过程。同时，老年患者合并用药、伴随疾病及使用处方药的频率明显增加，故药物代谢动力学（pharmacokinetics）及药物效应动力学（pharmacodynamics）有其特殊性。

一、老年人药物代谢动力学特点

衰老的过程中，老年人全身各器官系统均发生结构和功能改变，这将影响到药物代谢动力学的每个环节，包括吸收、分布、代谢和排泄过程。

（一）吸收

老年人消化系统出现多种结构和功能相关改变，导致老年人胃蠕动、收缩力下降，胃排空延迟，肠蠕动减弱，胃酸分泌减少，胃肠道血流量减少。这些增龄相关胃肠道改变将明显影响口服药物生物利用度。

老年人胃酸缺乏发病率显著高于年轻人，同时，老年人因抗栓药物服用、胃食管反流病发病率相对高等原因，抑酸药物应用更为常见，这导致部分老年人胃液pH升高。胃液pH升高，造成需要酸性环境吸收的药物吸收障碍，如磺胺类药和阿扎那韦。

另外，衰老导致内脏血流减少以及小肠黏膜表面积下降，部分药物通过被动扩散方式吸收，这些药物的吸收几乎不受影响。然而，通过主动转运机制吸收的药物，如维生素B_{12}、铁、钙、镁、亮氨酸的吸收在老年人中明显受损。

此外，衰老与首关代谢的减少相关。一些广泛首关代谢的药物（例如，普萘洛尔和拉贝洛尔）的生物利用度和血浆浓度可以显著增加。一些前体药的首关激活，如依那普利和培哚普利可能会减慢或减少，从而可能导致生物利用度降低。

（二）分布

多种因素影响药物在体内分布，包括血流量、人体成分、体液pH、药物与血浆蛋白的结合及药物与组织的结合。

有研究发现，人体成分随着增龄而改变，脂肪量随着年龄增长而增加。随着身体脂肪的增加和身体总水分以及去脂体重的减少，一方面，水溶性的极性药物，如地高辛、乙醇、茶碱和氨基糖苷类药物，因其往往具有较小的表观分布容积（V_d）而导致血药浓度增加；另一方面，非极性化合物往往是脂溶性的（如地西泮），因此在老年人中V_d增加，半衰期（$t_{1/2}$）延长。因此，地高辛和氨基糖苷类等亲水性药物最初的剂量需求较低。

除了身体成分的变化之外，血浆蛋白结合也存在与年龄相关的细微变化。老年人血清白蛋白浓度可略有下降；1-酸性糖蛋白往往随着年龄的增长而增加。部分药物有较低表观分布容积且治疗窗较窄，血浆蛋白结合的变化可能影响此类药物的分布。在这种情况下，游离药物浓度的小幅增加可能会产生明显药物效应动力学改变。

（三）代谢

尽管肠壁、肺、皮肤、肾脏等几乎所有组织/器官都具有一定的药物代谢能力，但肝脏是药物代谢的主要器官。衰老相关细胞和生理水平上的细微变化可能会降低肝脏的整体功能。肝脏微粒体酶系统的活性也随着年龄增长而下降，已证实肝微粒体酶系统活性降低，使得老年患者使用利多卡因、咖啡因、普萘洛尔等药物时，血中药物浓度增高，半衰期延长。如普萘洛尔，在中青年，肝脏要分解60%，老年人分解能力明显下降，药物浓度升高，其抑制心脏的作用增强，心输出量减少，脑供血量减少，可发生头晕（低血压所致）、心动过缓（<50次/分）等症状。肝脏血流量的减少也对药物代谢和清除有重要意义，主要表现为肝脏代谢药物的能力下降，使大多数药物在年老者半衰期较年轻者延长而副作用较多。

在肠道上皮内，有许多药物转运体，如P-糖蛋白（P-glycoprotein，P-gp），以及负责药物吸收的酶。Ⅰ相反应（包括氧化、还原和水解反应）和Ⅱ相反应（结合反应）发生在肠壁，肝脏中许多药物代谢相关酶也存在于肠壁。因此老年人胃肠道黏膜改变可能会影响利用肠道代谢药物的吸收。

（四）排泄

随着年龄增长，各系统器官功能下降，药物的清除率下降，各种药物在体内蓄积的风险增加，药物不良反应可能随之增加。

肾脏是药物排泄的重要器官。随着年龄的增长，肾脏质量和功能性肾小球数量减少20%～30%。同时，在老年人中，高血压和慢性心脏病等混杂因素导致肾功能下降。另外，肾小管重吸收、肾小管分泌能力也随着衰老而减少。老年人肾脏的上述变化，影响了药物自肾脏的排泄，部分经肾脏排泄的药物血浆半衰期延长。一些药物主要通过肾脏排泄，且治疗窗非常窄，这些药物在肾功能不全患者应用时需密切监测，如地高辛、锂剂、氨基糖苷类抗生素等。

在给老年人用药时需评估肾功能，因为老年人肾功能不全风险增加。如应用β-内酰胺类抗生素、糖肽类抗生素、氨基糖苷类抗生素时，均应在用药前评估肾功能，根据肾功能调整用药剂量，并在用药过程中密切监测肾功能变化。

二、老年人药物效应动力学特点

药物效应动力学简称药效学，是研究药物对机体的作用和作用机制的一门科学，阐明药物在整体、系统、器官、细胞水平，以及受体、酶和细胞内信号转导通路等分子水平上的作用和作用机制，为发挥药物的最佳疗效和最小不良反应、指导临床合理用药提供理论依据。

老年人药物效应动力学特点相对复杂，与老年人各器官生理功能减退、内环境稳定调节机制能力下降相关。老年人血浆蛋白水平降低，蛋白结合率下降，具有药理活性的游离药物增加，与蛋白结合率高的药物（如大部分精神类药物）受到影响尤其明显。老年人对药物敏感性增加，而耐受性下降，药物不良反应发生率更高。

（一）老年人神经递质受体敏感性与药物效应动力学关系

随着年龄的增长，老年人神经递质受体出现改变，其敏感性增加可能导致药物不良反应增加。例如，老年人对一些药物，如硝西泮敏感性增加，常规剂量硝西泮则可能导致更强的中枢抑制，增加药物不良反应。

（二）老年人神经递质改变与药物效应动力学关系

神经递质在老年期也有改变，如老年人皮质和海马区中胆碱能神经元通常减少，病理性胆碱能缺乏与记忆衰退、意识异常和其他认知功能障碍相关。可引起老年意识障碍的抗胆碱药物主要包括：抗帕金森病药物（如苯海索）、抗组胺药物（苯海拉明、氯苯那敏）、抗抑郁药物（阿米替林）、抗心律失常药物（奎尼丁）。

（三）老年人神经系统改变与药物效应动力学关系

老年人脑血流量减少、脑内某些酶的活性减低，这些因素均可能影响药物效应动力学。随着中枢神经系统功能的改变，老年人对某些药物敏感性增加，容易发生血压变化、脑缺血和精神紊乱。如老年人对苯二氮䓬类药物敏感性增加，服用此类药物后，容易出现药物蓄积，因此镇静作用增加，可能导致跌倒，甚至呼吸抑制风险增加。直立性低血压在老年人中发病率可高达30%，其病因与老年人压力感受器功能受损相关。

第2节 老年人多重用药

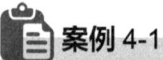

案例4-1

患者，男，85岁，因"黑便1天"入院。患者1天前无明显诱因出现黑便，无恶心、呕吐。查体：体温36.5℃，心率99次/分，血压110/59mmHg，呼吸19次/分。双肺呼吸音清，心律不齐，腹软，无明显压痛，肠鸣音6次/分。既往史：心房颤动13年，长期服用利伐沙班抗凝治疗。2周前出现咳嗽、咳痰。6天前诊断为肺曲霉菌感染，予伏立康唑治疗。血常规：WBC5.9×10^9/L，HB92g/L，PLT 179×10^9/L，HCT 42%。便常规：深褐色，软便，粪便隐血：化学法（＋），免疫法（＋）。生化检查：血肌酐86μmol/L，尿素16mmol/L。

问题：1. 患者目前最可能的诊断是什么？
2. 写出其诊断依据。
3. 患者出现此表现最可能的病因是什么？

随着增龄，老年人各器官、系统机能减退，老年人往往合并多种慢性病，导致多重用药非常普遍。多重用药导致药物相互作用相对常见，且老年人生理机能下降，在多重用药的情况下更容易出现药物不良反应。

一、定 义

多重用药（polypharmacy）是最常见、最重要的老年综合征之一，它可增加老年人失能的发生率和病死率，已成为全球严重的公共卫生问题。目前，老年人多重用药的定义尚未完全统一。美国强调临床需要，指老年人应用比临床需要更多的药物或药物方案中含有≥1种潜在不恰当用药（potentially inappropriate medication，PIM），强调临床应用不需要/不必要药物为多重用药。欧洲强调用药数目，定义老年人每天用药数目≥5种为多重用药，此定义虽简单可行，但目前老年人共病率高，使得多数老年人用药已超过这一标准。药学界主张老年人处方质量评估是对药物治疗方案利弊的总体评估，而不是简单计数所用药物。

多重用药可严重危害老年患者健康。例如，老年人常用新型口服抗凝药、华法林、他汀类、地高辛等药品，若与其他多种药物共用，可能导致出血、心律失常等不良反应。另外，多重用药还将增加老年综合征发生的风险，如降压药、镇静催眠药、利尿药增加跌倒、骨折的风险。因此，多重用药除了危害患者生活质量和健康，也增加了社会的医疗负担。

二、多重用药的评估和精简

（一）老年人多重用药评估

目前，医生及药师通常根据临床经验，并参考老年人合理用药的辅助工具，如Beers标准、老年人不适当处方筛查工具（STOPP）、老年人处方遗漏筛查工具（START）等，列出老年人不宜使用的药物。

1. 评估流程

（1）筛查问题 "您每天用药是否＞5种？"回答"是"者应做初筛试验。

（2）初筛试验 要求老年人在就诊时将所用药物带来（处方药、非处方药）；将所用药物与疾病相匹配，记录患者用药清单；指出是否是多重用药（未匹配的药物、无指征的药物）、用药不足（有指征而未用药）及滥用药物（有指征但需调整药物、调整剂量）。

（3）进一步处理 用药过多做减法；用药不足做加法；滥用药物要调整。

2. 评估方法

（1）凭常识 即隐性标准（基于判断，implicit criteria），制订一套适用于评估所有药物的规范，逐一评估每种药物是否符合条件，其优点是依患者病情对用药适当性能做出较精准评估，缺点是评估者临床知识影响结果，不适合于大样本。

1）每种药物的评价

A. 有无适应证：依据老年人特征和药物特征，停用那些不必要的药物，包括目前尚无充分的临床用药指征的药物；只需单药治疗却使用多种药物治疗；使用非药物疗法更适宜；由毒品滥用、酗酒或抽烟引起。

B. 是否有效：首先确立治疗目标，依据适应证确定治疗目标，再评价疗效；其次判断是否是无效药物，包括所用的药物不是该病最有效的药物，需更换另一种药物；疾病对现有药物耐药，需更换另一种药物；药物剂型不适合，需更换另一剂型；患者是该药物禁忌使用的人群；药物对目前的病情无效。

C. 有无药物不良反应（adverse drug reaction，ADR）：有ADR要注意减量、停药。

D. 价格是否高：如是，在同等药效下，可考虑更廉价药物替代。

2）整个药物方案的评价

A. 是否重复用药：重复用药狭义是指同时使用2种同类药物，如非甾体抗炎药、血管紧张素转化酶抑制剂、袢利尿剂；广义是指只需单药治疗，却使用多种药物治疗（数量）。多数情况下应先考虑单药治疗，无效再加用其他类药物，重复用药的危害轻者造成经济损失，重者危及生命。

B. 是否超疗程用药（当疗程有明确规定时）：如绝经者用雌激素应＜2年，否则乳腺肿瘤、子宫肿瘤风险增加；特立帕肽应<2年，否则骨肿瘤风险增加。

C. 是否有高危药物：在Beers标准中，有50余种PIM，对老年人的作用弊大于利（受益/风险<1）的是ADR高危药物。

D. 相互作用药物：需参见药物代谢机制。

E. 考虑患者的依从性：需尽量简化方案，减少用药种类，减少用药次数，短效换长效；一天几种药物尽可能一次服完。

（2）可靠指南　即显性标准（基于标准，explicit criteria）。专家组共同制订老年人用药指南（如Beers标准、STOPP和START），其优点是标准明确具体，不受评估者的影响，可操作，用于大样本，缺点是忽视个体化。

（二）老年人多重用药精简

1. 去除可改变的危险因素　了解危险因素、关注高危患者，采取早期评估、及时干预，始终坚持防重于治。

2. 用药过多做减法　根据Beers标准、STOPP、药物相关常识，结合患者和药物特性，停用那些不必要的药物，包括无指征用药、非必要的对症用药（缓和医疗除外）、非必要的重复用药（使用2种同类药物）、疗效不确定或无效药物、难以耐受不良反应药物、高危药物（PIM、低治疗指数药物）、相互作用药物（尤其酶抑制剂或酶诱导剂）。

3. 滥用药物要调整

（1）调整药物　如有可能，应用更安全的药物进行替代。如三环类抗抑郁药ADR通常表现为镇静、抗胆碱能、直立性低血压、心律不齐，可用5-羟色胺再摄取抑制剂、5-羟色胺去甲肾上腺素再摄取抑制剂替代。

（2）调整剂量　80%ADR与剂量相关，使用药物最低有效量治疗，可以减少ADR发生的风险。

三、老年人合理用药原则

在老年病学中一个重要的老年医学问题就是不合理用药（包括多重用药），这也是主要的医源性伤害之一。老年人合理用药是老年医学面临的重要挑战之一。一方面，老年人常多病共存，多重用药普遍。另一方面，如前所述，老年人药物代谢动力学和药物效应动力学随着增龄有其相应变化，导致其用药有特殊性。

（一）受益原则

老年人用药时，需充分权衡用药风险及获益，老年人用药时需综合评估，应保证获益大于风险。另外，很多多病共存老年人预期寿命可能有限，在应用处方药物时，需充分考虑"获益所需时间（time to benefit，TTB）"这一概念。获益所需时间的定义是，临床试验中接受某种药物治疗的患者相比于对照组患者出现显著获益所需时间。如果患者预期寿命已经很短，此时治疗应该以舒缓治疗为主，应该避免应用那些需要数年方能获益的药物。

（二）种类原则

老年人用药要具体分析老年人现阶段的病情，明确治疗目标，选择主要药物进行治疗。凡是疗效不确切、耐受性差、风险大于获益的药物都可考虑停止使用，以减少用药数目。另外，非药物治疗仍然是许多老年病有效的基础治疗。如早期糖尿病通过科学饮食方案，能更好地控制血糖，甚至减少药物剂量或数量。轻型高血压通过限盐、优化体重管理等方案，可使血压管理更理想。

（三）小剂量原则

老年人因肝肾功能减退、白蛋白降低及脂肪组织增加等，使用成年人的剂量可使体内药物浓度达到较高水平，容易发生 ADR，需要采取小剂量原则。如脂溶性药物地西泮，其随年龄增加，表观分布容积增加，半衰期延长，相对于年轻人，老年人在同等剂量下更容易出现药物蓄积。目前许多药物都没有老年人剂量的调整指南，但可根据患者年龄、健康状态、体重、肝肾功能、临床情况等因素进行减量。除维生素、微量元素、消化酶类等药物可以尝试成人剂量外，其他药物均应个体化评估是否需要减少剂量。

（四）择时原则

许多疾病的发作、加重与缓解都具有昼夜节律的变化，如变异型心绞痛、哮喘等疾病夜间更易发作，在疾病发作前用药，更有利于控制疾病的发展。

另外，药物代谢动力学有昼夜节律的变化，如白天肠道功能相对亢进，白天用药比夜间吸收快、血药浓度高。夜间肾脏功能相对低下，主要经肾脏排泄的药物夜间给药，药物从尿中排泄延迟，可维持较高的血药浓度。药物效应动力学也有昼夜节律的变化。胰岛素的降糖作用上午大于下午。硝酸甘油和地尔硫䓬的扩张冠状动脉作用也是上午大于下午。因此，择时治疗可以最大限度地发挥药物作用，而把不良反应降到最低。

因此，老年人用药主要根据疾病的昼夜节律、药物代谢动力学和药物效应动力学的昼夜节律来确定最佳的用药时间。

（五）暂停用药原则

在老年人用药期间，应密切观察，一旦发生任何新的症状，包括躯体、认识或情感方面的症状，或实验室检查的异常，应警惕 ADR 或病情进展。如出现 ADR，则需综合评估后减量或停药。因此，应针对患者所用药物做仔细的回顾与评价，检查有无潜在的感染或代谢改变等。当怀疑 ADR 时，在密切监测下停药一段时间，称暂停用药。这提醒医生要经常了解老年人正在使用的药物，当出现新症状、新体征、实验室指标异常时要考虑 ADR 的可能。如减量或停药后症状好转或消失，或实验室指标正常，考虑 ADR 可能性大。

（陈　珑）

第5章 老年人营养

第1节 概述

一、老年人的生理代谢和营养需求

营养是人类维持生命、生长发育和健康的重要物质基础,随着年龄的增加,老年人的器官功能出现渐进性的衰退,身体的生理代谢会经历一系列变化,这些变化对整体健康和营养状态有深远的影响。而由于这些生理变化和健康状况的不同,老年人的营养需求也相应发生变化。

(一)老年人的生理代谢特点

由于机体老化,老年人各系统尤其内分泌系统、消化系统等的一系列变化影响了老年人的物质代谢、能量代谢等。

1. 基础能量代谢降低 人体不同阶段其能量消耗不同,60岁以上老年人的基础能量消耗是年轻人的90%。这一变化的原因可能与老年人的激素水平如生长激素、身体组成成分改变等多种因素相关。随着年龄的增长,老年人瘦体重有所减少,而脂肪量有所增加,其中瘦体重对代谢率影响最大,瘦体重的减少也影响了基础能量代谢的水平。并且老年人食物的特殊动力作用的能量消耗也在减少。

2. 蛋白质合成减慢 老年人的蛋白质分解代谢逐渐增强,而合成代谢逐渐减弱,体内蛋白质的转换率降低,易发生负氮平衡。蛋白质合成代谢降低尤其出现在机体分解代谢增强时,如手术、创伤、感染等应激状态下,老年人通过机体肌肉蛋白质的糖异生合成急性时相反应蛋白能力下降,导致具有重要功能的蛋白质如免疫球蛋白、酶、急性时相反应蛋白、运载蛋白的含量下降,影响机体内环境稳定的恢复,导致疾病预后不良。

3. 葡萄糖利用障碍 虽然大多数老年人正常情况下空腹血糖可能在正常范围,但由于葡萄糖耐受性随年龄增长而进行性下降,容易发生高血糖。其原因可能是由于老年人对葡萄糖的氧化能力下降,胰岛素分泌不足,胰岛素受体数目及活性降低,外周组织对胰岛素敏感性下降及肝糖原分解增强。

4. 体液调节能力降低 老年人体内水分含量相对减少,但是由于神经系统功能的减退,老年人对口渴反应减弱,无法感受身体对水的真实需求,可能会导致水分摄入量不足,从而增加了缺水的风险。另外,随着年龄的增长,肾功能也会出现下降,肾脏及泌尿系统的患病率增加,因此,老年人的肾脏保持水分及电解质的能力下降,会导致全身水分减少。

5. 其他 老年人胃肠道功能减退,使得钙、铁和B族维生素等的吸收减少。日照不足和维生素D来源缺乏,肝肾功能下降导致身体将维生素D羟基化为$1,25-(OH)_2$维生素D_3的能力减退,影响维生素D转换和发挥作用。甲状旁腺激素随着年龄增长分泌增加,进而促进骨骼中钙的释放,加上雌激素减少,使老年人尤其是老年女性骨质疏松发生增加。

(二)老年人的营养需求

老年人由于生理变化和健康状况的不同,其营养需求也相应发生变化。

1. 能量 由于基础代谢率降低，老年人的能量需求相对较低。然而，能量需求仍取决于个体的生活方式、活动水平和整体健康状况。

2. 蛋白质 老年人容易出现负氮平衡，且由于老年人可能经历肌肉减少，蛋白质的需求相对较高。足够的蛋白质摄入有助于维持肌肉质量、促进机体修复和保持抵抗力。

3. 脂肪 由于老年人脂肪酶类活性降低而对脂肪的消化功能下降，因此，脂肪的摄入不宜过多，脂肪供能占膳食总能量的20%～30%为宜。

4. 糖类（碳水化合物） 老年人的糖耐量降低，血糖的调节作用减弱，容易发生血糖升高。过多的糖在体内还可以转化为脂肪，引起高脂血症等疾病。因此建议糖类提供的能量占总能量的50%～65%，并且适当降低单糖、双糖和甜食的摄入，增加膳食中膳食纤维的摄入。

5. 维生素 老年人对维生素的利用率下降，容易出现维生素A、维生素B_2、维生素B_6、维生素B_{12}、维生素C、叶酸、维生素D等的缺乏。应保证老年人各种维生素的摄入量充足，以促进代谢、延缓机体衰退、增强抗病能力。

6. 矿物质 ①钙：老年人钙吸收率低，对钙的利用和储存能力低，容易发生钙摄入不足或缺乏。老年人膳食钙的推荐摄入量为800mg/d；②铁：老年人对铁的吸收利用率下降且造血功能减退，易出现缺铁性贫血。老年人铁的推荐摄入量男性为12mg/d，女性为10mg/d。③钠：高钠摄入与高血压、脑卒中、胃癌的发生风险及全因死亡风险增加相关。65～74岁人群钠的降低膳食相关非传染性疾病风险的建议摄入量（proposed intake for reducing the risk of diet-related non-communicable diseases，PI-NCD）≤1900mg/d，75岁以上人群为≤1800mg/d。此外，微量元素硒、锌等在每天的膳食中亦须有一定的供给量以满足机体需求。

7. 水分 因老年人对体液调节能力降低，且许多老年人会使用利尿剂和泻药等增加体液流失的药物等因素，应将所有老年人视为有低摄入量脱水的风险，鼓励他们饮用足量的水。《中国居民膳食营养素参考摄入量（2023）》对老年人的饮水推荐量同普通成人，男性为1700ml/d，女性为1500ml/d。

二、老年人的合理饮食

老年人的合理饮食需在一般成年人平衡膳食的基础上，为老年人提供更加丰富多样的食物，特别是易于消化吸收、利用，且富含优质蛋白质的动物性食物和大豆类制品。

（一）平衡膳食是基础

1. 平衡膳食模式 是根据营养科学原理、我国居民膳食营养素参考摄入量及科学研究成果而设计，是指一段时间内，膳食组成中的食物种类和比例可以最大限度地满足不同年龄、不同能量水平的健康人群的营养和健康需求。

2. 食物多样 是平衡膳食的基础，是指一日三餐膳食的食物种类全、品样多，由五大类食物组成。第一类为谷薯类，包括谷类（含全谷物）、薯类与杂豆；第二类为蔬菜和水果；第三类为动物性食物，包括畜、禽、鱼、蛋、奶；第四类为大豆类和坚果；第五类为烹调油和盐。如果用数值来形容食物多样，可以理解为每天摄入不同品种食物达到12种以上，每周达到25种以上，烹调油和调味品不计算在内。

3. 合理搭配 是平衡膳食的保障。合理搭配是指食物种类和重量的合理化，膳食的营养价值通过合理搭配而提高和优化。中国居民平衡膳食宝塔（2022）很好地阐释了平衡膳食的主旨思想和食物组成结构，并具象了五大类食物的种类和重量合理搭配（图5-1）。平衡膳食中糖类、蛋白质、脂肪提供的能量，以糖类提供50%～65%能量为好。坚持谷类为主的平衡膳食模式。每天摄入谷类食物200～300g，其中包含全谷物和杂豆类50～150g，薯类50～100g。

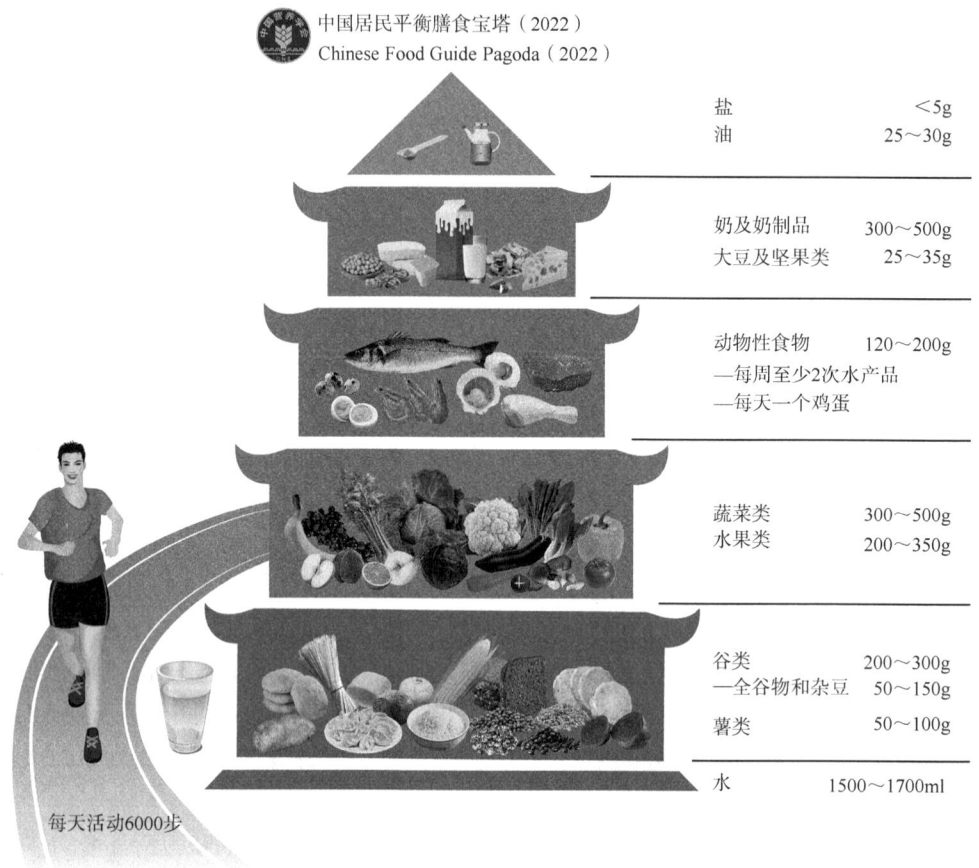

图 5-1　中国居民平衡膳食宝塔（2022）

> **全谷物**
>
> 全谷物是经过清理但未经进一步加工，保留了完整颖果结构的谷物籽粒；或虽经碾磨、粉碎、挤压等加工方式但皮层、胚乳、胚芽的相对比例仍与完整颖果保持一致的谷物制品。稻米、小麦、燕麦、玉米、高粱、小米、薏米等如果加工得当都可以作为全谷物的来源。与精制谷物相比，全谷物含更多的B族维生素、矿物质、膳食纤维等。增加全谷物摄入有助于降低肥胖、2型糖尿病、心血管疾病、癌症等的发病风险。

（二）摄入足够量的动物性食物和大豆类食品

人体对动物性食物中蛋白质和微量元素的吸收利用率高。但有不少老年人由于担心动物性食物中含有较多的饱和脂肪酸和胆固醇增加慢性病的发生风险，很少甚至拒绝食用动物性食物，结果导致贫血、低体重、肌肉过快丢失而造成抵抗力降低、衰弱等问题。动物性食物的摄入总量应争取达到平均每日120~150g，并选择不同种类的动物性食物，其中鱼40~50g，畜禽肉40~50g，蛋类40~50g。

大多数老年人没有食用奶制品的习惯，但奶类是一种营养成分丰富，容易消化吸收的食物，建议老年人尝试选择适合自己身体状况的奶制品，如鲜奶、酸奶、奶粉、奶酪等，并建议长期食用。推荐每天摄入300~400ml牛奶或蛋白质含量相当的奶制品。

大豆制品口感细软、品种多样，备受老年人喜爱。且其富含优质蛋白质、脂肪以及其他有益成分，适合老年人作为日常优质蛋白质食物来源的选择。可以食用豆腐、豆干、豆腐脑、豆皮、豆浆等不同形式的豆制品。推荐平均每天摄入相当于15g大豆的豆制品食物。

（三）适当选择加工方法，食物细软易消化

老年人，尤其是高龄、衰弱老年人的咀嚼吞咽能力、消化功能减退更为明显，在食物选择上受到一定的限制。因此食物不宜太粗糙、生硬、块大、油腻，应尽量选择质地松软易消化的食品。例如，细软的米面制品（软米饭、烂面条、馒头、包子、面包等）；各种畜禽肉及肉末制品（肉末、肉丝、肉丸、蛋饺等）；肉质细嫩的鱼虾和豆制品；杂粮和粗粮可加水浸泡2～3h后再蒸煮烹调。

（四）少量多餐，养成合理进餐习惯

对于高龄和身体虚弱的老年人，食量偏小的可以选择少量多餐的方式，在正餐之间加餐1～2次来弥补正餐食物摄入不足的情况。老年人可根据自己的具体情况确定餐次和每餐进餐内容、进食量，加餐内容与正餐能量和营养素相互弥补，以能够满足适宜的食物和营养物质的需要，并与自己的消化功能相适应。如果老年人每日三次正餐即可以满足营养素需要，则不必加餐。

（五）延缓肌肉衰减，维持适宜体重

骨骼肌是人体的重要组成部分，延缓肌肉衰减对维持老年人活动能力和健康状况至关重要。人体在40岁左右开始出现肌肉量减少，在70岁以前每10年大概丢失肌肉8%，以后肌肉丢失的速度明显增快。肌肉衰减可导致老年人跌倒、失能和死亡的风险增加。良好的营养状况对延缓老年人肌肉衰减有关键作用，重点需要关注蛋白质、脂肪酸、维生素D、维生素C等的摄入。海鱼类食物和蛋黄富含n-3多不饱和脂肪酸、维生素D。经常在日光下进行运动有利于提高血清维生素D水平。鼓励增加深色蔬菜和水果等富含抗氧化营养素食物的摄入。必要时在医生或营养师的指导下合理补充维生素D和多种微量营养素的膳食营养补充剂。

肥胖是许多慢性病的危险因素，减重是人们关注的热点。许多老年人也非常认可"有钱难买老来瘦"的说法，觉着瘦才代表身体健康。然而国内多项研究结果显示，老年人体重过低会导致抵抗力降低，增加死亡风险。而且老年人体重指数（body mass index，BMI）判断界值与中青年也不一样。专家学者们目前形成的基本共识是老年人的BMI在20.0～26.9kg/m^{2}更为适宜。保证适宜的食物、足够能量和营养素摄入和恰当的运动，将体重维持在适宜范围，预防营养不良。对于超重和轻度肥胖的老年人不鼓励过度减重，对于肥胖的老年人也不能采取激烈的方式在短期内减重。

> **链接**
>
> ### 体 重 指 数
>
> 体重指数是常用的判断健康体重的指标。计算方法是用体重（kg）除以身高（m）的平方。成人体重指数为18.5～23.9kg/m^{2}视为正常体重。老年人适宜的体重指数范围为20.0～26.9kg/m^2。

（六）主动足量饮水，少量多次

水是人体最重要的组成部分，在维持体液平衡、参与机体新陈代谢、调节体温以及润滑器官和关节等方面都起着必不可少的作用。水摄入不足会对机体健康产生严重损害，饮水不足会降低机体的身体活动能力和认知水平，还会增加泌尿系统疾病等风险。对于老年人来说，机体对缺水的耐受性下降，对口渴不敏感，应主动饮水，少量多次，不应在感到口渴时才饮水，要养成定时和主动饮水的习惯。每天的饮水量不低于1200ml，以1500～1700ml为宜。首选温热的白开水，根据个人情况也可选择饮用淡茶水，少喝浓茶和饮料。在大量排汗、腹泻、发热等状态下还需要视情况增加饮水量。对于有心脏或肾脏疾病的老年人，每日饮水量应咨询临床医生。

（七）营造良好氛围，鼓励共同进餐，保持良好食欲

进入老龄阶段后，人的生活环境、社交范围出现了较大的变化。老年人离开工作岗位，不再是经济社会活动的主体，特别是空巢、独居的老年人，很容易发展到离群寡居的状态。老年人需要认识到这些可能出现的问题，调整心态。制作和分享食物已成为改善、调整心理状态的重要途径，有利于帮助保持积极、乐观的情绪。鼓励老年人主动参与家庭和社会活动，与家人一起进餐，主动参与烹饪。通过变化烹饪方式和食物的品种，烹制自己喜爱的食物，提升进食的乐趣，享受家庭喜悦和亲情快乐。对于寡居、独居老年人，建议多结交朋友，或者去集体用餐地点（如社区老年食堂、托老所、助餐点用餐），增进交流，促进食欲，摄入更多丰富食物。

三、老年人营养不良

营养不良（malnutrition）是摄入不足或利用障碍引起能量或营养素缺乏的状态，进而导致人体组成改变，生理和精神功能下降，有可能导致不良的临床结局。营养不良是公认的常见疾病，但是并未受到各专科人员的足够重视。需要注意的是，营养不良并非专科疾病，在所有科室均可存在，而专科医生认为并非本职治疗范围，可能是营养科的工作，进而忽略对营养不良的判断和诊断。因此需要加强临床医生对老年人营养不良的认识，以尽早识别老年人营养不良并给予适宜的干预管理，提高干预疗效，改善老年患者营养状况。

营养摄入减少、高消耗状态及营养素生物利用度下降是老年人营养不良的核心发病机制。多种危险因素通过以上3种机制增加老年患者发生营养不良风险（图5-2）。食欲下降、吞咽困难、食物缺乏、日常生活活动能力依赖、感官功能下降、准备/制作食物困难等导致老年患者摄入减少；慢性炎症、活动增加、震颤等高消耗状态使老年患者对营养素的需求增加；腹泻、恶心、呕吐、消化吸收障碍等使老年人群对营养素的利用度下降。此外，还有许多危险因素可通过多个维度间接作用于上述核心发病机制，诱发营养不良，如衰老、疾病相关因素（神经退行性疾病、内分泌疾病、消化系统疾病、口腔疾病、恶性肿瘤、感染/多重用药、手术等）、心理相关因素，以及社会学因素（贫困、丧偶、独居、社会支持不足等）等。

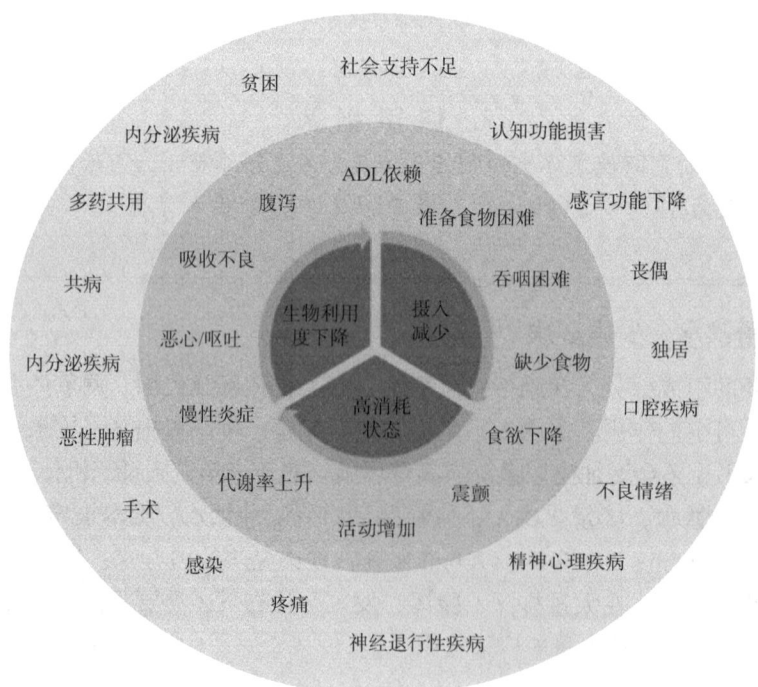

图 5-2　老年人营养不良的发病机制及危险因素

营养不良是临床常见的老年综合征，在住院及养老机构内的老年患者营养不良及营养风险患病率接近半数。营养不良对老年人群具有显著危害，与临床结局紧密相关，是日常生活能力依赖、肌少症、衰弱等老年综合征的危险因素，也导致住院率、感染率、病死率、住院天数、住院费用的上升，给医疗资源带来较大的负担。及时、恰当的营养支持对于维护老年患者的营养状况、功能状态及生活质量具有重要意义。

第2节 老年人营养管理

老年人营养管理的核心目标是及时有效地筛查出存在营养风险和（或）已经发生营养不良的老年人，通过规范化的营养支持治疗改善患者的临床结局和成本效益比。规范化的营养支持治疗包括营养筛查、营养评定、营养干预和营养监测4个步骤。

一、营养筛查

营养筛查是指应用营养筛查工具初步判断患者营养状态的过程。其目的在于判定患者是否存在营养风险或者发生营养不良的风险。营养筛查是营养支持的第一步。营养筛查包括营养风险筛查和营养不良筛查两大类。

（一）营养风险及营养风险筛查

1. 营养风险 是指现存的或潜在的与营养因素相关问题导致患者出现不良临床结局的风险。不良临床结局包括感染性并发症发生率增加、住院时间延长、住院费用增加、生活质量降低等。营养风险是与临床结局相关的风险，不是指发生营养不良的风险。对于有营养风险的患者给予规范化的营养支持治疗可改善临床结局。

2. 营养风险筛查 所谓营养风险筛查是指借助具有循证基础的量表化筛查工具判断患者是否具有营养风险，即判定患者是否具有营养支持治疗的适应证。常用的工具为营养风险筛查2002（nutritional risk screening 2002，NRS 2002）。NRS 2002目前被国内外多家指南推荐，并已在中国完成了临床有效性的验证。结论显示，给予有营养风险（NRS 2002≥3分）患者营养支持，可以改善结局指标。2013年，国家卫生和计划生育委员会颁布了卫生行业标准《临床营养风险筛查》（WS/T427—2013）。

NRS 2002适用于18～90岁，住院超过24h的患者（包括肿瘤患者），对于在大于90岁患者、门诊患者及养老机构老年人群体中的应用仍需要进一步的验证性研究。NRS 2002内容包括3部分：①营养状态受损评分（0～3分）；②疾病严重程度评分（0～3分）；③年龄评分（0～1分）。前两部分根据评分标准取最高分。最终得分为3项的总和，最高分值为7分。当评分≥3分时，即认为存在营养风险。具体内容见表5-1。

表5-1 营养风险筛查2002（NRS 2002）

评分内容	评分分值			
	0分	1分	2分	3分
营养状况受损评分	BMI≥18.5kg/m²	—	—	BMI<18.5kg/m²，伴一般临床状况差
	近1～3个月体重无下降*	近3个月体重下降>5%	近2个月体重下降>5%	近1个月体重下降>5%
	近一周进食量无变化*	近一周进食量减少25%～50%	近一周进食量减少50%～75%	近一周进食量减少75%以上

续表

评分内容	评分分值			
	0分	1分	2分	3分
疾病严重程度评分	正常营养需求	髋骨折、慢性疾病急性发作或有并发症、慢性阻塞性肺疾病、血液透析、肝硬化、一般恶性肿瘤、糖尿病	腹部大手术、脑卒中、重度肺炎、血液恶性肿瘤	颅脑损伤、骨髓移植、APACHE-Ⅱ评分＞10分的ICU患者
年龄评分	18～69岁	70岁及以上	—	—

注：每项评分内容的最后得分为该项最高评分分值，临床筛查总分为上述三项评分相加之和（0～7分）。

* 由经过培训的实施人员询问筛查对象后判断。

对危重症患者的营养风险筛查，可使用危重患者营养风险评分（nutrition risk in the critically ill, NUTRIC）进行。

（二）营养不良与营养不良筛查

1. 营养不良 定义见本章第1节第三部分。

2. 营养不良风险 是发生营养不良的风险。它与营养风险的区别是：营养风险是与临床结局相关的风险，而营养不良风险不涉及临床结局，仅提示发生营养不良的风险。

3. 营养不良筛查 营养不良筛查是一个发现营养不良患者的过程，或者发现具有营养不良风险的过程。老年人群中最常用的工具是微型营养评定简表（mini-nutritional assessment short form，MNA-SF）。MNA-SF由6个条目组成（表5-2），其信息获取可询问患者本人、医疗照护人员或查询相关医疗记录。

表5-2 微型营养评定简表（MNA-SF）

A 既往3个月内，是否由于食欲下降、消化问题、咀嚼或吞咽问题而摄食减少？ 0 = 严重的摄食量减少 1 = 中等程度摄食量减少 2 = 无摄食量减少	D 既往3个月内有无重大心理变化或急性疾病？ 0 = 有 1 = 无
B 最近3个月内是否有无意识体重减轻？ 0 = 体重减轻超过3kg 1 = 不知道 2 = 体重减轻1～3kg 3 = 无体重下降	E 神经心理问题 0 = 严重痴呆或抑郁 1 = 轻度痴呆 2 = 无心理问题
C 活动能力 0 = 需卧床或长期坐着 1 = 能离开床或椅子，但不能外出 2 = 能独立外出	F1 体重指数BMI（kg/m²）：体重（kg）/身高（m）² 0 = BMI＜19 1 = 19～21 2 = 21～23 3 = BMI≥23 F2 当无法获得BMI数值时，可用小腿围（CC）代替 0 = ＜31cm 3 = ≥31cm

注：将A～F的分值相加，总分为14分，提示正常营养状态；8～11分提示有营养不良风险；0～7分提示营养不良。

二、营养评定

营养评定是指对有营养风险的患者进一步了解其营养状况的过程，是解释和扩展在营养筛查过程中得到的资料,由营养专业人员分析和评价临床信息,综合判断医疗和营养摄入史、生化指标、临床表现等营养相关问题得出疾病相关的营养诊断。其目的在于开具营养用药处方、评定(诊断)营养不良及实施后监测。

(一)人体测量

1. 身高 是站立位足底到头部最高点的垂直距离。大部分患者可进行直接测量,然而临床上有许多危重患者,不能站立,可采用间接测量法,如通过测量上臂长、膝高等数据进行评估和计算。

2. 体重 是指称量得到的身体重量。是营养评定中最简单又重要的指标。体重测定需保持时间、衣着等方面的一致。可选择在晨起空腹、排空小便后,着轻便衣物测定。若患者卧床无法测量体重时,可采用差值法,如家属或护理员抱患者总重减去家属或护理员体重。如有条件,可选择具有体重测量功能的医疗用床进行测定。如因有胸腔积液、腹水或水肿等情况而无法获得患者准确体重时,应注明原因。

3. 握力 用握力计测出的握手力量的大小,是反映肌肉状况的指标。测定方法为:将握力计指针调至"0"位置,被测者站直、放松、胳膊自然下垂、单手持握力计、一次性用力握紧握力计,然后读数并记录。重复上述步骤,测定两次取平均值。

4. 小腿围 是对老年人进行营养评定的有效指标之一。测量时被测者可保持坐位状态,用身体的重量将被测腿放松悬挂在座椅边,或保持站立使身体重量均匀分布在双脚上,或令卧床患者保持仰卧,受测腿将膝盖弯曲,小腿与地面成90°。然后暴露被测量的小腿,用卷尺在小腿最粗处进行测量并记录;读数在此点的上方和下方分别进行测量,以保证获取数值为最大数值。记录以厘米为单位,保留小数点后一位。亚洲肌少症工作组(AWGS)建议当小腿围男性<34cm,女性<33cm时需要进一步进行肌肉减少症的评估。

(二)身体成分评定

身体成分评定是对构成体重的体脂肪、总体水和瘦体重的量与比例进行的测定。测定方法有许多,如总体钾法、超声波法、双能X线吸收法、磁共振法及生物电阻抗法等。双能X线吸收法是身体成分评定的金标准,但其所需设备昂贵,且存在少量辐射,很难在临床实践中普及应用。生物电阻抗法是20世纪80年代发展起来的一项技术,具有快速、简捷、成本低廉、无创和安全等特点,在临床应用中进展较大,准确性有显著提高,常用于临床测量。

(三)静息能量消耗测定

静息能量消耗(resting energy expenditure,REE)是反映机体能量代谢状况的重要指标。测定方法如直接测热法、间接测热法和双标记水法。直接测热法是通过特殊仪器直接测定人体一段时间内释放出的能量;双标记水法是采用稳定同位素双标记的水,令其进入人体后,在一定时间内连续收集尿样,通过测定尿样中稳定的双标记同位素及消失率,计算能量消耗量的测定方法。但上述两种方法昂贵且复杂,极少在临床中使用,多作为实验研究方法。目前常使用的是间接测热法,是根据一定时间内人体的耗氧量、二氧化碳和尿氮排泄量来推算所耗用的代谢物质的成分和数量,再计算出总产热量的方法;临床中常使用的仪器为移动式间接热量测定仪,又称"代谢车"。

(四)膳食调查

膳食调查是指通过对个人、家庭或人群一定时间内的各种食物摄入量及营养素摄入状况的调查,以此来评定营养需要得到满足的程度。膳食调查的方法有多种,根据调查目的、调查对象等不同情况进行选择。临床上对个人进行膳食调查常用的方法主要包括24小时膳食回顾法、3天饮食记录法等。

(五)病史采集及体格检查

通过病史采集及体格检查可以发现营养素缺乏的体征。

病史采集的重点在于：①已存在的与营养素吸收和代谢相关的疾病或病理状态，包括传染病、内分泌疾病、肿瘤、慢性疾病（如肝硬化、急慢性肾脏病等）；②用药史及治疗手段，包括代谢药物、类固醇激素、放疗与化疗、利尿剂等；③对食物的过敏及不耐受等。

体格检查的重点在于发现下述问题，判断其程度并与其他疾病鉴别：①恶病质；②肌肉萎缩；③毛发脱落；④肝大；⑤水肿或腹水；⑥皮肤改变；⑦各种矿物质及维生素缺乏体征等。

（六）实验室检查

营养相关的实验室检查多借助生化检测等实验室检测手段发现人体营养不足、营养储备水平低下或营养过剩，以便较早掌握营养失衡的征兆和动态变化。实验室检查提供客观营养评价结果，是人体测量等方法所不具备的优势。

1. 血浆蛋白　可反映机体蛋白质营养状况，包括白蛋白、前白蛋白、转铁蛋白和视黄醇结合蛋白。血浆蛋白浓度降低主要原因为疾病，如肿瘤、感染、创伤等，此类患者多伴有消耗增加，蛋白分解代谢增加；长期摄入不足和食物中蛋白质含量不足或慢性肠道疾病所引起的吸收不良，使体内缺乏合成蛋白质的原料；肝功能严重受损时导致蛋白质合成障碍或合成减少。临床常用的指标中，血清白蛋白半衰期为14～20天，前白蛋白半衰期约为1.9天。因此与白蛋白相比，前白蛋白在判断蛋白质急性改变方面更为敏感。

2. 氮平衡　是评价机体蛋白质状况的指标。一般食物蛋白质的氮的平均含量为16%。若氮摄入量大于排出量，为正氮平衡；若氮摄入量小于排出量，为负氮平衡；若摄入量与排出量相等，则维持氮平衡状态。氮的主要排出途径为尿氮，其他排出途径包括粪氮、体表丢失氮、非蛋白氮及体液丢失氮。

3. 血电解质及微量营养素　血液中钾、钠、钙、镁、磷等电解质水平，不仅一定程度反映了这些元素在机体的水平，也维持机体水电解质、酸碱平衡，是维持机体生化反应的基本条件。微量营养素包括了铁、锌、碘、铜等，以及所有的维生素。这些营养素在体内参与多种功能蛋白的构成、参与多种生化反应，其缺乏可造成相应的营养素缺乏症。如常见的维生素D缺乏，铁、叶酸、维生素B_{12}缺乏等。

4. 炎性因子　应激状态下免疫细胞产生的细胞因子，如白细胞介素6、肿瘤坏死因子-α等是介导机体代谢异常、引发恶病质的主要因素之一。研究显示，高水平C反应蛋白与营养不良密切相关。

除了实验室相关检查，有一些量表也辅助进行营养评定。2018年由美国肠外肠内营养学会（American Society for Parenteral and Enteral Nutrition，ASPEN）提出的全球营养不良领导倡议（The Global Leadership Initiative on Malnutrition，GLIM）评定标准，在老年人群中具有较高的实用性。GLIM评定标准将营养不良评定明确分为"营养筛查"和"营养评定"两个步骤。第一步是营养筛查，特别强调应用经过临床有效性验证的营养筛查工具对患者进行营养筛查。第二步则是进行营养不良诊断（表5-3）和分级（表5-4），营养不良诊断的内容包括非自主体重丢失、低BMI等表现型指标，以及膳食摄入或吸收利用下降、炎症等病因型指标。满足至少1个表现型指标和1个病因型指标者，即可诊断为营养不良。对确诊营养不良者，应进行营养不良严重程度分级。

表5-3　GLIM营养不良诊断标准

	诊断标准	具体内容
表型标准	非自主体重丢失	6个月内丢失>5%，6个月以上丢失>10%
	低BMI	欧美：70岁以下<20.0kg/m²，70岁以上<22.0kg/m² 亚洲：70岁以下<18.5kg/m²，70岁以上<20.0kg/m²
	肌肉减少	身体成分分析提示肌肉减少，目前缺乏统一切点值

续表

	诊断标准	具体内容
病因标准	摄食减少或消化吸收障碍	摄入量≤50%的能量需求超过1周 任何摄入量减少超过2周 存在任何影响消化吸收的慢性胃肠道情况
	炎症或疾病负担	急性疾病/创伤、恶性肿瘤、慢性阻塞性肺疾病、充血性心力衰竭、慢性肾衰竭或任何伴随慢性或复发性炎症的慢性疾病

表5-4 GLIM营养不良分级

分期	标准		
	体重丢失	低BMI	肌肉减少
1期/中度营养不良 （至少符合1个标准）	6个月内丢失5%～10%，6个月以上丢失10%～20%	70岁以下＜20.0kg/m², 70岁以上＜22.0kg/m²	轻至中度减少
2期/重度营养不良 （至少符合1个标准）	6个月内丢失＞10%，6个月以上丢失＞20%	70岁以下＜18.5kg/m², 70岁以上＜20.0kg/m²	重度减少

目前我国已进入疾病诊断相关分组（diagnosis related groups，DRG）支付时代，为病案首页填写"营养风险、营养不良、严重营养不良"三个疾病名称，是临床医生不容轻视的工作。

三、营养干预

营养干预是根据营养筛查和必要评定结果，对具有营养风险或营养不足的目标人群制订营养支持计划并实施的过程。

（一）确定能量与蛋白质目标

开始进入营养干预后，首先需要根据营养评定结果确定能量与蛋白质的目标。临床应用中，除了前述介绍的静息能量消耗测定方法，常使用基于体重的能量系数进行计算。目前对于老年人目标能量的确定，多个指南将20～30kcal/（kg·d）作为目标范围，并根据患者的具体情况进行适当地增加或减少。但是老年人多存在共病，整体情况复杂，在条件允许的情况下，建议采用间接测热法评估老年人的能量消耗情况。对长期摄入不足，低体重指数者，能量部分的营养支持应由少至多，由慢至快，逐渐增加至目标量，避免再喂养综合征的发生。

对于蛋白质目标量，一般认为肾脏功能正常的老年患者每日达到1.0～1.2g/（kg·d），对于明确诊断为肌少症的患者每日应达到1.2～1.5g/（kg·d），危重症患者根据病情可1.2～2.0g/（kg·d）。当患者合并严重肾功能不全且未接受透析治疗时，可考虑适当限制其蛋白质摄入量，但需在充分的营养评估后进行，避免因为限制蛋白质摄入发生营养不良。

（二）确定营养支持途径和方法

医学营养干预的方式主要包括饮食+营养教育、口服营养补充（oral nutritional supplement, ONS）、肠内营养（enteral nutrition, EN）、肠外营养（parenteral nutrition, PN）。可遵循五阶梯营养治疗原则（图5-3），参照欧洲临床营养和代谢学会（The European Society for Clinical Nutrition and Metabolism, ESPEN）指南建议，当下一

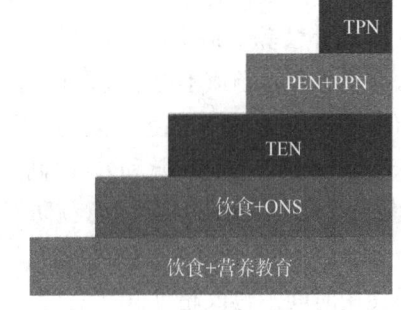

图5-3 五阶梯营养治疗模式图

TPN, total parenteral nutrition，全肠外营养；TEN, total enteral nutrition，全肠内营养；PPN, partial parenteral nutrition，部分肠外营养；PEN, partial enteral nutrition，部分肠内营养；ONS, oral nutritional supplement，口服营养补充；营养教育包括营养咨询、饮食指导与饮食调整

阶梯不能满足60%目标能量需求3～5天时，应选择上一阶梯。临床中应结合患者具体情况灵活选择某一项或联合应用。

1. 饮食+营养教育　是所有存在营养风险和（或）营养不良患者（不能经口摄食的患者除外）首选的治疗方法，是一项经济、实用而且有效的措施，是营养治疗的基础。结合营养评定的结果，为患者提出针对性的、个体化的营养宣教、饮食指导及饮食调整建议，如调整饮食结构，增加饮食频次，优化食物加工制作，改善就餐环境等。

2. 饮食+ONS　ONS是指以增加口服营养摄入为目的，将能够提供多种宏量营养素和微量营养素的营养液体、半固体或粉剂的制剂加入饮品和食物中经口服用。ONS可以作为加餐来食用，也可以替代饮食中的部分食物。2022年ESPEN老年患者临床营养指南推荐对于存在营养不良及营养不良风险的老年患者，ONS每日至少补充400kcal和蛋白质30g。餐间分次口服是ONS标准的营养干预方法，也可根据患者具体情况作为人体唯一的营养来源满足机体需要。尤其适合院外患者使用。

3. 全肠内营养　指通过管饲途径为无法进食但胃肠道有功能的患者提供营养素的营养支持方法。当肠道功能存在，但因健康原因不能或不愿经口进食以满足营养需求时，应当考虑肠内营养。但以下情况属于肠内营养的禁忌证应注意避免：完全性器质性肠梗阻、活动性消化道出血等。

（1）肠内营养途径　最常用的途径是鼻胃管，它的优点是无创、简单易操作、经济，但是容易刺激鼻咽部、形成溃疡、脱位和导致吸入性肺炎。因此，对于短期内进行管饲的患者，可以首选鼻胃管。对于误吸高风险或存在胃排空障碍的患者，可选择留置鼻空肠管置入。若需要长期（≥4周）营养支持或不能耐受鼻胃管的老年患者，则推荐经皮内镜下胃造口术（percutaneous endoscopic gastrostomy, PEG）。

（2）肠内营养制剂选择　标准整蛋白配方适合胃肠道功能正常的老年患者。对于存在消化吸收功能障碍的患者可考虑给予氨基酸或短肽配方。根据患者不同的疾病情况，可根据疾病特点给予疾病特异型肠内营养制剂。

（3）肠内营养输注方法　目前常用的输注方法主要包括推注法、间歇滴注法和连续输注法。若使用后两种方法，则最好能使用肠内营养泵，没有条件也可采用重力滴注法。在实施过程中需要考虑肠内营养的速度、温度及浓度。对于长期卧床、吞咽功能欠佳、误吸风险高的老年患者，肠内营养过程中应注意保持坐位、半坐位或将床头抬高30°～45°的体位，以减少反流误吸的风险。为避免发生堵管，在输注营养液前后、不同药物输注前后以及持续输注过程中每隔4h，应使用温水冲管。

4. 部分肠内营养+部分肠外营养　肠外营养是指通过胃肠外（静脉）途径为人体代谢需要提供基本营养素的营养支持疗法。对于可以接受部分肠内营养，但是能量低于目标量60%时，应考虑启动肠外营养，以满足患者对能量和蛋白质的需求，减少或避免营养消耗，改善患者预后。

5. 全肠外营养　是指将患者需要的基本营养素均经静脉途径输入、不经胃肠道摄入的一种营养支持方法。当患者胃肠道不能耐受肠内营养或存在肠内营养禁忌证时，考虑使用全肠外营养。

（1）肠外营养支持途径　根据患者的预期营养支持时间、疾病情况选择适合的肠外营养途径。目前临床上常用的有中心静脉和外周静脉。周围静脉是老年患者肠外营养短期应用的首选，营养液渗透压不超过900mOsm/L，且需注意预防浅静脉炎的发生。高渗透压（＞900mOsm/L）或需要长期接受PN（＞14天）建议通过中心静脉输注。经皮穿刺中心静脉置管适合危重症患者，锁骨下静脉途径是首选，但使用时间不建议超过30天；经外周静脉穿刺的中心静脉导管（PICC）有低穿刺风险和较少感染并发症的优点，应作为老年患者PN的主要输入途径。

（2）肠外营养输注方式　包括全营养混合液和单瓶输注方式。全营养混合液方式是目前推荐的主要方式，具有以下特点：下调溶液渗透压、增加节氮效果、减少污染环节、降低代谢性和感染性并发症风险、简化输液过程、节省护理资源等。单瓶输注法属于开放式输注系统，以单瓶或串联的方式输注，在营养素进入体内的均衡性和节氮效果方面较差，且存在污染的风险。

(三)营养相关并发症

1. 肠内营养并发症

(1)机械性并发症　阻塞和脱出是肠内营养治疗过程中常见的机械性并发症。营养管阻塞主要与营养管的材质、内径口细、置管时间较长、营养液浓度高、滴速慢及未及时冲洗管道相关,喂药时碾磨不细及注水不够也可能导致营养管的阻塞。胃管的脱出主要与患者意识障碍或躁动、鼻饲管未有效安全固定、护理不当等因素有关。

(2)胃肠道并发症　包括腹泻、恶心和呕吐、腹胀、便秘等。其中腹泻是肠内营养中最常见的并发症。腹泻可以通过正确合理的使用EN将其避免,如合适的输注速度、适宜的营养液温度、选择恰当的配方等。腹胀是由营养素吸收不良、过快输注冷的营养液或推注过多等引起。通过使用部分水解配方或降低输注速度、调整营养液温度等可帮助改善症状。

(3)感染并发症　主要指营养液反流或误吸引起的吸入性肺炎。反流和误吸是肠内营养应用中最危险的并发症。应定期监测胃残余量和联合应用促胃肠动力药。鼻肠管喂养时伴发吸入性肺炎较少,对于高误吸风险患者应优先考虑。

(4)代谢性并发症　肠内营养的代谢性并发症除了发生率和严重程度较低外,与应用肠外营养时出现的并发症非常相似,包括高血糖、电解质紊乱、微量元素缺乏及再喂养综合征等。严密监测有助于减少和预防这些问题。

2. 肠外营养并发症

(1)机械性并发症　主要包括与静脉穿刺和置管相关的并发症,如气胸、血管损伤、胸导管损伤、空气栓塞。这些与患者的病情、穿刺时体位和技术、导管质量等有关。随着穿刺技术和装置的进步,此类并发症已较少见。另外还有营养支持导管内血栓形成和血栓性静脉炎,通过肝素封管、选择合适的静脉进行穿刺、避免营养液渗透压过高等方法可有助于减少此类并发症发生。

(2)感染性并发症　肠外营养感染并发症有3种,穿刺部位感染、导管相关血流感染、肠源性感染。导管相关血流感染并发症是老年患者肠外营养实施中的重点监测内容。怀疑发生导管相关血流感染时建议进行导管末端培养,同时经皮及导管抽静脉血送培养。肠源性感染患者常因禁食致肠黏膜萎缩变薄,通透性增加、肠黏膜屏障受损导致肠腔内细菌移位,甚至并发肠源性的全身感染。此并发症关键在于预防,因此提倡首选肠内营养或在肠外营养时尽可能增加经口摄入或给予肠内营养。

(3)代谢性并发症　主要包括高血糖或低血糖、高渗性高血糖非酮症昏迷、高甘油三酯血症和肠外营养相关性肝脏疾病等。

3. 再喂养综合征(refeeding syndrome,RFS)　是指对长期处于饥饿或摄入不足状态的慢性营养不良患者提供再喂养(EN或PN)所引起的伴有一种或多种生化异常[低磷血症、低钾血症、低镁血症和(或)硫胺素等缺乏]的并发症,严重者可危及生命。再喂养综合征的高危人群主要是饮食障碍者(特别是神经性厌食症)、严重营养不良者或口服长期减少的老年患者等。目前对再喂养综合征的诊断标准尚不统一。2020年ASPEN提出对再喂养综合征的诊断标准如下:①出现血磷、血钾、血镁中一个或多个水平下降超过10%和(或)由上述电解质紊乱导致的器官功能紊乱和(或)硫胺素缺乏;②5天内重新开始营养支持或大幅度增加营养支持。再喂养综合征关键在于早期识别高风险人群和预防危险因素。针对有再喂养综合征高风险的患者,在营养支持治疗前,应检测和纠正或改善已存在的水、电解质和维生素等的缺乏和紊乱。营养治疗开始前至少30min静脉给予硫胺素200~300mg。对于能量的供给应遵循由少至多的原则,逐步递增能量。

四、营养监测

对进行营养支持的患者应常规进行营养监测,以及时发现、应对和处理相关并发症,了解营养支持的治疗效果和重要脏器功能状态,及时调整营养支持治疗方案。

（一）通用监测指标

1. 临床观察　包括患者的生命体征和一般情况：体温、血压、脉搏、呼吸、出入量和进行营养支持后的主诉、症状和体征等。

2. 实验室参数　主要为血、尿常规及血生化指标，如白蛋白及前白蛋白、血糖、电解质（钾、钠、氯、钙、磷、镁离子等）、肝功能、肾功能、甘油三酯、胆固醇、C反应蛋白等。

3. 人体测量　体重、握力、小腿围等。

4. 身体成分评定　体脂肪、骨骼肌等。

5. 静息能量消耗测定　静息能量消耗受到疾病状态、身体成分等多种因素影响。在临床营养支持过程中应动态监测其变化以及时调整营养方案。

（二）不同支持途径特殊监测指标

1. ONS　应记录患者每日摄入食物、水和ONS的种类和量，还应注意询问患者食用ONS的口感，以便根据患者需求及时调整，利于营养方案的有效执行。

2. 肠内营养　注意监测患者是否出现腹胀、腹泻、恶心、呕吐等情况，以及胃残余量水平。可通过减慢输注速度、调整EN配方或暂停EN给予PN支持。

3. 肠外营养　注意关注肠外营养并发症相关的表现，如穿刺部位情况、生命体征和一般情况、营养液输注后的症状及体征、血糖、肝肾功能、电解质等。

（李子芊）

第6章 老年康复评定与康复治疗

一、老年康复医学

(一) 老年康复的现况

"活得长"和"活得健康"是衡量老年人口整体健康状况的重要指标,党的十八大以来,我国人均预期寿命从2010年的74.83岁提高到了2018年的77岁,寿命延长不仅给老年人及其家庭,而且给整个社会带来机会,让老年人为家庭和社区作出贡献,这些机会和贡献很大程度上取决于健康。但目前老年人的健康程度不容乐观,截至2018年底,我国有超过1.8亿的老年人患有慢性病,社会和经济变迁对中国传统的养老模式提出了挑战。老年人口已成为医疗保健服务需求量最大的人群,如何实施有效的康复措施去管理老年疾病对临床实践和研究者提出了挑战。同时,老年人群由于机体功能衰退,引起多系统多器官功能障碍,具有多病共存、多重用药、病程慢性化、症状不典型等高度异质性改变。

(二) 老年人常见功能障碍问题

1. 老年慢性病 随着年龄的增长,健康状况是影响老年人活动和参与的主要因素。目前全球发病率和死亡率的负担已从感染性疾病变为慢性病,如心脏病、脑卒中、糖尿病、关节炎、呼吸系统疾病等。世界卫生组织报告到2030年,中国慢性非传染性疾病的患病率至少增加40%,大约80%的60岁以上老年人将死于慢性非传染性疾病。慢性病是所有健康问题中最常见和经济负担最重的疾病之一。

2. 老年多病共存 老年人多病共存是指患有两种或两种以上的慢性疾病。多病共存是老年患者的常态,据报告,老年人多病共存患病率55%~98%。多病共存与死亡率之间有一定的联系,证据表明,多病共存患者死亡较早,有较高功能衰退率和残疾率,生活质量较差,医疗费用较高。

3. 老年残疾 残疾通常被用作衡量老年人口健康和功能的指标。年轻残疾人会自然老化为老年残疾人,老年人本身也会随年龄增长,退行性改变加重功能障碍,从而成为老年残疾人。目前的寿命积极增长趋势不仅影响老年人寿命,还会影响他们的生活质量。

二、老年康复评定

基于《国际功能、残疾和健康分类》(ICF)框架,应对老年人群进行老年康复综合评估(rehabilitation of comprehensive geriatric assessment,RCGA)。其是在老年综合评估基础上,采用多学科方法从整体功能状态评定老年人的躯体情况、功能状态、心理健康和社会环境状况等,使得康复评定-计划安排-干预治疗-结局评估整个过程有序开展。并据此制订以维持及改善老年人健康和功能状态为目的的治疗计划,最大限度地提高老年人的生活质量。

(一) 一般情况评定

评定内容包含姓名、性别、年龄、婚姻状况、身高、体重、吸烟、饮酒、文化程度、职业状况、业余爱好、共病情况、多重用药情况等。

(二) 身体结构与功能评定

1. 躯体功能状态 包括肌力、关节活动度、感觉、平衡、步态分析等。

（1）肌力评定　常采用徒手肌力评定（manual muscle testing，MMT）进行肌力检查。0级表示未触及肌肉的收缩；1级表示可触及肌肉的收缩，但不能引起关节的收缩；2级表示解除重力影响，能完成全关节活动范围的活动；3级表示能抗重力完成全关节活动范围的运动，但不能抗阻力；4级表示能抗重力及轻度阻力，完成全关节的活动范围运动；5级表示能抗重力及最大阻力，完成全关节活动范围的运动。

（2）平衡功能评定

1）伯格平衡量表：参见第2章第2节相关内容。

2）计时起立行走试验（TUG）：参见第2章第2节相关内容。

3）康复高新设备评定：如动态平衡仪可评定前庭觉、视觉、本体感觉输入及神经肌肉系统输出的功能，明确障碍所在。

2. 视力和听力评定　视功能评定包括中心视力、视野、色觉、暗适应、立体视觉、对比敏感度和视觉电生理等；听功能的评定包括语言检查法、怀表试验、音叉试验、纯音听阈及阈上功能测试、Bekesy自描测听、言语测听；声导抗测试、电反应测听及耳声发射测试等。

3. 吞咽与言语评定

（1）吞咽功能评定　吞咽功能评定常用洼田饮水试验进行筛查。Mann吞咽能力评定（Mann assessment of swallowing ability，MASA）是识别脑卒中患者急性期进食和吞咽障碍的筛查工具，对各种潜在疾病的吞咽困难患者具有良好的预测能力。

（2）言语评定　失语症和构音障碍是主要的言语障碍，其评定方法多样。国内常用的评定方法有汉语失语成套测验（aphasia battery in Chinese，ABC）、西方失语症成套测验（western aphasia battery，WAB）、Frenchay构音障碍评定法等。

4. 心肺功能评定　常用的心功能评定方法包括心脏功能分级、自觉用力程度分级、心电运动试验、超声心动图运动试验、6分钟步行试验等。肺功能评定包括呼吸困难分级、肺容积与肺通气功能测定、运动气体代谢测定等。

5. 精神心理状态评定

（1）认知功能评定　针对老年患者筛查类评定多用简易精神状态检查量表、蒙特利尔认知评估量表；成套认知功能评定一般采用韦氏成人智力量表（Wechsler adult intelligence scale，WAIS）和洛文斯顿作业疗法认知评定成套测验（Loewenstein occupational therapy cognitive assessment，LOTCA）。

（2）抑郁评定　常用Zung抑郁自评量表（self-rating depression scale，SDS）、抑郁状态问卷（depression status inventory，DSI）和汉密尔顿抑郁量表（Hamilton depression rating scale for depression，HAMD）等。

（3）焦虑评定　常用焦虑自评量表（self-rating anxiety scale，SAS）和汉密尔顿焦虑量表（Hamilton anxiety scale，HAMA）均可用于评定有焦虑症状的成年人。

（4）谵妄评定　对于老年人谵妄的评定，美国精神病学协会指南建议采用意识障碍评定法，该方法简洁、有效，诊断的敏感度和特异度均较高。

6. 疼痛评定　老年性疼痛的评定包括视觉模拟评分法（VAS）和数字评定量表（numerical rating scale，NRS）。

7. 睡眠障碍评定　常用的睡眠障碍评定量表包括睡眠日记、阿森斯失眠量表、匹兹堡睡眠质量指数量表、艾普沃斯（Epworth）嗜睡量表。

8. 尿失禁评定　常用的评定量表有国际尿失禁咨询委员会尿失禁问卷表简表（ICI-Q-SF）和国际尿失禁咨询委员会尿失禁问卷表（ICI-Q-LF）。

9. 皮肤及相关结构的功能　压力性损伤评定国内外推荐使用Braden压疮危险因素预测量表作为压力性损伤危险的量表评定和识别工具，它是全球应用最广泛的评定量表，可用于老年科。

10. 营养状态评定　微型营养评定（mini nutritional assessment，MNA）被认为是较理想的一种评价老年人营养状况的简单快速的方法。2013年中国老年患者肠外肠内营养支持专家共识推荐老年患者使用的营养筛查工具主要为微型营养评定-简表；住院患者可采用营养风险筛查（nutrition risk screen 2002，NRS2002）。

（三）个体活动能力评定

个体活动能力主要指的是日常生活活动能力，是老年人失能状态最主要的评定方面，也是反映老年人健康的最重要指标。主要包括基本日常生活活动能力和工具性日常生活活动能力。

1. 基本日常生活活动能力评定　临床中应用最广、研究最多、信度最高的是Barthel指数（Barthel index，BI），还有功能独立性评定（functional independent measurement，FIM）等。

2. 工具性日常生活活动能力评定　多采用Lawton量表、Rivermead日常生活量表、诺丁汉日常生活扩展活动量表及Frenchay活动量表评测。

（四）参与局限评定

与健康相关的生活质量常用的评价问卷常用健康调查量表36、WHO生存质量量表（WHOQOL-100）及其简表（WHOQOL-BREF）。

1. 健康调查量表36　包括生理机能、生理职能、躯体疼痛、一般健康状况、精力、社会功能、情感职能和精神健康8个维度，共计36个条目，在国际上已被广泛应用于评价人群的生存质量、临床疗效和卫生政策评价等。

2. WHOQOL-100　由生理、心理、独立性、社会关系、环境和精神支柱/宗教/个人信仰等6个领域构成，包括24个方面，共计100个条目。WHOQOL-BREF在WHOQOL-100的基础上简化而来，分为生理、心理、社会关系和环境4个领域，共26个条目。WHOQOL是跨国家、跨文化评价健康状况的综合工具。

（五）社会和环境评定

1. 角色　老年人涉及社会角色、家庭角色、期望角色的变更。要评价老年人对角色的感知和满意度。
2. 家庭　包括家庭结构、家庭成员、家庭功能是否健全，家庭氛围、亲密度等方面。
3. 环境　包括居家、邻里、社区三个方面。物理、生物环境包括空气、水、食物、气候以及卫生设施等，如污染、噪声、居家气温、居家安全等。社会环境指个人、社会与心理需要的状况，包括社区环境和邻里关系两大方面。
4. 文化　包括价值观、信念和信仰、习俗等。

三、主要康复治疗方法

根据康复评定所明确的障碍所在和程度，设计康复治疗方案。在康复治疗方案中常用的治疗方法如下。

1. 物理治疗（physiotherapy，physical therapy，PT）　包括物理因子疗法（非力学方法）和运动疗法（力学方法）。物理因子疗法是使用电、光、声、磁、水、蜡等物理因子治疗，对减轻炎症、缓解疼痛、改善肌肉瘫痪、抑制痉挛、防止瘢痕的增生以及促进局部血液循环障碍等均有较好效果。运动疗法强调力的应用，是通过手法操作、医疗体操以及器械锻炼等，采用主动（为主）和（或）被动运动的方式达到改善或代偿躯体或脏器功能的治疗方法。

2. 作业治疗（occupational therapy，OT）　是针对病、伤、残者的功能障碍，采用日常生活活动、工作和学习活动以及文体活动等设计及利用的作业活动进行康复训练的治疗方法，以逐步恢复或改善自理、工作及闲暇活动中的独立能力。

3. 言语治疗（speech therapy，ST）　是针对言语或语言障碍、认知障碍的患者进行矫治的方法。

4. 心理治疗（psychological therapy） 是通过观察、谈话、实验和心理测验法（智力、人格、神经心理等）对患者的心理异常进行诊断，采用精神支持疗法、暗示疗法、催眠疗法、行为疗法、脱敏疗法、松弛疗法、音乐疗法和心理咨询等对患者进行治疗。

5. 文体治疗（recreational therapy，RT） 选择患者力所能及的一些文娱、体育活动，对患者进行功能恢复训练，一方面恢复机体功能，另一方面使患者通过娱乐、锻炼身体以及参与集体活动，保持身心愉悦。

6. 中国传统治疗（traditional Chinese medicine） 太极拳、八段锦、五禽戏、针灸、气功、推拿等中国传统治疗方法在调整功能、控制疼痛、协调机体等方面具有独特的作用。综合应用中国传统治疗与康复训练能进一步提高患者的功能。

7. 康复护理（rehabilitation nursing） 是除治疗护理手段外，采用与日常生活活动有密切联系的方法，帮助残疾者提高生活自理的护理方法。如在病房中为防止肌肉萎缩和关节僵直而鼓励患者早期进行肢体活动，鼓励患者利用自助具进食、穿衣、排泄等。

8. 康复工程（rehabilitation engineering） 是应用现代工程学的原理和方法，通过假肢、矫形器、辅助具以及环境改造等途径，以最大限度恢复、代偿或重建患者躯体功能的治疗措施。

（罗　春）

第7章 老年循环系统疾病

第1节 高 血 压

> **案例 7-1**
>
> 患者，男，74岁，2h前情绪激动后自觉头痛，伴头晕、恶心来诊。既往高血压10余年，不规律药物治疗，未监测血压。查体：BMI 29.3kg/m²，血压185/110mmHg（双上肢对称），脉搏105次/分，双肺呼吸音清；心律齐，各瓣膜听诊区未闻及杂音；腹软，未闻及血管杂音；双下肢不肿。
>
> 问题：1. 患者目前最可能的诊断是什么？为确诊需要进一步做哪些检查？
> 2. 写出其诊断依据。
> 3. 如何进行治疗？

高血压是以体循环动脉压升高为主要临床表现的心血管综合征，包括原发性高血压和继发性高血压。高血压是老年人常见的慢性疾病之一，是导致心脑血管疾病的重要危险因素，预防和控制高血压，是我国心脑血管疾病防治的重要策略。

一、老年高血压的临床特点

1. 收缩压增高为主 老年人收缩压随着年龄增长升高，舒张压在60岁后呈降低趋势。

2. 脉压增大 与生理性老化和多种导致血管老化的疾病相关。

3. 血压波动大 老年高血压患者的血压易随情绪、季节和体位的变化明显波动，清晨高血压多见。

4. 直立性低血压 老年患者容易发生直立性低血压。当高血压伴有糖尿病、低血容量，或使用利尿剂、扩血管药物及精神类药物时更容易发生直立性低血压。

5. 餐后低血压多见 定义为进餐后2h内收缩压下降≥20mmHg或餐前收缩压≥100mmHg、餐后收缩压＜90mmHg，并于进餐后出现头晕、晕厥、心绞痛等低血压相关症状。

6. 血压昼夜节律异常 老年高血压患者常伴有血压昼夜节律的异常，表现为夜间血压下降幅度＜10%（非杓型）或＞20%（超杓型），甚至夜间血压反较白天升高（反杓型）。

7. 诊室高血压多见 又称白大衣高血压，指患者就诊时由医生或护士在诊室内所测收缩压＞140mmHg，或舒张压＞90mmHg，而在家中自测血压或动态血压监测不高的现象。

8. 多病共存 老年高血压患者并发症多，高龄患者多合并衰弱、认知功能障碍等。

9. 隐匿性高血压 指患者在诊室内血压正常，动态血压或家中自测血压升高的临床现象。

10. 假性高血压 指袖带法所测血压值高于动脉内测压值的现象，多见于严重动脉硬化老年患者。

二、诊 断

高血压定义为在未使用降压药的情况下，诊室血压≥140/90mmHg；或家庭血压≥135/85mmHg；或24h动态血压≥130/80mmHg，白天血压≥135/85mmHg，夜间血压≥120/70mmHg。

高血压分为原发性高血压和继发性高血压。肾实质性疾病、肾动脉狭窄、嗜铬细胞瘤、原发性醛固酮增多症、睡眠呼吸暂停综合征等为继发性高血压常见病因。新诊断高血压患者、血压在短时间内突然升高、原有高血压突然加重、应用多种降压药物治疗效果不佳、有肾脏病或大动脉炎病史等患者需排查继发性高血压。

三、心血管风险评估

除监测血压水平外，所有高血压患者还应评估心血管病发病风险、靶器官损害及并存疾病的情况，以确定高血压的治疗策略。老年高血压患者还应进行衰弱、认知功能等评估。

（一）血压水平评估

高血压诊断明确后，应根据血压升高水平，进一步将高血压分为1级、2级和3级，具体分类见表7-1。

表7-1 血压水平的定义和分类

类别	收缩压（SBP，mmHg）		舒张压（DBP，mmHg）
正常血压	<120	和	<80
正常高值血压	120～139	和（或）	80～89
高血压	≥140	和（或）	≥90
1级高血压	140～159	和（或）	90～99
2级高血压	160～179	和（或）	100～109
3级高血压	≥180	和（或）	≥110
单纯收缩期高血压	≥140	和	<90
单纯舒张期高血压	<140	和	≥90

注：当收缩压和舒张压分属不同级别时，以较高分级为准。

（二）其他危险因素及靶器官损害评估

超过50%的高血压患者合并其他心血管危险因素，如肥胖、血脂异常、早发心血管病家族史、吸烟、饮酒史，这些危险因素增加高血压患者心、脑、肾、血管疾病的风险。

评估是否有糖尿病、脑卒中、冠心病、心力衰竭、肾脏疾病、外周动脉粥样硬化等合并症；是否存在左心室肥厚、颈动脉粥样斑块、微量白蛋白尿、肾小球滤过率降低等靶器官损害。根据合并危险因素、靶器官损害、并发症情况进行高血压患者心血管疾病危险分层（表7-2）。

表7-2 血压升高患者心血管风险水平分层

其他心血管危险因素和疾病史	血压（mmHg）			
	SBP130～139和（或）DBP85～89	SBP140～159和（或）DBP90～99	SBP160～179和（或）DBP100～109	SBP≥180和（或）DBP≥110
无	—	低危	中危	高危
1～2个其他危险因素	低危	中危	中/高危	很高危
≥3个其他危险因素，靶器官损害，或CKD3期，无并发症的糖尿病	中/高危	高危	高危	很高危
临床并发症	高危/很高危	很高危	很高危	很高危

注：CKD，慢性肾脏病。

四、治 疗

高血压治疗的主要目的是减少心脑血管并发症并降低死亡风险，提高生活质量，包括降压治疗、针对高血压病因的纠正治疗及针对合并的危险因素、靶器官损害和临床并发症的治疗。

(一) 治疗目标

根据年龄和心血管风险分层确定治疗时机和目标值。年龄65～80岁的患者降压目标为140/90mmHg，如能耐受，可进一步降至130/80mmHg；80岁以上患者降压目标为150/90mmHg以下，如能耐受，可进一步降至140/90mmHg以下。在诊室血压达标的同时应关注家庭自测血压，家庭血压目标为＜135/85mmHg。应根据患者个体情况制订个体化血压目标值，血压逐步达标。强调收缩压达标，同时应避免过度降低血压。与中青年相比，高龄老年、衰弱或存在认知障碍的高血压患者对于血压下降的耐受性更差，因此须从小剂量开始应用降压药物并加强监测，根据患者耐受情况逐渐、缓慢地增加治疗强度，直到血压达标。

(二) 非药物治疗

生活方式干预是高血压的基本治疗措施，主要包括：①减少钠盐摄入，每人每日食盐摄入量小于6g，增加钾摄入；②合理膳食，鼓励老年人摄入多种新鲜蔬菜、水果、鱼类、豆制品、粗粮、脱脂奶及富含钾、钙、膳食纤维、多不饱和脂肪酸的食物；③规律适度运动，提倡每周进行至少5天、每天30min的规律适度运动，应根据患者年龄及身体状况选择合适的运动，避免过度体力活动导致损伤、跌倒；④保持理想体重；⑤限制饮酒、戒烟、避免二手烟；⑥保持心理平衡，减轻精神压力，保持心情愉悦，避免情绪大起大落；⑦改善睡眠。

(三) 药物治疗

1. 启动药物治疗的时机 取决于包括血压水平在内的总体心血管风险。血压水平≥150/95mmHg时，应立即启动降压药物治疗。血压＜150/95mmHg、未合并心脑肾等靶器官损害的高血压患者，可根据病情及患者意愿暂缓给药，采用生活方式干预1～3个月，若仍未达标，应尽早启动降压药物治疗。

2. 降压药物选择 常用降压药物包括血管紧张素转化酶抑制剂（ACEI）、血管紧张素Ⅱ受体拮抗剂（ARB）、血管紧张素受体脑啡肽酶抑制剂（ARNI）、β受体阻滞剂、钙通道阻滞剂（CCB）和利尿剂，以上降压药物均可作为初始和维持治疗的常用药物。单药标准剂量不达标时，考虑联合药物治疗，推荐服用固定剂量复方制剂。

（1）ACEI、ARB和ARNI 降压作用明确，尤其适用于高血压伴有心力衰竭、心肌梗死后、糖尿病、慢性肾脏疾病患者。双侧严重肾动脉狭窄、高血钾患者禁用。严重肾功能不全[肌酐＞3mg/dl（265μmol/L）]慎用。老年患者常见肾功能减退与肾动脉狭窄，用药前应检查肾功能，用药过程中注意监测血钾、肾功能。

（2）β受体阻滞剂 用于心率快、合并心肌梗死或心力衰竭的高血压患者。合并心力衰竭的高血压患者，β受体阻滞剂应从小剂量起始，如能耐受，每1～2周调整剂量一次，直至达到治疗所需的目标剂量或最大耐受剂量。老年患者心脏起搏与传导功能减退，易致严重缓慢性心律失常，β受体阻滞剂一般不与非二氢吡啶类钙通道阻滞剂合用，同时应加强监测。禁用于严重心动过缓（心率＜55次/分）、病态窦房结综合征、Ⅱ或Ⅲ度房室传导阻滞、支气管哮喘患者。常见不良反应包括心动过缓、支气管痉挛。

（3）钙通道阻滞剂 包括二氢吡啶类和非二氢吡啶类，常用长效二氢吡啶类钙通道阻滞剂。二氢吡啶类钙通道阻滞剂慎用于快速心律失常患者，非二氢吡啶类钙通道阻滞剂禁用于Ⅱ度及以上房室传导阻滞患者。常见不良反应包括头痛、踝部水肿等。

（4）利尿剂 噻嗪类/袢利尿剂较常用，建议小剂量使用，尤其适用于老年人、单纯收缩期高血压、合并心力衰竭，以及盐敏感性高血压。主要不良反应包括低钾血症，长期大量应用利尿剂可引起血糖血脂代谢异常、电解质紊乱，老年人更易发生电解质紊乱，如低钾、低钠血症，应定期监测肾功能及电解质变化。

（5）其他降压药物　α受体阻滞剂，优先用于存在前列腺增生症状的高血压患者。常见的不良反应是直立性低血压，应从小剂量开始、睡前服用，根据患者的疗效逐渐调整剂量，并监测立卧位血压。

3. 老年患者降压药物应用原则　①剂量原则：老年患者，尤其≥80岁和衰弱患者，对于降压药物敏感性增高，耐受性下降，常规剂量时即可能导致严重低血压，因此建议从较小剂量开始，注意监测立、卧位血压，逐步调整剂量。②优先原则：优先选择长效制剂，血压水平更平稳；需联合治疗时优先选择固定复方制剂，提高用药依从性。③个体化原则：根据患者血压水平、合并症情况、药物疗效及耐受性、个人意愿等因素综合考虑制订个体化治疗方案。

（四）高血压的综合管理

在积极控制血压的同时，还应筛查并控制各种可逆性危险因素（如血脂异常、糖代谢异常、吸烟、肥胖等），同时关注和治疗相关靶器官损害与临床疾病。高血压患者降压治疗的同时应进行心血管病危险因素管理。高血压合并冠心病、缺血性脑卒中、外周动脉疾病的患者，血压稳定在150/90mmHg以下建议服用小剂量阿司匹林（活动性胃溃疡或消化道出血、过敏者禁用）。

高血压合并冠心病、缺血性脑卒中、外周动脉疾病、慢性肾脏疾病、糖尿病、严重高胆固醇血症及其他心血管危险因素时应予以调脂治疗，根据危险分层，确定高血压个体相应的低密度脂蛋白胆固醇（LDL-C）目标值。

（五）高血压急症及亚急症的处理

高血压急症是指原发性或继发性高血压患者在某些诱因作用下，血压突然和显著升高（一般超过180/120mmHg），同时伴有进行性心、脑、肾等重要靶器官功能不全的表现，包括高血压脑病、高血压伴颅内出血、脑梗死、心力衰竭、急性冠脉综合征（不稳定型心绞痛、急性心肌梗死）、主动脉夹层等。

高血压亚急症是指血压显著升高但不伴急性靶器官损害。区别高血压急症与高血压亚急症的标准，并非血压升高的程度，而是有无新近发生的急性进行性的靶器官损害。

可疑高血压急症患者，应进行详尽评估，以明确是否为高血压急症，但不要因对患者整体评价而延迟初始治疗。治疗原则为安全有效地降低血压，改善靶器官功能损害，减少并发症发生。

高血压急症的治疗：初始阶段（1h内）血压控制的目标为平均动脉压的降低幅度不超过治疗前水平的25%。在随后的2～6h内将血压降至较安全水平，一般为160/100mmHg左右。如果可耐受这样的血压水平，在以后24～48h逐步降压达到正常水平。

高血压亚急症的治疗：在24～48h将血压缓慢降至160/100mmHg。

五、随　　访

大多数患者需要长期甚至终身坚持治疗。应对老年高血压患者长期随访，血压达标者坚持每3个月随访。血压未达标时2周内随访，所有患者每年应进行年度评估。随访主要内容包括血压水平评估（血压监测包括诊室血压、家庭自测血压和动态血压监测），是否有新发合并症，体检（重点关注血压、心率、心律，超重或肥胖患者监测体重及腰围）及辅助检查，评估生活方式、患者对药物的依从性及不良反应，并给予指导，必要时调整治疗药物。

第2节　冠状动脉粥样硬化性心脏病

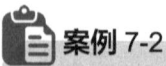
案例7-2

患者，男，85岁，间断活动时胸闷3年余，于快步行走、上楼时出现心前区闷胀感，有时伴左肩背部疼痛，每次持续5～10min，休息后可缓解，无胸痛、心悸、喘憋、反酸、胃灼热等不适。

既往高血压病史20余年，血压最高达180/110mmHg，氨氯地平治疗血压控制在120～140/60～80mmHg，未规律监测血糖、血脂。体格检查：血压150/70mmHg，双肺呼吸音清，心律齐，心率70次/分，未闻及杂音，腹软，肝脾肋下未触及，双下肢无水肿。

问题：患者目前最可能的诊断是什么？为确诊需要进一步做哪些检查？治疗原则是什么？

冠状动脉粥样硬化性心脏病（coronary atherosclerotic heart disease）指冠状动脉发生粥样硬化引起管腔狭窄或闭塞，导致心肌缺血缺氧或坏死而引起的心脏病，简称冠心病（coronary heart disease，CHD），主要包括慢性冠状动脉综合征（chronic coronary artery syndrome，CCS）和急性冠脉综合征（acute coronary syndrome，ACS）。前者包括稳定型心绞痛、缺血性心肌病和隐匿性冠心病等，后者包括不稳定型心绞痛（unstable angina，UA）、非ST段抬高型心肌梗死（non-ST segment elevation myocardial infarction，NSTEMI）和ST段抬高型心肌梗死（ST segment elevation myocardial infarction，STEMI）。本章主要论述稳定型心绞痛和急性心肌梗死。

老年患者冠心病的患病率高、并发症多、预后不良。老年冠心病患者症状常不典型，容易漏诊或误诊，常合并高血压、糖尿病、慢性肾脏病等而增加死亡风险。老年急性心肌梗死患者发生心力衰竭、心律失常、心源性休克风险高，增加了救治难度。

一、稳定型心绞痛

稳定型心绞痛（stable angina pectoris）也称劳力性心绞痛，是在冠状动脉固定性严重狭窄基础上，出现劳力、情绪激动、饱食、寒冷等，心脏负荷增加而冠状动脉供血不能相应增加时，即可引起心绞痛。疼痛发作的诱发因素、程度、频率、性质在数周至数月内无明显变化。

（一）临床表现

1. 症状 心绞痛以发作性胸痛为主要临床表现，胸痛多在胸骨体之后、心前区，手掌大小范围，甚至横贯前胸。可放射至左肩、左臂内侧达无名指和小指等部位。为压迫、紧缩感或烧灼感。发作时患者往往被迫停止活动，直至症状缓解。常见诱因有体力劳动、情绪激动、寒冷、饱食、心动过速等。持续数分钟至十余分钟，多为3～5min，很少超过半小时。一般停止活动后或舌下含服硝酸甘油等药物可在几分钟内缓解症状。

老年患者心绞痛症状常不典型，可仅表现为胸闷、乏力、心悸等症状。疼痛部位可不典型，可表现为下颌、颈部疼痛或牙痛、上腹不适等，临床上容易被误诊或漏诊，应提高警惕。

2. 体征 心绞痛发作时常见心率增快、血压升高、表情焦虑、出汗，可出现第四或第三心音奔马律。可有一过性心尖部收缩期杂音，为乳头肌缺血引起二尖瓣关闭不全所致。

（二）诊断

根据典型心绞痛的发作特点、结合年龄及冠心病相关危险因素，除外其他原因所致的心绞痛，可确立诊断。心绞痛发作时心电图可见ST-T改变，症状消失后心电图ST-T改变恢复，支持心绞痛的诊断。未捕捉到发作时心电图者可行心电图负荷试验。冠状动脉CT血管成像（CTA）有助于评价冠状动脉管腔狭窄程度及管壁病变性质。冠状动脉造影可以明确冠心病的诊断及准确判断病变的严重程度。

加拿大心血管病学会（CCS）把心绞痛严重程度分为四级。

Ⅰ级：一般体力活动（如步行和登楼）不受限，仅在强、快或持续用力时发生心绞痛。

Ⅱ级：一般体力活动轻度受限。快步或上楼、饭后步行或上楼、寒冷或刮风中、精神应激时发作心绞痛。一般情况下平地步行200m以上或登楼一层以上受限。

Ⅲ级：一般体力活动明显受限，一般情况下平地步行200m内，或登楼一层引起心绞痛。

Ⅳ级：轻微活动或休息时即可发生心绞痛。

(三)治疗

老年稳定型心绞痛患者的治疗原则是改善冠状动脉血供和降低心肌耗氧以减少心肌缺血,改善患者症状,提高生活质量。

1. 一般治疗 消除诱发因素,避免劳累、情绪激动、饱餐等。改变生活方式,包括合理饮食、适度安排体力活动等。控制危险因素,戒烟、戒酒,使血压、血脂、血糖等达标。

2. 药物治疗

(1)改善症状的药物 缓解症状、改善心肌缺血药物包括硝酸酯类药物、β受体阻滞剂和钙通道阻滞剂。老年人注意服用硝酸酯类制剂可能发生低血压。老年患者多合并心功能不全、房室传导阻滞、哮喘,应使用高选择性$β_1$受体阻滞剂,如美托洛尔及比索洛尔,用药从小剂量开始、逐渐增至靶剂量,使心率保持在55~60次/分。钙通道阻滞剂适用于同时合并高血压的患者。伊伐布雷定或曲美他嗪可作为抗心肌缺血的二线药物,用于β受体阻滞剂及钙通道阻滞剂不耐受、存在禁忌证或症状未被充分控制的患者。

(2)改善预后的药物 改善老年稳定型心绞痛患者预后的药物包括抗血小板、调脂药物、β受体阻滞剂和血管紧张素转化酶抑制剂(ACEI)或血管紧张素Ⅱ受体拮抗剂(ARB)。抗血小板药物阿司匹林是冠心病患者二级预防的基础药物。对于接受经皮冠状动脉介入治疗(PCI)的老年患者,建议至少双联抗血小板治疗(dual antiplatelet therapy,DAPT)6个月,若存在严重出血风险可缩短至1~3个月。老年人应与普通人群采取相同的调脂治疗策略。合并肾功能不全的老年患者使用ACEI或ARB类药物过程中应监测血肌酐及血钾水平。

3. 血运重建治疗

(1)经皮冠状动脉介入治疗(PCI) 包括经皮冠状动脉腔内成形术(PTCA)、冠状动脉支架植入术和粥样斑块消蚀技术等(图7-1)。合并肾功能异常、高血压、糖尿病等危险因素的老年患者造影剂肾病的发生风险增加,PCI术前、术后充分水化,尽量减少术中造影剂用量有助于预防造影剂肾病。

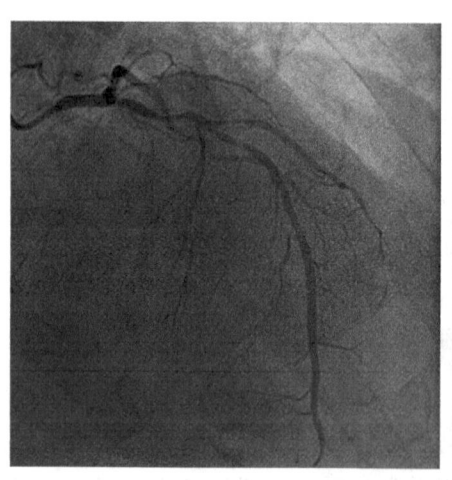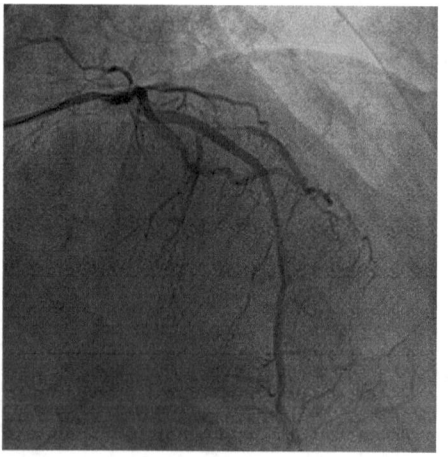

图7-1 冠状动脉造影显示前降支管腔狭窄(左)冠状动脉PCI治疗后(右)

(2)冠状动脉旁路移植术(coronary artery bypass grafting,CABG) 可明显改善心绞痛患者症状。但手术创伤较大,风险高,术后移植的血管还可能闭塞,老年患者手术风险和术后并发症发生率更高。因此,选择PCI或CABG需要根据冠状动脉病变的情况和患者的耐受程度综合考虑,左主干病变或多支血管病变合并糖尿病者,全身情况能耐受开胸手术者,首选CABG。

(四)预后

稳定型心绞痛患者大多数能生存很多年,但有发生急性心肌梗死或猝死的风险。冠状动脉左主干病变、三支病变、前降支病变较其他冠状动脉病变预后差。有室性心律失常、传导阻滞或合并糖尿病者预后差。

二、急性心肌梗死

急性心肌梗死（AMI）是指急性心肌缺血性坏死，通常是在冠状动脉不稳定斑块破裂、糜烂基础上继发血栓形成导致冠状动脉血管持续、完全闭塞，冠状动脉血供急剧减少或中断，相应的心肌严重而持久的急性缺血所致。根据心电图ST段是否抬高，AMI可分为ST段抬高型心肌梗死（STEMI）和非ST段抬高型心肌梗死（NSTEMI）。NSTEMI是老年人急性心肌梗死的常见类型。与年轻患者相比，老年AMI患者充血性心力衰竭和其他并发症的发生率更高，死亡率也更高。

（一）临床表现

1. 先兆　发病前数日可有乏力、心前区不适或活动时心悸、胸痛等前驱症状。老年人AMI也可能发生在患其他急性疾病或合并疾病恶化时（如肺炎、急性胆囊炎、骨折、慢性阻塞性肺疾病急性加重）。

2. 症状

（1）胸痛　疼痛部位和性质与心绞痛相似，程度更重，可持续数小时，休息或含服硝酸甘油不能缓解。伴随烦躁不安、出汗或濒死感。老年AMI可以上腹部疼痛或气短、呼吸困难、恶心、呕吐等为首发症状。

（2）全身症状　可伴有发热、乏力、头晕、心动过速等。

（3）心律失常　室性心律失常多见，心室颤动是STEMI早期主要的死亡原因。房室传导阻滞和束支传导阻滞也较多见。

（4）心源性休克　收缩压低于80mmHg，烦躁不安、面色苍白、皮肤湿冷、脉细而快、尿量减少（＜20ml/h）、神志迟钝甚至晕厥等表现。

（5）急性心力衰竭　表现为呼吸困难、喘憋，不能平卧，严重时咳粉红色泡沫样痰。右心室梗死者可有颈静脉怒张、肝大、水肿等右心衰竭表现。AMI引起的心力衰竭按Killip分级法评估（见本章心力衰竭部分）。

3. 体征

（1）心脏体征　心脏浊音界可正常或轻至中度增大。心率多增快，少数也可减慢。可出现第四心音奔马律。反应性心包炎患者可出现心包摩擦音。如合并二尖瓣乳头肌功能失调或断裂，心尖区可闻及粗糙的收缩期杂音。室间隔穿孔时可在胸骨左缘第3～4肋间出现粗糙的收缩期杂音伴有震颤。

（2）血压　除极早期血压可增高，几乎所有患者都有血压降低。

（二）辅助检查

1. 血清心肌坏死标志物　肌红蛋白、肌钙蛋白I（cTnI）、肌酸激酶（CK）、肌酸激酶同工酶（CK-MB）起病后数小时内升高，CK-MB增高程度能准确地反映心肌梗死的范围。

2. 心电图　STEMI患者心电图在面向透壁心肌坏死区的导联上出现以下特征性改变：宽而深的Q波（病理性Q波），ST段抬高呈弓背向上型，T波倒置。在背向心肌梗死区的导联上出现相反的改变，即R波增高、ST段压低、T波直立并增高。

（三）诊断

根据典型的临床表现、特征性的心电图改变及实验室检查，可明确急性心肌梗死诊断。老年人发生较重而持久的胸闷或胸痛，或突然发生原因未明的严重心律失常、休克、心力衰竭，都应考虑本病的可能。

(四)并发症

老年AMI并发症较多,合并基础疾病多,高危患者多,病死率高。

1. 心脏破裂 是AMI最严重的并发症,尤其是左心室游离壁破裂,可迅速发生循环衰竭、急性心包压塞而猝死。

2. 心室壁瘤 发生率约为20%,常见于大面积心肌梗死的患者。

3. 乳头肌功能失调或断裂 二尖瓣乳头肌因缺血、坏死造成不同程度的二尖瓣关闭不全,心尖区出现收缩中晚期喀喇音和吹风样收缩期杂音,可引起心力衰竭。乳头肌断裂极少见,可迅速发生肺水肿在数日内死亡。

4. 栓塞 少数患者可并发左心室血栓形成、血栓栓塞事件。

5. 心肌梗死后综合征 发生率约10%,心肌梗死后数周至数月内出现,表现为心包炎、胸膜炎或肺炎,有发热、胸痛症状,可能为机体对坏死物质的过敏反应。

(五)治疗

老年AMI患者治疗主要目的是迅速缓解心肌缺血和预防心脏事件。STEMI患者应尽快恢复心肌的血液灌注,挽救濒死心肌,缩小心肌缺血范围,处理严重心律失常、心力衰竭和各种并发症,使患者度过急性期,保存尽可能多的有功能心肌。

1. 监护和一般治疗

(1)休息 急性期卧床休息,保持环境安静。保持大便通畅。

(2)监测 持续心电监护,严重心力衰竭、休克者还需行有创血流动力学监测。

(3)吸氧 有低氧血症或血氧饱和度降低者给予吸氧。

(4)建立静脉通道 保持给药途径畅通。

2. 解除疼痛

(1)硝酸酯类药物 通过扩张冠状动脉增加冠状动脉血流量,扩张外周静脉、降低心室前负荷。下壁、右室心肌梗死或明显低血压的患者,不应使用硝酸酯类药物。

(2)镇痛药 吗啡2～4mg静脉注射或哌替啶50～100mg肌内注射,必要时5～10min后重复,可减轻交感神经过度兴奋和濒死感,缓解剧烈胸痛。

3. 药物治疗

(1)抗血小板治疗 常用的抗血小板药物有阿司匹林、P2Y12受体拮抗剂(氯吡格雷、替格瑞洛)等。如无禁忌证,阿司匹林联合P2Y12受体拮抗剂的双联抗血小板治疗是老年AMI及PCI术后患者标准治疗,出血低危者阿司匹林联合替格瑞洛或氯吡格雷12个月,高出血风险者可缩短至3～6个月。

(2)β受体阻滞剂 可降低心肌耗氧量、缩小心肌梗死面积,预防再梗死、心室颤动及其他恶性心律失常。无禁忌证的情况下应尽早应用。

(3)肾素-血管紧张素系统抑制剂 包括血管紧张素转化酶抑制剂(ACEI)、血管紧张素Ⅱ受体拮抗剂(ARB)和血管紧张素受体脑啡肽酶抑制剂(ARNI),可抑制心肌重塑,减少AMI病死率和充血性心力衰竭的发生。

(4)调脂治疗 他汀类药物可降低低密度脂蛋白胆固醇,稳定粥样斑块,改善内皮细胞功能。如无禁忌证,老年AMI患者应早期使用他汀类药物治疗,尽快使血脂达标。

4. 再灌注治疗 老年STEMI的治疗关键是早期再灌注治疗。

(1)溶栓治疗 静脉溶栓治疗快速简便,在不具备急诊PCI条件的医院,用于有溶栓适应证、颅内出血危险低的患者。老年患者可能存在脑血管病变、血管淀粉样变,需警惕溶栓治疗发生颅内出血的风险明显增加。

溶栓治疗的适应证:心电图两个或两个以上相邻导联ST段抬高,起病时间<12h,患者年龄<75

岁。如果患者年龄≥75岁或发病时间12~24h，但仍有胸痛、心电图ST段显著抬高，经慎重权衡利弊可考虑溶栓治疗。

既往发生过出血性脑卒中，近期活动性内脏出血、创伤、外科手术、未控制的高血压（＞180/110mmHg）等是溶栓治疗的禁忌证。

（2）经皮冠状动脉介入治疗（PCI） 若STEMI患者预计120min内可转运至有PCI条件的医院，则首选直接PCI策略，争取在90min内完成再灌注。患者在可行PCI的医院发生STEMI，尽量在60min内完成PCI再灌注治疗。

STEMI患者直接PCI适应证：①症状发作12h以内且有持续新发ST段抬高或新发左束支传导阻滞者。②即使症状发作在12h以上，但仍有进行性缺血证据或胸痛和心电图变化者。③合并严重心力衰竭或心源性休克的患者，建议直接实施PCI而非溶栓。

（六）预后

AMI预后与梗死范围、侧支循环及治疗是否及时有关，随时有并发恶性心律失常、心源性休克、猝死的可能，死亡多发生在起病1周内。高龄、女性、Killip心功能分级Ⅱ~Ⅳ级、既往心肌梗死史、心房颤动、前壁心肌梗死、收缩压＜100mmHg、心率＞100次/分、脑利尿钠肽明显升高等是STEMI患者死亡风险增加的独立危险因素。老年冠心病患者的临床症状不典型，冠状动脉病变复杂，常因多种疾病并存而导致治疗矛盾，介入治疗及外科手术治疗难度及风险增加。

第3节 心律失常

案例7-3

患者，男，70岁。因"间断心悸2年，再发加重3天"就诊。患者2年前无明显诱因出现心悸，持续数十分钟后自行缓解。后间断出现心悸，与活动、饮食无关，持续半小时至数小时，自测脉搏不齐。无胸闷、胸痛、喘憋、黑矇。3天前再发心悸，且持续不消失，活动时伴气短。既往高血压病史10年，否认冠心病、糖尿病、甲状腺功能亢进病史。查体：脉率102次/分，血压105/65mmHg，双肺呼吸音清。心界不大，心率115次/分，心律绝对不齐，心音强弱不等，未闻及杂音。腹软，无压痛，肝脾肋下未触及。双下肢不肿。

问题：1.患者目前可能的诊断是什么？
2.首先做哪项检查可明确诊断？
3.治疗原则是什么？

一、心房颤动

心房颤动简称房颤，是规则有序的心房电活动丧失，代之以快速无序的颤动波。心房无序的颤动失去了有效的心房收缩，心房泵血功能丧失，心房内易形成血栓。同时快速心房激动可引起心室极不规则的反应。心室率紊乱、心功能受损和心房血栓形成是心房颤动患者的主要病理生理特点。

（一）病因

心房颤动是老年人最常见的心律失常，常发生于器质性心脏病者，如高血压、冠心病、心肌病、慢性肺源性心脏病、二尖瓣狭窄、甲状腺功能亢进等。

（二）分类

按病程将心房颤动分为阵发性心房颤动、持续性心房颤动、长期持续性心房颤动、永久性心房颤动。

(三)临床表现

心室率超过150次/分时,患者常有明显心悸、头晕。心室率不快时,患者可无任何症状。心房颤动易并发血栓栓塞,尤以脑栓塞危害最大。心脏听诊特点:第一心音强弱不等,心律绝对不规则,脉搏短绌。

(四)心电图特征

P波消失,代之以小而不规则的形态与振幅变化不定的心房颤动f波,频率为350~600次/分。心室率极不规则,QRS波形态通常正常(图7-2)。发生室内差异性传导时,QRS波增宽变形。

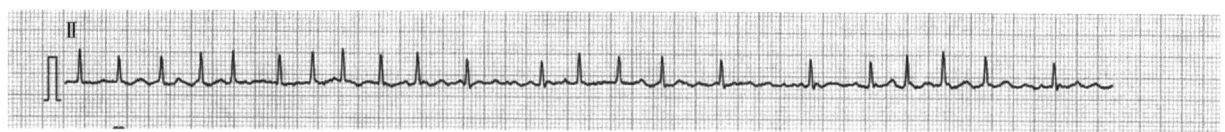

图7-2 心房颤动

(五)治疗

心房颤动治疗基本原则包括积极预防血栓栓塞、转复并维持窦性心律、控制心室率。

1. 抗凝治疗 华法林是瓣膜性心房颤动抗凝治疗的有效药物,初始剂量一般为1.0~3.0mg/d,使国际标准化比值(INR)维持在2.0~3.0。老年患者肝肾功能减退,华法林清除减少,合并基础疾病及联合用药较多,应加强监测。非维生素K拮抗剂口服抗凝药物(DOAC),如达比加群酯、利伐沙班、阿哌沙班、艾多沙班等,常用于非瓣膜性心房颤动的抗凝治疗。DOAC受食物或药物影响小,不需常规监测凝血指标,安全性好。

2. 转复并维持窦性心律 将心房颤动转复为窦性心律的方法包括药物复律、电复律及导管消融治疗等。胺碘酮致心律失常发生率低,适用于合并器质性心脏病的心房颤动患者。其他转复药物还有决奈达隆、伊布利特、普罗帕酮、索他洛尔等。如心房颤动发作时出现急性心力衰竭或血流动力学障碍,宜紧急施行电复律。对于症状明显或药物治疗无效的阵发性心房颤动,导管消融可作为一线治疗。此外,外科迷宫手术也可用于维持窦性心律。

3. 控制心室率 控制心室率的药物包括β受体阻滞剂、非二氢吡啶类钙通道阻滞剂、洋地黄制剂等。如无禁忌证,老年心房颤动患者首选β受体阻滞剂控制心室率,合并心力衰竭者可加用地高辛。无症状的心房颤动患者,静息心室率应<110次/分。症状明显的心房颤动患者,可将心室率控制目标下调至80~100次/分。心室率较慢的心房颤动患者,如最长RR间期达5s以上,应考虑起搏器治疗。老年患者应用抗心律失常药物出现不良反应的风险大,且老年患者持续性心房颤动比例较高,左心房明显增大、重构显著,恢复并长期维持窦性心律的可能性低。因此,老年心房颤动患者心率控制比节律控制更安全易行。

二、室性期前收缩

室性期前收缩(premature ventricular beat)是指房室束分叉以下部位过早发生的提前心搏,又称室性早搏。缺血缺氧、麻醉和手术、洋地黄或三环类抗抑郁药中毒、电解质紊乱、精神紧张、过量饮酒或咖啡均能诱发室性期前收缩。室性期前收缩常见于高血压、冠心病、心肌病、风湿性心脏病等器质性心脏病患者。

(一)临床表现

主要表现为心悸、"停跳"感,可伴有头晕、乏力、胸闷等症状。听诊时发现室性期前收缩的第二心音强度减弱,室性期前收缩后出现较长的间歇。

(二)心电图特征

提前发生的QRS波群,宽大畸形,时限超过0.12s。T波方向与QRS主波方向相反。室性期前收缩与其前窦性搏动的间期恒定,之后可出现完全性代偿间歇(图7-3)。

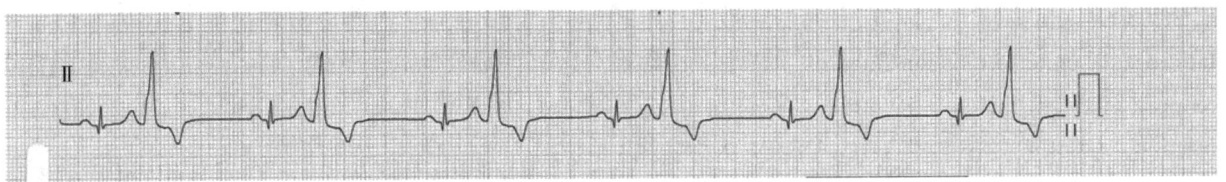

图7-3 室性期前收缩

每个窦性搏动后跟随一个室性期前收缩称为二联律,两个窦性搏动后出现一个室性期前收缩为三联律。连续发生两个室性期前收缩称成对室性期前收缩。连续三个或以上室性期前收缩称室性心动过速。同一导联的室性期前收缩形态相同者,为单形性室性期前收缩,形态不同者为多形性室性期前收缩。

(三)治疗

1. 无明显症状的室性期前收缩者,不需要治疗。注意避免诱发因素,如饮酒、咖啡等。症状明显者,可选用β受体阻滞剂、非二氢吡啶类钙通道阻滞剂、普罗帕酮、参松养心胶囊、稳心颗粒等治疗。

2. 室性期前收缩合并器质性心脏病者,原则上只处理基础心脏疾病,不需治疗室性期前收缩。如室性期前收缩症状明显,可选用β受体阻滞剂、非二氢吡啶类钙通道阻滞剂、胺碘酮等。

3. 急性心肌梗死合并室性期前收缩患者,首先进行血运重建再灌注治疗,不主张预防性应用抗心律失常药物。如果再灌注治疗前出现频发室性期前收缩、多形性室性期前收缩,可应用β受体阻滞剂治疗。

4. 起源于右心室流出道或左心室后间隔的室性期前收缩,如患者症状明显,抗心律失常药物疗效不佳或不能耐受药物治疗,且无明显器质性心脏病,可考虑经导管射频消融治疗。

第4节 心力衰竭

> **案例7-4**
>
> 患者,男,71岁,因"劳累后心慌、气短、下肢水肿1年,加重伴喘憋1周"入院。患者1年来劳累后心慌、胸闷、气短。间断出现双下肢水肿,间断服用氢氯噻嗪和美托洛尔治疗。1周前受凉后出现发热,体温最高达38.8℃,伴咳嗽、咳白色泡沫样痰,活动后心慌、气短加重,夜间不能平卧,尿量减少,双下肢水肿加重。
>
> 查体:血压165/100mmHg,脉搏95次/分,呼吸频率30次/分,神清,颈静脉怒张。双肺底可闻及湿啰音,心律绝对不齐,心音强弱不等,心率105次/分,心尖区可闻及3/6级收缩期杂音;腹软,无压痛,肝于肋下二指可触及,肝颈静脉回流征阳性,肠鸣音正常;双下肢凹陷性水肿。
>
> 问题:1. 患者目前最可能的诊断是什么?为确诊需要进一步做哪些检查?
> 2. 写出其诊断依据。
> 3. 如何进行治疗?

心力衰竭(heart failure,简称心衰)是由于任何原因的初始心肌损伤(如心肌梗死、心肌病、炎症等)引起心肌结构和功能变化,最后导致心室收缩和(或)舒张功能障碍,从而引起的一组临床综合征,主要表现为呼吸困难、疲乏、水肿等。

一、分 类

根据心力衰竭发生的时间和速度分为慢性心力衰竭（chronic heart failure，CHF）和急性心力衰竭（acute heart failure，AHF）。根据主要发病部位及临床表现可分为左心衰竭、右心衰竭和全心衰竭。根据患者超声心动图检查的左心室射血分数（LVEF）水平可以分为：射血分数降低的心力衰竭（heart failure with reduced ejection fraction，HFrEF）、射血分数轻度降低的心力衰竭（heart failure with mildly reduced ejection fraction，HFmrEF）和射血分数保留的心力衰竭（heart failure with preserved ejection fraction，HFpEF）。在老年人中，HFpEF更为常见。

二、临床表现

（一）症状

1. 左心衰竭 主要表现为肺循环淤血和心排血量降低。

（1）呼吸困难 是左心衰竭最常见的表现，随着病情加重而进展。开始仅在剧烈活动和体力劳动后出现劳力性呼吸困难，随着病情进展，在较轻的体力劳动，甚至休息时也会出现呼吸困难。夜间出现阵发性呼吸困难，甚至端坐呼吸。

（2）咳嗽、咳痰、咯血 为白色泡沫样痰，偶有痰中带血丝，急性肺水肿时呈粉红色泡沫样痰。

（3）疲倦、乏力 体力下降，心力衰竭加重时可出现少尿。

2. 右心衰竭 主要表现为液体潴留，运动耐量下降或疲劳。肝脏和胃肠道淤血可引起厌食、恶心、呕吐、消化不良、腹胀、呃逆等。长期肝脏淤血可以引起黄疸、肝硬化。肾脏淤血可引起少尿、肾功能减退等。

3. 全心衰竭 同时出现左心衰竭与右心衰竭的症状。

（二）体征

可有基础心脏病体征，同时出现活动后呼吸急促，颈外静脉充盈或怒张，肝颈静脉回流征阳性。两肺可闻及湿啰音，心脏增大、心率加快，奔马律。胸腔积液和腹水等浆膜腔积液体征。外周水肿多为对称、可凹性，常从肢体或身体低垂的部位开始，能起床活动的患者常出现于双足、踝部和胫前部，卧床患者多见于腰骶部。

（三）老年人心力衰竭特点

老年人心力衰竭症状及体征不典型、基础疾病多，临床表现更加复杂，有以下特点。

1. 症状隐匿 多数老年慢性心力衰竭患者无典型的呼吸困难，而表现为咳嗽、乏力、疲倦、全身不适、食欲减退、反应迟钝等。

2. 体征不特异 老年人心力衰竭体征常被并存疾病所掩盖。第三心音、肺部啰音、颈静脉怒张等体征在老年心力衰竭患者中特异性不强，老年人下肢水肿可因下肢静脉瓣功能不全、使用钙通道阻滞剂药物引起，均需注意鉴别。

3. 并发症多 老年患者常合并各种心律失常、肾功能不全，易发生电解质紊乱及酸碱平衡失调，增加了治疗难度。

4. 多伴有老年综合征 老年患者常合并衰弱、肌少症、营养不良、认知障碍、焦虑等，心力衰竭合并认知障碍患者的治疗依从性更差，自我管理能力和疾病意识更低，也是心力衰竭患者死亡和再住院风险增加的独立危险因素，诊治过程中需综合判断。

三、诊 断

心力衰竭的诊断依赖于病史、体格检查及辅助检查。左心衰竭引起肺循环淤血和心排血量降低的症状和体征，右心衰竭导致的体循环淤血症状、体征是重要的诊断依据。由于老年人活动量相对较小，很多心力衰竭患者的症状不典型，部分患者由于存在认知功能障碍和语言表达能力的下降，对心力衰竭症状的感知和反馈延迟，老年心力衰竭不易被早期发现。

辅助检查主要包括心电图、胸部X线片、超声心动图（UCG），必要时完善心脏磁共振、心导管检查等。脑利尿钠肽（BNP）的测定对心力衰竭的诊断有重要价值，但BNP或N末端脑利尿钠肽前体（NT-proBNP）随着年龄的增长有升高的趋势。老年人，尤其是高龄老年人诊断心力衰竭的BNP水平阈值高于年轻人。

明确诊断同时还应查找引起心力衰竭的病因，老年人心力衰竭常见的病因有缺血性心肌病、高血压心脏损害、退化性瓣膜病等，老年心力衰竭患者常多种病因并存；同时要排查诱发心力衰竭加重的诱因，如感染、心肌缺血、心律失常等。

四、心力衰竭评估

（一）心力衰竭分期

根据心力衰竭的发生发展过程可以分为4期：A期为心力衰竭风险期，B期为心力衰竭前期，C期为症状性心力衰竭期，D期为晚期心力衰竭。

（二）心功能分级评估

1. 美国纽约心脏病学会（NYHA）心功能分级（表7-3） 为最常用的心功能分级。

表7-3　美国纽约心脏病学会（NYHA）心功能分级

分级	症状
Ⅰ级	活动量不受限制，日常体力活动不引起疲乏、心悸、气促症状
Ⅱ级	体力活动受到轻度限制，日常活动下可出现疲乏、心悸、气促症状
Ⅲ级	体力活动明显受限，小于日常活动即引起上述症状
Ⅳ级	不能从事任何体力活动，休息状态下也出现心力衰竭症状，体力活动后加重

2. Killip分级（表7-4） 只适用于急性心肌梗死的心力衰竭评估。

表7-4　Killip分级

分级	症状与体征
Ⅰ级	无心力衰竭征象
Ⅱ级	轻至中度心力衰竭，肺啰音出现范围小于两肺野的50%，可出现第三心音、奔马律、持续性窦性心动过速或其他心律失常，静脉压升高，有肺淤血的X线表现
Ⅲ级	重度心力衰竭，肺啰音出现范围大于两肺的50%，可出现急性肺水肿
Ⅳ级	出现心源性休克，伴或不伴肺水肿

（三）运动耐量评估

6分钟步行试验作为心力衰竭患者运动耐力的客观指标，也可评价药物治疗效果。

（四）容量状态评估

容量管理是心力衰竭管理的关键环节之一，根据症状、体征、超声等辅助检查判断容量状态，并动态评估以指导治疗。

五、治 疗

（一）一般治疗

1. 去除或缓解病因 所有心力衰竭患者都应对导致心力衰竭的病因进行评价，针对可纠正病因进行治疗。如瓣膜性心脏病行手术修补或瓣膜置换，缺血性心肌病者行冠状动脉血运重建等。

2. 去除诱发因素 积极控制感染，治疗心律失常，纠正贫血、电解质紊乱等。

3. 调整生活方式 合理膳食，适当限制钠盐摄入，老年人消化功能存在一定程度的衰退，心力衰竭时胃肠淤血，加重营养吸收障碍，应给予适当的营养支持；做好居家管理，加强自我监测，特别是出入量和体重监测以早期发现液体潴留。

4. 规律适量运动 减少久坐，但应避免过度运动。老年心力衰竭患者运动风险高，运动康复前必须进行全面评估和运动风险分层。运动形式以有氧运动为主，呼吸肌训练对老年慢性心力衰竭患者同样重要。患者运动危险分层较高或因极高龄、长期卧床、失能、虚弱等进行主动运动受限时，可以被动运动康复为主。

5. 氧疗 心力衰竭伴低氧血症，呼吸困难明显的患者，可给予氧疗。

6. 疫苗接种 规律接种流感疫苗及肺炎疫苗以预防心力衰竭加重。

（二）药物治疗

1. 利尿剂 合理使用利尿剂是心力衰竭药物治疗的基础。首选袢利尿剂，包括呋塞米、托拉塞米和布美他尼。伴顽固性水肿或低钠血症的心力衰竭患者可使用托伐普坦。老年患者应从小剂量开始，缓慢利尿，根据症状、尿量和体重情况调整剂量。当心力衰竭急性加重时，常需加大利尿剂剂量，或口服利尿剂换为静脉利尿剂。利尿剂可引起低钾、低镁、低钠血症，用药期间应定期监测血生化指标，可联合使用保钾利尿剂，以减少低钾血症。

2. 肾素-血管紧张素系统（RAS）抑制剂 包括血管紧张素转化酶抑制剂（ACEI）、血管紧张素Ⅱ受体拮抗剂（ARB）和血管紧张素受体脑啡肽酶抑制剂（ARNI）。NYHA心功能分级Ⅱ级或Ⅲ级的HFrEF患者，推荐应用ARNI降低心力衰竭住院和死亡风险，如果不能应用ARNI，推荐应用ACEI类药物，ACEI不耐受或不能应用者推荐应用ARB；如能耐受ACEI或ARB，推荐换用ARNI进一步降低心力衰竭住院和死亡风险。老年患者应以最小剂量开始，逐步递增至最大耐受量或目标剂量。曾有血管神经性水肿病史者，应避免使用ACEI或ARNI。

3. β受体阻滞剂 除非有禁忌证或不能耐受，建议所有HFrEF患者在利尿剂和RAS抑制剂基础上，使用β受体阻滞剂（美托洛尔、比索洛尔和卡维地洛）。β受体阻滞剂禁忌证包括支气管痉挛性疾病、心动过缓（心率<60次/分）、Ⅱ度及以上房室传导阻滞（除非已安装起搏器）。老年患者使用β受体阻滞剂应从小剂量开始，逐渐调整剂量，如能耐受前一剂量，可每2～4周将剂量加倍，逐步将剂量加至靶剂量或最大耐受剂量。

4. 盐皮质激素受体拮抗剂（MRA） HFrEF患者在RAS抑制剂和β受体阻滞剂基础上，建议应用MRA。血钾>5.0mmol/L、肾功能受损者[血肌酐>3mg/dl，eGFR<30ml/(min·1.73m^2)]者不宜应用。老年患者尤其是合并慢性肾脏病患者更易出现高血钾，应定期监测血钾和肾功能。

5. 钠-葡萄糖共转运蛋白2抑制剂（SGLT2i） 达格列净和恩格列净常推荐用于心力衰竭患者，用药期间应监测血压及肾功能。注意局部清洁，预防泌尿系和（或）生殖系感染。

6. 洋地黄制剂 对于应用指南指导的药物治疗（GDMT）后仍有症状（NYHA心功能分级Ⅱ～Ⅳ级）的HFrEF患者，可以考虑应用地高辛，尤其是合并心房颤动伴快速心室率（>100次/分）的患者。地高辛不能用于窦房传导阻滞、Ⅱ度或高度房室传导阻滞无永久起搏器保护患者。与能抑制窦房结或房室结功能的药物（如胺碘酮、β受体阻滞剂）合用时，须谨慎。

7. 伊伐布雷定 已达目标剂量或最大耐受剂量的β受体阻滞剂或不能耐受或禁忌应用β受体阻滞剂患者，接受GDMT后NYHA心功能分级Ⅱ～Ⅳ级、LVEF≤35%、窦性心律、静息心率≥70次/分的患者，应该考虑应用伊伐布雷定。

8. 维立西呱 有症状（NYHA心功能分级Ⅱ～Ⅳ级）、近期发生过心力衰竭加重事件、LVEF＜45%的心力衰竭患者，可在标准治疗基础上加用维利西呱。

9. 其他治疗

（1）正性肌力药 主要包括儿茶酚胺类（多巴胺、多巴酚丁胺）、磷酸二酯酶抑制剂（米力农）、钙增敏剂（左西孟旦）和洋地黄类（去乙酰毛花苷）等。不常规推荐应用正性肌力药物，存在低灌注时可考虑短期应用，不建议长期应用。

（2）血管扩张剂 可降低心脏负荷，改善患者症状，尤其是伴有高血压的急性心力衰竭患者。静脉常用的血管扩张剂包括硝酸酯类、硝普钠、α受体阻滞剂（乌拉地尔）、重组人利尿钠肽。

（3）心力衰竭时的抗凝、抗血小板治疗 心力衰竭患者有较高的血栓栓塞事件危险。心力衰竭伴心房颤动或有血栓栓塞史的患者须长期抗凝治疗。心力衰竭伴冠心病、脑卒中等有二级预防适应证的患者，可予抗血小板治疗。

10. 联合治疗 目前慢性HFrEF指南推荐的药物治疗主要包括ARNI/ACEI（或ARB）、β受体阻滞剂、MRA及SGLT2i四类药物（"新四联"），推荐患者在血流动力学稳定并且无禁忌证情况下，尽早、小剂量、同时启动"新四联"药物，根据血压、心率等生命体征及肾功能、血钾等指标，逐渐滴定剂量。

（三）非药物治疗

埋藏式心脏转复除颤器（ICD）、心脏再同步化治疗（CRT）、心室辅助装置等器械治疗在老年心力衰竭人群中应用的循证医学证据相对较少，需根据病情严格把握适应证，综合评估后慎重选择。

六、随访与预后

根据患者病情制订随访频率和内容，出院后的前2～3个月应适当增加随访频率，每1～2周一次，待病情稳定后可改为每1～2个月一次。随访内容应包括监测患者症状、心功能分级、血压、心律、心率、体重、肾功能和电解质等。评估患者治疗依从性和药物不良反应，必要时调整治疗方案。

良好的心力衰竭管理对于改善患者的生活质量、延缓疾病的恶化、降低再住院率具有重要意义。

第5节 外周血管疾病

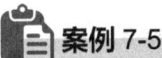

案例 7-5

患者，男，78岁，因下肢间歇性跛行3年，左下肢疼痛加重1个月就诊。患者3年前快步行走时出现双下肢乏力酸痛，休息数分钟后可缓解，未诊治。1个月前左下肢休息时也有疼痛，伴左足麻木发凉。既往糖尿病史10年。查体：血压140/80mmHg，双肺无啰音，心率65次/分，律齐，双下肢不肿，左足背动脉搏动较右侧减弱，左足皮温较右侧低。

问题：1. 患者目前最可能的诊断是什么？
　　　2. 需要做哪些检查进行初步诊断？
　　　3. 简述治疗原则。

外周血管疾病包括周围动脉、静脉及淋巴管疾病，其中以外周动脉疾病（peripheral arterial disease，PAD）最常见。PAD是指除冠状动脉和主动脉之外所有的动脉疾病，主要包括下肢动脉、颈动脉和椎动脉、上肢动脉、肾动脉、肠系膜动脉病变。PAD多见于老年人，PAD患者以下肢动脉粥样硬化性疾病（lower extremity atherosclerotic disease，LEAD）所占比例最高。

一、外周动脉疾病

（一）临床表现

下肢动脉疾病的临床表现多样，根据临床表现可分为4类。

1. 无症状性LEAD 无肢体缺血症状，仅踝臂指数（ankle brachial index，ABI）低于0.9或下肢无脉。有些老年患者由于无法行走足够长的距离或疼痛感降低（如糖尿病神经病变），所以无症状。

2. 间歇性跛行 步行一段距离发生下肢肌群疼痛、乏力，休息数分钟到十余分钟症状可缓解，再次运动症状复现。

3. 慢性肢体严重缺血 静息状态下患肢持续性疼痛，伴有溃疡、坏疽或感染。疼痛常位于足趾，夜间或平卧时明显，患肢下垂可减轻。

4. 急性下肢缺血 在动脉粥样硬化性狭窄的基础上合并血栓形成时，可出现患肢严重缺血，表现为急性疼痛、皮肤苍白、趾端发凉、无脉、感觉异常等症状。

体征：患肢动脉收缩压降低，动脉搏动减弱或消失，触诊两侧动脉搏动有明显差别。其他阳性体征包括皮温降低、肌肉萎缩、皮肤干燥变薄及趾甲变厚等，晚期足趾等肢端部位可出现缺血性溃疡。

（二）辅助检查

踝臂指数和下肢血管超声有助于明确诊断，可根据需要进一步行磁共振血管成像、CT血管成像、数字减影血管造影（DSA）等检查。

1. 踝臂指数（ABI） 是诊断LEAD的首选无创检查方法，正常值为1.00～1.40，ABI≤0.90为异常，0.41～0.90为轻中度狭窄，ABI≤0.40为重度狭窄。

2. 下肢血管超声 用于初步检查下肢动脉疾病的病变部位和狭窄程度，超声检查的准确性有一定局限性，且不能显示完整血管路径，还需要其他影像学检查进一步明确诊断。

3. CT血管成像 用于判断下肢动脉病变的解剖学位置和狭窄的严重程度。

4. 磁共振血管成像 可显示下肢动脉病变的解剖部位和狭窄程度，有助于对高度钙化的病变进行评估。缺点是扫描时间较长，老年患者耐受性差。

5. 数字减影血管造影 作为有创检查，是诊断下肢动脉疾病的金标准。

6. 实验室检查 需要完善血糖、血脂、同型半胱氨酸等相关危险因素的筛查。

（三）诊断

根据下肢缺血的临床表现和体征，结合影像学等检查，可明确下肢动脉粥样硬化性疾病的诊断。下肢动脉粥样硬化性疾病中仅1/5患者出现下肢缺血的症状，老年人感觉减退或者行动受限，更易漏诊。

（四）治疗

治疗原则是积极控制危险因素，给予抗血小板、他汀类药物等治疗，必要时行血运重建。

1. 非药物治疗 戒烟，保持患足干燥、保暖、预防外伤。运动锻炼有助于促进侧支循环建立，最有效的运动为平板运动或步行。老年患者需要根据个体状态而定，避免运动锻炼中摔倒、诱发心绞痛等。

2. 改善肢体缺血的药物 包括前列腺素类药物（如前列腺素E、贝前列腺素等）、西洛他唑、沙格雷酯等。

3. 血运重建 药物治疗无效的间歇性跛行、有静息痛或出现皮肤溃疡及坏疽的患者应进行血运重建。血运重建方法包括经皮腔内血管成形术和外科手术治疗。积极治疗缺血性溃疡，最大程度避免截肢的风险，对于已坏死或严重感染的肢体，可考虑截肢。

4. 抗凝和止痛 一旦发生急性下肢缺血，诊断明确后应尽快给予肝素抗凝和止痛治疗。是否急诊手术需根据有无神经功能损伤决定，有神经功能损伤表现者，需行紧急血运重建。无神经功能损伤表现者，可根据患者临床情况和影像学检查结果选择具体血运重建方式。

二、下肢深静脉血栓

老年人下肢深静脉血栓（deep venous thrombosis，DVT）临床可表现为下肢水肿、肿胀疼痛，有些卧床老年患者症状常不典型，且可能被其他疾病引起的下肢水肿所掩盖。老年人D-二聚体水平会随着年龄增长而升高，且老年人常合并恶性肿瘤、炎症、出血等情况，使得D-二聚体水平增高，诊断特异度降低。临床需完善下肢血管超声等检查明确诊断。DVT急性期抗凝治疗一般建议至少3个月。对于下肢肌间静脉血栓的老年患者，应根据症状、血栓进展和出血风险决定是否进行抗凝治疗。

（范　琰　付志方）

第8章 老年呼吸系统疾病

第1节 慢性阻塞性肺疾病

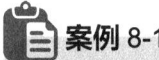

案例 8-1

患者，男，76岁，间断咳嗽、咳痰20余年，活动后气短半个月入院，目前平地行走100m即感憋气。既往：有长期大量吸烟史。查体：神志清楚，桶状胸，双肺呼吸音低，可闻及湿啰音，心率110次/分，律齐，腹软，双下肢轻度凹陷性水肿。

问题：1. 患者目前最可能的诊断是什么？写出其诊断依据。为确诊需要进一步做哪些检查？
2. 如何进行治疗？

慢性阻塞性肺疾病（chronic obstructive pulmonary disease，COPD）简称慢阻肺，是一种常见的、可预防和可治疗的慢性气道炎症性疾病，以持续性气流受限和慢性呼吸系统症状（呼吸困难、咳嗽、咳痰）为主要临床特征，气道（气管炎、细支气管炎）和（或）肺泡异常（肺气肿）为主要病理学改变，具有高发病率和死亡率。

一、病因和发病机制

本病确切的病因尚不完全清楚，可能是个体基因和环境因素长期互相作用的结果。该相互作用可对肺部造成损伤和（或）改变其正常发育/衰老过程。

1. 吸烟 是目前公认的导致COPD发病最重要的危险因素，吸烟者肺功能异常的发生率明显升高，吸烟量越大，COPD患病率越高。

2. 职业粉尘和化学物质 接触职业粉尘及化学物质，如烟尘、刺激性气体、颗粒性物质、棉尘、有机粉尘及室内空气污染等，浓度过高或时间过长，均可促进COPD的发病。

3. 空气污染和生物燃料 长期在室外空气受到污染的地区生活，柴草、木炭、庄稼秆和动物粪便等生物燃料产生的烟雾，可能是导致COPD发病的一个重要因素。

4. 衰老 老年人肾上腺皮质功能减退，细胞免疫功能下降，易造成呼吸道的反复感染；吞咽功能异常，易发生胃食管反流和误吸；老年人支气管和肺组织老化，支气管黏膜纤毛变性、咳嗽反射减弱、肺的弹性回缩力下降、肺泡腔扩大等，这些因素导致呼吸道防御功能减弱和呼吸道退行性变，结缔组织增加，胸廓与肺弹性减退，这些均可以导致老年人COPD发生率高。

5. 感染因素 病毒、支原体、细菌等感染造成气管、支气管黏膜的损伤和慢性炎症。但是，感染是否可以直接导致COPD发病目前尚不清楚。

6. 其他因素 COPD最相关（但罕见）的遗传因素是*SERPINA1*基因突变导致$α_1$抗胰蛋白酶缺乏（AATD），其他基因突变与肺功能下降和COPD发生风险相关，但其相应的效应值较小。气道高反应性、肺脏发育生长不良、自主神经功能失调、气温变化等机体和气候等环境因素都有可能参与COPD的发生、发展。

二、病 理

1. 气道 COPD导致的气道改变包括慢性炎症、杯状细胞数量增加、黏液腺增生、纤维化及小气道狭窄和丢失。此外，还常出现气道塌陷，这是由肺泡壁肺气肿性破坏所引起的束缚丢失导致。黏液高分泌的慢性支气管炎患者中，通常可见杯状细胞数量增多与黏膜下腺体增大。慢性支气管炎和肺气肿中慢性气道炎症的特征通常是存在$CD8^+$ T淋巴细胞、中性粒细胞和$CD68^+$单核细胞/巨噬细胞。

2. 肺实质 肺气肿可累及终末细支气管远端结构，包括呼吸性细支气管、肺泡管、肺泡囊及肺泡，统称为腺泡。这些结构与相关的毛细血管和间质一起组成肺实质。永久性扩张或破坏的腺泡部位决定了肺气肿亚型。

（1）小叶中央型肺气肿 是指位于腺泡中央的呼吸性细支气管异常扩张或破坏，通常与吸烟有关，是COPD患者最常见的肺气肿亚型。小叶中央型肺气肿也见于煤工尘肺。

（2）全小叶型肺气肿 是指腺泡所有部分的扩大或破坏。弥漫性全小叶型肺气肿是$α_1$抗胰蛋白酶缺乏的特征，但在其他COPD患者中其也可与小叶中央型肺气肿同时存在。

（3）间隔旁型肺气肿 主要累及肺泡管，可单独发生，也可以与小叶中央型和全小叶型肺气肿同时出现。广泛胸膜下间隔旁型肺气肿单独出现时，可能与自发性气胸有关。

三、临床表现

1. 症状 COPD的特征性症状是慢性和进行性加重的呼吸困难、咳嗽和咳痰。慢性咳嗽和咳痰常先于气流受限多年而存在。然而有些患者也可以无慢性咳嗽和咳痰的症状。

（1）慢性咳嗽 随病程发展可终生不愈。多晨间咳嗽明显，夜间有阵咳或排痰。但也有少数病例虽有明显气流受限，却无咳嗽症状。

（2）咳痰 一般为白色黏液或浆液性泡沫样痰，偶可带血丝，清晨排痰较多。急性发作期痰量增多，可有脓性痰。

（3）气短或呼吸困难 COPD的标志性症状，最初仅在劳动、上楼或爬坡时出现，休息后可以缓解，随病情进展，在平地活动时也出现气促，晚期患者在日常活动甚至休息时也感到气短。

（4）喘息和胸闷 部分患者特别是重度患者或急性加重时出现喘息、胸闷。严重时可出现呼吸衰竭的症状，如发绀、头痛、嗜睡、神志恍惚等。

（5）其他 晚期患者有体重下降、食欲减退、营养不良等。

2. 体征 早期体征可无异常，随病情加重，出现典型体征。

（1）视诊 可见桶状胸，胸廓前后径增大，肋间隙增宽，剑突下胸骨下角增宽。呼吸运动减弱，部分患者呼吸变浅，频率增快，严重者可见胸腹矛盾运动，患者可有缩唇呼吸等；呼吸困难加重时患者常取前倾坐位，低氧血症患者可以出现发绀，伴发右心功能不全时可有下肢水肿、颈静脉怒张及肝颈静脉回流征阳性。

（2）触诊 双侧语颤减弱。

（3）叩诊 呈过清音，心浊音界缩小，肺下界和肝浊音界下降。

（4）听诊 两肺呼吸音减弱，呼气延长，心音遥远。部分患者可闻及湿啰音和（或）干啰音。如果剑突下心脏搏动，此处心音明显强于心尖部，提示出现慢性肺源性心脏病。

3. 并发症

（1）呼吸衰竭 在COPD急性加重时其症状也明显加重，发生低氧血症和（或）高碳酸血症，可伴有缺氧和二氧化碳潴留的临床表现。

（2）自发性气胸 如有突然加重的呼吸困难，并伴有明显的发绀，患侧肺部叩诊为鼓音，听诊呼吸音减弱或消失，应考虑并发自发性气胸，通过X线检查可以确诊。

（3）慢性肺源性心脏病和右心衰竭　可出现肺动脉高压、右心室肥厚扩大，最终发生右心功能不全。老年肺心病患者，病情多较重，心力衰竭、心律失常发生率高。

四、诊　　断

COPD的诊断应根据临床表现、危险因素接触史、体征及实验室检查等资料，综合分析确定。不完全可逆的气流受限是COPD诊断的必备条件，肺功能检查是诊断COPD的金标准。吸入支气管扩张剂后，$FEV_1/FVC<0.7$可确定为不完全可逆性气流受限，结合患者具备相应的危险因素、症状、体征，除外其他疾病（如支气管哮喘、心功能不全等），即可诊断为COPD。如果支气管扩张剂后单次测量FEV_1/FVC值为$0.6\sim0.8$，建议3个月后再次复查肺功能。

五、评　　估

根据患者症状和体征的变化对COPD的病程进行分期：①急性加重期（acute exacerbation of COPD，AECOPD）：是指14天内呼吸困难、咳嗽、咳痰等症状突然恶化且超出日常变异，可伴有发热等炎症明显加重的表现。COPD急性加重通常与气道感染、污染或其他肺部损伤引起的局部和全身炎症增加有关，需改变基础药物治疗方案。②稳定期：咳嗽、咳痰和气短等症状稳定或症状轻微。COPD稳定期的评估是根据患者的临床症状、急性加重风险、肺功能异常的严重程度及并发症情况进行综合评估，其目的是确定疾病的严重程度、患者的健康状况和未来急性加重的风险程度，从而指导治疗。

六、治　　疗

（一）稳定期治疗

1. 教育与管理　通过教育与管理可以提高患者和有关人员对COPD的认识及自身处理疾病的能力，更好地配合管理，加强预防措施，减少反复加重，维持病情稳定，提高生命质量。主要内容：①教育与督促患者戒烟；②使患者了解COPD防治的基本知识；③掌握一般和某些特殊的治疗方法；④学会自我控制病情的技巧，如腹式呼吸及缩唇呼吸锻炼等；⑤了解赴医院就诊的时机；⑥社区医生定期随访管理。因职业或环境粉尘、刺激性气体所致者，应脱离污染环境。

2. 支气管扩张剂　支气管扩张剂是控制COPD症状的主要治疗措施。与口服药物相比，吸入剂的不良反应小，因此多首选吸入治疗。目前，有短效β_2受体激动剂（SABA）、短效抗胆碱能药物（SAMA）、长效β_2受体激动剂（LABA）、长效抗胆碱能药物（LAMA）和吸入糖皮质激素（ICS）的单独或二联/三联制剂，以及多种不同的吸入装置，包括雾化器、带或不带单向阀/储雾罐的定量吸入器（MDI）、呼吸驱动型定量吸入器（BAI）、软雾吸入器（SMI）和干粉吸入器（DPI）。

（1）肾上腺素受体激动剂　SABA，如沙丁胺醇气雾剂、特布他林气雾剂，每次吸入$100\sim200\mu g$（$1\sim2$喷），数分钟内起效，$15\sim30min$达到峰值，疗效持续$4\sim5h$。沙美特罗、福莫特罗等LABA，作用时间可持续12h。茚达特罗、奥达特罗和维兰特罗是新型LABA，支气管舒张作用长达24h。常见副作用为手颤，偶见心悸、心动过速等。

（2）抗胆碱能药物　包括SAMA（如异丙托溴铵）和LAMA（如噻托溴铵、格隆溴铵、乌美溴铵等）。LAMA每日吸入1次，作用长达24h，长期使用可延缓患者肺功能下降速率。该类药物起效较沙丁胺醇慢，作用温和，副作用小，尤其适合老年患者使用。

3. 祛痰药　对咳痰不易者可应用，常用药物有盐酸氨溴索、乙酰半胱氨酸、羧甲司坦等。

4. 糖皮质激素　不推荐COPD稳定期患者采用长期口服激素及单一吸入激素治疗。如果COPD合并哮喘，须使用ICS。

5. 长期家庭氧疗　对COPD、慢性呼吸衰竭者可提高生活质量和生存率。对血流动力学、运动能力和精神状态均会产生有益的影响。长期家庭氧疗的指征：①$PaO_2\leq55mmHg$或$SaO_2\leq88\%$，有或无高碳酸血症；②PaO_2为55~60mmHg，或SaO_2<89%，并有肺动脉高压、心力衰竭水肿或红细胞增多症（血细胞比容>0.55）。一般用鼻导管吸氧，氧流量为1.0~2.0L/min，吸氧时间>15h/d。目的是使患者在静息状态下，达到PaO_2>60mmHg和（或）使SaO_2升至90%以上。2~3个月重新评估长期家庭氧疗的应用指征和疗效。

6. 通气支持 无创通气（noninvasive ventilation，NIV）已广泛用于极重度COPD稳定期患者。NIV联合长期氧疗对某些患者，尤其是在日间有明显高碳酸血症的患者可能有一定益处。NIV可以改善生存率但不能改善生命质量。目前仍不确定是否可长期居家使用NIV治疗住院后急性或慢性呼吸衰竭患者，其结局可能受到持续性高碳酸血症的影响。COPD合并阻塞性睡眠呼吸暂停综合征的患者，应用持续正压通气在改善生存率和住院率方面有明确益处。

7. 康复治疗 全面肺康复措施包括呼吸生理治疗、肌肉训练、营养支持、促进健康行为、患者教育、依从用药方案、心理支持以及改善睡眠，可改善运动能力、提高生存质量、减轻呼吸困难和减少医疗资源的使用，对降低住院后死亡率可能也有帮助。

（二）急性加重期治疗

应根据老年COPD患者急性加重及合并症的严重程度，选择门诊或住院治疗：轻中度急性加重者可在门诊治疗；重度急性加重应住院治疗；若病情危及生命时，则需尽快收住ICU。

1. 氧疗 是AECOPD住院患者的基础治疗。鼻导管给氧时，一般吸入氧浓度为28%~30%。氧疗30min后应复查动脉血气分析，以满足基本氧合又不引起CO_2潴留为目标。经鼻高流量给氧（high flow nasal oxygenation，HFNO）适用于轻-中度呼吸衰竭（100mmHg≤PaO_2/FiO_2<300mmHg，pH≥7.30）、轻度呼吸窘迫（呼吸频率>24次/分）、对常规氧疗或无创通气不能耐受或有禁忌证的患者。HFNO禁忌证为：呼吸心搏骤停；需紧急气管插管有创机械通气；自主呼吸微弱；重度Ⅰ型呼吸衰竭（PaO_2/FiO_2<100mmHg）；中重度呼吸性酸中毒及高碳酸血症（pH<7.30）。

2. 支气管扩张剂 雾化吸入SABA，或SABA+SAMA是AECOPD的主要治疗方案。一般不推荐吸入长效支气管扩张剂（LABA或LAMA或LABA+LAMA），但建议出院前尽早开始应用长效支气管扩张剂，包括双支气管扩张剂（LABA+LAMA）、LABA+LAMA+ICS三联制剂。对于急性加重频繁发作且血嗜酸性粒细胞水平升高的患者，应考虑在双联支气管扩张剂方案中加用ICS。

3. 抗生素 当呼吸困难加重、咳嗽伴痰量增加、有脓性痰时，存在使用抗生素指征，使用抗生素治疗可缩短恢复时间，降低早期复发、治疗失败的风险。初始治疗应根据患者所在地常见病原菌类型及耐药情况选用抗生素。如果找到确切的病原菌，根据药敏试验结果选用抗生素。不推荐经验性抗流感病毒治疗。

4. 抗炎治疗 对于严重AECOPD患者，全身性糖皮质激素可以改善肺功能和氧合情况，降低早期反复住院和治疗失败的风险，缩短恢复时间和住院时间。口服糖皮质激素与静脉应用糖皮质激素疗效相当。住院患者宜在应用支气管扩张剂的基础上，加用糖皮质激素治疗。可予甲泼尼龙40mg/d，治疗时间通常不应超过5天。重症患者还可能会联合雾化吸入布地奈德3~4mg/d。

5. 机械通气 对于并发较严重呼吸衰竭的患者可以使用机械通气治疗。NIV是无绝对禁忌证的COPD急性呼吸衰竭患者的首选通气方式，因其可改善气体交换，减少呼吸功和插管，缩短住院时间，提高生存率。不能耐受NIV或NIV治疗失败、呼吸心搏骤停、意识障碍、严重误吸、长期不能排出呼吸道的分泌物、严重的血流动力学不稳定、严重室性心律失常、危及生命的低氧血症等情况下，需要有创机械通气。

6. 辅助治疗 ①合理补充液体和电解质，保持水、电解质、酸碱平衡。②注意患者营养状态，合理补充营养。③加强气道护理，促进痰液引流。④积极处理合并症及并发症，COPD住院患者发生深静脉血栓形成和肺栓塞的风险增加，应采取针对血栓栓塞的预防措施。⑤通过肺康复措施改善运动能力、提高生存质量、减轻呼吸困难。

(三) 介入及外科治疗

COPD主要依赖内科方法进行治疗，外科方法只适用于少数对于经最佳医疗管理仍无效的晚期COPD患者。术前必须进行全面的评估，手术方式包括支气管镜下肺减容、肺减容手术和肺移植。姑息治疗是控制晚期COPD症状的有效方法。

(四) 随访及管理

COPD定期随访非常重要，根据患者的综合评估和未来不良事件风险确定随访方式和频率。随访内容包括：建立/更新个人档案、肺功能检查、吸入装置使用情况、吸烟及戒烟情况、治疗情况、疫苗接种情况以及患者症状变化、生活方式、住院和合并症情况。应对所有COPD患者实施"回顾-评估-调整"的长期随访管理流程。

七、预 防

COPD的预防主要是避免发病的高危因素、急性加重的诱发因素及增强机体免疫力。戒烟是预防COPD的重要措施。控制职业和环境污染，减少有害气体或有害颗粒的吸入。接种流感疫苗和肺炎球菌疫苗对防止COPD患者反复感染和急性加重可能有益。所有COPD患者常规接种带状疱疹疫苗，60岁以上和（或）慢性心肺疾病的患者接种新型呼吸道合胞病毒（RSV）疫苗。加强体育锻炼，提高机体免疫力。对于有COPD高危因素的人群，应定期进行肺功能监测，以尽可能早期发现COPD并及时予以干预。

第2节 肺 炎

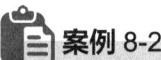

案例 8-2

患者，女，87岁，长期卧床，经口进食，近2个月间断呛咳，未诊治。近1周呛咳明显，伴发热、气短3天就诊。既往史：帕金森病。查体：神志淡漠，口唇发绀，T 38℃，BP 102/60mmHg，HR 88次/分，R 26次/分，右下肺可闻及湿啰音，心律不齐，腹软，双下肢轻度水肿。

问题：1. 最可能的诊断是什么？
2. 应进行哪些检查？
3. 如何治疗？

肺炎（pneumonia）是指发生于终末气道、肺泡腔、肺间质的渗出性炎症，其发病率及相关死亡率均随年龄增长而增加。老年人肺炎是威胁老年人健康的主要问题，是导致老年人死亡的重要原因。

肺炎有多种分类方法，根据病因可分为感染性（如细菌、病毒、非典型病原体、真菌和寄生虫）肺炎、理化性（如放射性、吸入类脂性）肺炎，以及变态反应性（如过敏性和风湿性）肺炎。根据患病场所的不同，可分为社区获得性肺炎（community acquired pneumonia，CAP）和医院获得性肺炎（hospital acquired pneumonia，HAP），HAP中有一部分为呼吸机相关肺炎（ventilator-associated pneumonia，VAP）。由于致病因子和机体反应性的不同，炎症发生的部位、累及范围和病变性质也往往不同，病变范围以肺小叶为单位者称小叶性肺炎，累及整个或多个大叶者称大叶性肺炎，累及肺间质者称间质性肺炎。按病变性质可分为浆液性、纤维素性、化脓性、出血性、干酪性、肉芽肿性或机化性肺炎等不同类型。本节内容主要讨论感染性肺炎。

一、病因和发病机制

1. 呼吸系统退行性变 由于机体的老化，病原体易在上呼吸道定植并繁殖。老年人喉反射与咳嗽反射减弱，病原体容易进入下呼吸道。气道黏膜清除和局部防御功能减退，分泌物聚集难以排出，使病原体易发生定植并繁殖，从而诱发呼吸道感染。

2. 合并多种慢性基础疾病　80%以上的老年肺炎患者至少合并一种或多种慢性基础疾病，其中以神经系统疾病、肾功能不全、慢性支气管炎、糖尿病、营养不良、胃肠道功能紊乱等对肺炎的影响较大。

3. 免疫功能减弱　随着年龄增长，老年人的胸腺日渐退化，免疫力逐渐下降，中性粒细胞功能受损，其吞噬和杀灭病原微生物的能力逐渐下降，导致老年人对肺炎的防御能力下降。

4. 吸入因素　老年人是误吸的高危高发人群，因误吸导致的吸入性肺炎是老年人常见死因之一，其中隐性吸入（无明显的吸入病史）在老年人中尤其是存在中枢神经系统疾病的老年人中很常见，成为老年人肺炎高发和难治的原因。

5. 肌少症　是老年人的主要特征，可导致站立困难、步履缓慢，易发生跌倒骨折，还会影响器官功能，引发心脏和呼吸衰竭。

6. 药物作用　镇静催眠药物、抗精神病药物、免疫抑制剂、抑酸剂，以及抗生素和激素的不合理应用均增加了老年人肺炎的发病率。

7. 其他因素　居住于养老院是老年人肺炎的独立危险因素，养老院老年人吸入性肺炎的发生率很高，高龄、卧床和合并症是导致养老院肺炎患者住院死亡的重要危险因素。此外，长期吸烟、各器官功能下降、行动障碍及营养不良等均可增加老年人肺炎的易感性。

二、临床表现

1. 临床症状不典型　老年人肺炎往往起病隐匿，临床表现不典型，且临床表现和病情严重程度也不成比例。发热是感染最常见的表现，但老年人肺炎可能不会出现发热，尤其是虚弱的患者。老年人肺炎多表现为肺外症状：①健康状况逐渐恶化，如出现食欲减退、厌食、倦怠、尿失禁、头晕、急性意识模糊、体重减轻、恶心、呕吐、腹痛、腹泻、精神萎靡或跌倒等非特异性症状；②原有基础疾病不明原因的恶化，如心力衰竭在治疗过程中突然再次加重，需考虑肺炎发生的可能。老年人肺炎也常缺乏典型体征，极少出现典型肺炎的语颤增强、支气管呼吸音等肺实变体征，可出现脉速、呼吸快、呼吸音减弱、肺底可闻及湿啰音，但易与并存的慢性支气管炎、心力衰竭等相混淆，极易漏诊和延误诊断。因此，当老年人出现不能解释的功能状态降低时，尤其出现神经系统功能紊乱或原有基础疾病不明原因的恶化，都要考虑肺炎的可能性。

2. 进展快、病情重、病程长、并发症多、病死率高　老年人肺脏生理功能改变，免疫力低下，病情严重、进展迅速，感染所致的炎性渗出物不易吸收消散，病原菌不易彻底消灭，治愈困难。老年人肺炎并发症多，最常见为呼吸衰竭、心力衰竭、严重心律失常、多器官功能衰竭。由于存在高龄、基础疾病等因素，再加上感染病原菌的复杂性，大大增加了老年人肺炎的危险性，使老年人肺炎病死率显著增高。

3. 病原体多样化　老年人肺炎的病原体中细菌仍占主要地位。院外感染以革兰氏阳性菌为主，肺炎链球菌、金黄色葡萄球菌为常见菌群。院内感染以革兰氏阴性菌为主，包括铜绿假单胞菌、大肠埃希菌、鲍曼不动杆菌、肺炎克雷伯菌。多次感染、多重感染及细菌耐药率高并出现多重耐药菌株，是老年人肺炎的重要病原学特征。近些年来非典型病原体，如肺炎支原体、肺炎衣原体、嗜肺军团菌等引起的CAP逐年增加。病毒感染在老年人肺炎中也占有一定比例，常见的病毒有流感病毒、鼻病毒、单纯疱疹病毒、腺病毒、呼吸道合胞病毒等。老年人属于免疫功能较低的人群，故一些机会致病菌如白念珠菌易引发肺炎，尤以HAP或接受机械通气的危重老年人常见。

4. 吸入性肺炎　是指食物、口咽分泌物、胃内容物等吸入到喉部和下呼吸道所引起的肺部感染性病变，在老年患者中常见，约占老年人肺炎的71%，不包括吸入无菌胃液所致的肺化学性炎症。吸入性肺炎多由隐性误吸引起，多见于有误吸倾向的患者，常伴有神经系统疾病、意识障碍、吞咽困难、应用镇静剂、牙周疾病或口腔卫生状况差等情况。

老年人吸入性肺炎临床表现各异,既可以无症状,也可以引起急性呼吸窘迫综合征(acute respiratory distress syndrome,ARDS)。吸入呕吐物后可诱发喉反射性痉挛和刺激支气管发生喘鸣、剧咳,吸入大量低pH胃酸或大量胃内容物时,引起严重肺组织损伤,表现为突发呼吸困难、心动过速。呼吸困难通常早于影像学表现,随着缺氧和临床症状加重,影像学表现可更显著。约16.5%吸入性肺炎可进展为ARDS,合并休克、创伤或胰腺炎时更高。意识障碍患者吸入后常无明显症状,但在1~2h后可突发呼吸困难,发绀,咳出浆液性泡沫样痰,可带血。吸入性肺炎多为厌氧菌、革兰氏阴性菌及金黄色葡萄球菌感染,治疗应覆盖以上病原体。

三、诊　　断

1. 肺炎相关临床表现　①新近出现的咳嗽、咳痰或原有呼吸道疾病症状加重,伴或不伴脓痰、胸痛、呼吸困难及咯血;②发热;③肺实变体征和(或)闻及湿啰音;④外周血白细胞 $>10\times10^9/L$ 或 $<4\times10^9/L$,伴或不伴细胞核左移。

2. 胸部影像学检查　显示新出现的斑片状浸润影、叶或段实变影、磨玻璃影或间质性改变,伴或不伴胸腔积液。

符合2及1中任何1项,并除外肺结核、肺部肿瘤、非感染性肺间质性疾病、肺水肿、肺不张、肺栓塞、肺嗜酸性粒细胞浸润症及肺血管炎等后,可建立临床诊断。

四、治　　疗

(一) 抗感染治疗

抗感染治疗的原则为:早用药、广覆盖、剂量足、降阶梯。一旦确诊,应尽早开始抗感染治疗。入院后立即留取痰涂片,进行痰培养及药敏试验(必要时血培养)等病原学检查,取标本后即可开始治疗。初始经验性治疗应覆盖常见病原菌,根据临床情况及药敏试验结果及时调整用药并制订个体化治疗方案。老年人胃肠功能减弱,可能影响口服药物吸收,需注意给药方式;注意药物的不良反应,避免使用肝肾损害药物。肝肾功能下降的老年人,治疗时应适当调整药物剂量。

1. 药物选择　无合并其他基础疾病的患者,感染病原体以肺炎链球菌、肺炎支原体、肺炎衣原体、流感嗜血杆菌、嗜肺军团菌为常见,通常可选用阿莫西林/克拉维酸、二/三代头孢菌素或联合大环内酯类(如阿奇霉素)、喹诺酮类(如左氧氟沙星、莫西沙星)、奥马环素。

对于伴有基础疾病的老年患者(充血性心力衰竭、心脑血管疾病、慢性呼吸系统疾病、肾衰竭、糖尿病等),要考虑肠杆菌科细菌及耐药菌感染的可能。肺炎克雷伯菌在合并糖尿病的患者中较为常见;合并支气管扩张等结构性肺病的老年患者,常反复住院,需警惕铜绿假单胞菌和耐甲氧西林金黄色葡萄球菌(MRSA)感染;存在误吸危险因素的肺脓肿、支气管阻塞患者常合并厌氧菌感染。有产超广谱β-内酰胺酶(ESBL)耐药菌感染高风险的患者可经验性选择哌拉西林/他唑巴坦、头孢哌酮/舒巴坦、厄他培南或其他碳青霉烯类药物。相关危险因素包括:有产ESBL肠杆菌定植或感染史、前期曾使用三代头孢菌素、反复或长期住院史、留置医疗器械以及肾脏替代治疗。

由于老年人营养状态、免疫功能下降,合并多种基础病,是否合并真菌或结核分枝杆菌等特殊病原体感染也需要引起重视。如证实存在真菌或结核感染,予以抗真菌或抗结核治疗。若无禁忌证,老年住院肺炎患者应评估深静脉血栓风险,必要时应用低分子肝素预防。

2. 抗感染疗程　一般疗程为5~7天,体温正常48h,临床症状缓解,意识正常,口服给药耐受,临床稳定(温度≤37℃,心率≤100次/分,呼吸频率≤24次/分,收缩压≥90mmHg,未吸氧状态下血氧饱和度≥90%)。特殊致病菌可适当延长治疗时间,产ESBL肠杆菌和铜绿假单胞菌疗程持续至少

2周；支原体、衣原体10～14天，军团菌2～3周；金黄色葡萄球菌须2周以上。

老年人常合并多种慢性疾病，联合用药比例高，存在肝肾功能减退导致药物半衰期延长，药物相互作用风险增加，容易产生不良反应。老年人肺炎治疗时须注意监测脏器功能，根据年龄、肌酐清除率和血药浓度来调整药物种类、剂量和给药频率，对依从性不好的老年人尽量选择单次给药，使用方便不需皮试、毒性较低、肝肾双通道代谢、有口服剂型可序贯治疗且杀菌作用较好的药物。

3. 病毒性肺炎 针对性的抗病毒药物可以降低病毒性肺炎的严重程度、持续时间以及相关的并发症和病死率。病毒性肺炎常规不需要使用抗生素，只有合并细菌感染时才考虑使用，而实际老年病毒性肺炎合并细菌感染的比例很高，特别在重症肺炎中比例更高。早期诊断和及时的抗菌治疗对改善患者预后至关重要。

（二）加强气道管理

老年人肺炎患者气道分泌物明显增多，多存在咳痰无力，特别在合并慢性中枢神经系统疾病时更为明显，因此保持呼吸道的通畅尤为重要，可给予全身或局部的化痰治疗，人工、机械排痰和痰液体位引流等，必要时局部可给予支气管扩张剂和激素雾化吸入治疗，解除气道痉挛。

（三）支持治疗

1. 营养支持 休息，监测生命体征、血氧饱和度，保证热量，必要时给予营养支持。早期应用肠道营养支持治疗，可改善肠道功能障碍，预防消化道出血，保护肝肾功能，有效降低危重患者的病死率。老年人基础疾病多，心肺功能代偿差，常出现水钠潴留和电解质紊乱，继发心力衰竭，治疗时需加强容量管理，监测出入量，维持水、电解质及酸碱平衡，必要时可采取无创血流动力学等监测。

2. 呼吸支持 根据血气分析判断是否存在呼吸衰竭以及类型。Ⅰ型呼吸衰竭：$PaO_2 < 60mmHg$，$PaCO_2$ 正常或下降；Ⅱ型呼吸衰竭：$PaO_2 < 60mmHg$，$PaCO_2 > 50mmHg$。$PaO_2 < 60mmHg$ 需要予氧疗，包括鼻导管、面罩、经鼻高流量湿化氧疗等，严重低氧血症及高碳酸血症需要无创呼吸机或经人工气道呼吸机支持治疗。

（四）免疫调节治疗

重症肺炎患者普遍存在免疫功能障碍，包括免疫过度（炎症反应）和免疫抑制，因此免疫调节治疗对于抑制炎症过度反应和改善免疫抑制可能具有一定作用，主要的免疫支持治疗药物包括胸腺肽-α_1、免疫球蛋白和血浆等，目前重症肺炎使用免疫调节剂来改善预后仍存在一定争议，需更多大规模临床试验来验证其有效性和安全性。

（五）中医药辅助治疗

中医学认为老年人肺炎患者多存在邪实正虚并存的特点，故多从正邪两方面辨证论治，清肺祛邪以清热、疏风、宣肺、降逆为法，同时兼顾补虚、调畅气血，以养阴益气、补肾纳气、健脾祛湿为法。

（六）合并症及并发症治疗

老年人往往合并多种基础疾病，各脏器基础功能较差，心、脑、肾等血流灌注不足，一旦出现肺炎，易导致多脏器功能障碍，出现严重不良预后，常见的器官功能障碍包括呼吸衰竭、心肌损伤、急性肾损伤、脓毒症休克、消化道功能障碍等，需对各种合并症及并发症及时进行治疗。

（七）预防

疫苗接种是预防老年人肺炎的重要措施，建议65岁及以上人群接种23价肺炎链球菌疫苗（也称PPSV23）和流感疫苗。有研究证实PPSV23可减少全因住院CAP的发生率，对于高龄或者合并肿瘤的患者有显著意义。建议老年人接种4价高剂量灭活流感疫苗、4价含佐剂灭活流感疫苗或4价流感重组疫苗。

五、康复训练

应加强康复训练，对脑卒中或吞咽功能障碍的患者进行吞咽训练和早期康复活动，可减少吸入性肺炎的发生。促进早期离床活动的康复训练可使老年人肺炎患者缩短住院时间，提高出院后返回社区的概率。

第3节 睡眠呼吸暂停低通气综合征

案例 8-3

患者，男，68岁，主因"日间困倦2年余"就诊。患者2年来出现白天困倦，开车和看电视时易入睡。夜间打鼾，有时憋醒，晨起口干。自觉记忆力下降。既往史：高血压5年；糖尿病1年。查体：体型肥胖，BMI 30kg/m^2，BP 160/95mmHg，HR 80次/分，双扁桃体Ⅰ度肿大，心肺腹（-）。

问题：1. 最可能的诊断是什么？
2. 为明确诊断应进行哪些检查？
3. 如何进行治疗？

睡眠呼吸暂停低通气综合征（sleep apnea hypopnea syndrome，SAHS）可分为阻塞性睡眠呼吸暂停（obstructive sleep apnea，OSA）、中枢性睡眠呼吸暂停（central sleep apnea，CSA），以及混合性睡眠呼吸暂停（mixed sleep apnea，MSA）三种类型，其中以OSA最为常见。老年SAHS临床症状不典型、准确采集病史难度高，并发症易与老龄相关的功能退化相混淆，易漏诊，应予以重视，做到对老年SAHS的早期诊断和治疗。

一、定义及分类

SAHS是指在连续7h睡眠中发生30次以上的呼吸暂停和低通气，或睡眠呼吸暂停低通气指数≥5次/h，引起慢性低氧血症及高碳酸血症的临床综合征。呼吸暂停是指睡眠过程中口鼻呼吸气流完全停止10s以上；低通气是指睡眠过程中呼吸气流强度较基础水平降低50%以上，并伴有动脉血氧饱和度（SaO_2）较基础水平下降≥3%或微觉醒；睡眠呼吸暂停低通气指数（apnea-hypopnea index，AHI）是指每小时睡眠时间内呼吸暂停加低通气的次数。

OSA是指患者在睡眠过程中发生完全性上气道阻塞（呼吸暂停）或部分性上气道阻塞（低通气），伴有打鼾、睡眠结构紊乱、SaO_2下降、白天嗜睡等表现的临床综合征。

CSA是指睡眠中发生呼吸暂停时，患者口、鼻气流以及胸、腹呼吸运动同时停止，引起低氧血症、高碳酸血症、睡眠片段化，使机体发生一系列病理生理改变的综合征。

MSA是指1次呼吸暂停过程中，先出现中枢性呼吸暂停，后出现阻塞性呼吸暂停。

二、危险因素

老年人睡眠呼吸紊乱的发病机制及易患因素与中年人并无显著不同，但功能性因素在发病中起着更为重要的作用。

（一）老年OSA主要危险因素

1. 年龄 年龄增加OSA发生风险的高危因素包括：咽部肌肉张力减弱、咽腔顺应性增加、咽腔局部反射活动减弱、咽腔缩小、短暂觉醒的次数增加、睡眠稳定性减弱、呼吸调节功能不稳定。

2. 性别 男性患病率高于女性（约为2：1），绝经后老年女性呼吸紊乱发生率与男性并无明显差别。

3. 家族史 OSA具有家族聚集性，有家族史患者患病风险增加2~4倍，可能与共同的行为、环境因素及遗传倾向性有关。

4. 长期吸烟、大量饮酒和（或）服用药物（镇静催眠或肌肉松弛药物） 可引发或加重OSA。研究显示，当前吸烟者中发生OSA的概率是从未吸烟或既往吸烟者的近3倍。

5. 肥胖 仍然是老年SAHS的易患因素，但BMI的影响强度明显减弱。

6. 上气道解剖异常 包括鼻腔阻塞（鼻中隔偏曲、鼻甲肥大、鼻息肉及鼻部肿瘤等）、Ⅱ度以上扁桃体肥大、软腭松弛、悬雍垂过长或过粗、咽腔狭窄、咽部肿瘤、咽腔黏膜肥厚、舌体肥大、舌根后坠、下颌后缩及小颌畸形等。

7. 颞下颌关节紊乱综合征及无牙颌 合并颞下颌关节紊乱综合征的患者呼吸努力相关性微觉醒次数明显增加，睡眠障碍比例较高。无牙颌是否为OSA的诱发因素尚无定论。

8. 老年衰弱 老年睡眠呼吸障碍与衰弱呈正相关。

9. 其他相关疾病 包括部分降低肺顺应性的肺部疾病或任何减少膈肌运动的疾病、脑血管疾病、甲状腺功能减退、胃食管反流、上纵隔肿物、神经肌肉疾病等。

（二）老年CSA主要危险因素

1. 长期阿片类或其他呼吸抑制药物使用史 阿片类药物可以剂量依赖性的方式诱导睡眠时以低氧血症为主的CSA。

2. 近期登高原史 进入高海拔低氧环境时，引发的呼吸频率和深度快速交替，并且伴随呼吸暂停、低通气等呼吸模式的转变，这种呼吸模式称为高原性周期性呼吸，其严重程度随海拔的增加而增加。

3. 心血管疾病 导致心力衰竭的严重心血管疾病，如高血压、冠状动脉疾病和心房颤动，可能会使CSA恶化。

4. 脑血管意外 CSA被认为是广泛性脑血管意外的特征性后遗症，可在脑卒中后即刻被发现，恢复后3~6个月明显下降。

5. 帕金森病 帕金森病患者CSA患病率为20.9%~66.6%。

6. 其他内科疾病或神经系统疾病 肢端肥大症患者CSA患病率与疾病活动有关；终末期肾病患者CSA的患病率取决于夜间的透析程序和体液移位。

三、病　理

1. 解剖异常 上气道解剖异常包括鼻部异常、口咽部异常和颅颌面异常。咽部气道与OSA发生、发展最为密切，其中口咽部为最常见的病理解剖部位。咽部气道狭窄、软组织体积增大、质量增加以及咽肌肌纤维萎缩、减少、肌肉自身功能紊乱可能是引起OSA上气道异常塌陷的重要原因之一。

2. 病理改变 镜下可见咽部软组织改变，包括黏膜上皮细胞肿胀、炎性细胞浸润、血管扩张、血管壁内皮细胞和平滑肌细胞退变，以及黏液腺增生、腺管扩张、内有分泌物积聚和横纹肌肌纤维肿胀、肌节模糊、肌节消失、肌节走行紊乱等多重性改变。

四、临床表现

老年SAHS临床症状不典型，随年龄增长可表现为鼾声降低甚至无打鼾；夜间憋醒发生率明显降低；失眠或睡眠不宁的比例增加；夜尿次数增多；记忆力减退、认知功能改变易与老龄相关的功能退化相混淆，从而忽略SAHS的诊断。

1. OSA的症状 老年OSA患者通常伴有肥胖，症状包括睡眠时打鼾、呼吸暂停和日间嗜睡、并发症及全身靶器官损害表现：①夜间打鼾、呼吸暂停、憋醒、夜尿增多、睡眠行为异常等。②日间嗜睡、疲倦乏力、认知功能障碍、头痛头晕、个性变化等。③并发症及全身靶器官损害：高血压、冠心病、心律失常、肺动脉高压、脑卒中、代谢综合征、心理异常和情绪障碍等。

2. CSA的症状 包括高碳酸血症CSA及非高碳酸血症CSA的症状。老年CSA患者通常体型正常，睡眠时经常觉醒，轻度、间歇性打鼾，嗜睡少见，主要以失眠为主，可引起抑郁等情况。高碳酸血症CSA表现为呼吸暂停和呼吸减弱，包括①潜在的通气不足特征：晨起头痛、肺源性心脏病、周围性水肿、红细胞增多症、肺功能异常；②睡眠呼吸暂停或呼吸减弱症状：夜间睡眠质量差、打鼾、日间嗜睡。非高碳酸血症CSA主要症状各不相同：可以表现为打鼾和日间嗜睡，还可以表现为失眠及夜间睡眠质量差。

3. 体格检查　包括身高、体重、体重指数、颈围、腰围、臀围、气道评估、鼻咽部特征、扁桃体、舌体大小、是否无牙颌状态等。

五、诊　　断

1. 老年OSA诊断标准　满足下述条件（1）+（2）可诊断为OSA；若不符合条件（1），则满足（3）可诊断为OSA。

（1）出现以下至少1项　①患者主诉为困倦、非恢复性睡眠、乏力或失眠；②因憋气或喘息从睡眠中醒来；③同寝室或其他目击者报告患者在睡眠期间存在习惯性打鼾、呼吸中断或二者皆有；④已确诊高血压、心境障碍、认知功能障碍、冠心病、脑血管疾病、充血性心力衰竭、心房颤动或2型糖尿病。

（2）多导睡眠监测（PSG）或家庭睡眠呼吸暂停监测（HSAT）证实睡眠中发生阻塞性为主的呼吸事件（包括阻塞性呼吸暂停、混合性呼吸暂停、阻塞性低通气和呼吸努力相关性觉醒）≥5次/小时。

（3）PSG或HSAT证实睡眠中发生阻塞性为主的呼吸事件（包括阻塞性呼吸暂停、混合性呼吸暂停、阻塞性低通气和呼吸努力相关性觉醒）≥15次/小时。

2. 老年CSA诊断标准　满足下述条件（1）+（2）可诊断为CSA。

（1）出现以下至少1项　①困倦；②睡眠起始或维持困难，频繁从睡眠中醒来或非恢复性睡眠；③因气促而憋醒；④打鼾；⑤他人目击的呼吸暂停。

（2）PSG　中枢性呼吸暂停/低通气事件≥5次/小时且中枢性呼吸暂停和低通气事件占总呼吸暂停低通气事件的50%以上。

3. 病情分度　老年SAHS患者根据AHI的不同可分为三个程度：轻度（5次/小时≤AHI＜15次/小时）、中度（15次/小时≤AHI＜30次/小时）和重度（AHI≥30次/小时）。SaO_2下降的严重程度也很重要，常用指标有氧减指数、最低SaO_2、平均SaO_2以及SaO_2降至某一阈值以下所持续的时间。

六、治　　疗

根据患者睡眠呼吸暂停的分型及严重程度选择相应的治疗措施，采用多学科治疗模式，包括病因治疗即纠正引起SAHS或使之加重的基础疾病、长期行为干预、气道正压通气（positive airway pressure，PAP）、口腔矫治器和外科治疗等。应对老年SAHS患者进行综合评估，包括：①完整的睡眠历史记录；②从家人或床伴处获得相关信息；③明确有无精神疾病、服用处方药、饮酒及认知功能障碍的详细信息；④详细的体格检查；⑤整夜PSG或HSAT；⑥需重视呼吸运动监测；⑦老年患者常合并多种基础疾病，应仔细评估并发症及合并症。

（一）OSA的治疗

1. 生活方式改变　是OSA管理的重要措施。

（1）减重　建议对超重/肥胖的OSA患者进行全面的生活方式干预，包括低热量饮食、运动或增加体力活动以及行为干预。运动可以独立于体重减轻而改善OSA以及相关健康结局，建议每周至少进行150min的中等强度的有氧运动。

（2）睡眠卫生　改善睡眠卫生可能缓解OSA相关的症状。良好的睡眠卫生包括建立规律的睡眠、保持充足的睡眠；睡前限制饮酒和含咖啡因的饮料，适当运动、合理膳食、避免睡前情绪激动以及保持卧室舒适的睡眠环境等。

（3）危险因素控制　戒烟、戒酒及慎用镇静催眠类药物。

（4）共病失眠的治疗　合并失眠的OSA患者，有条件的情况下推荐失眠认知行为治疗（cognitive behavioral therapy for insomnia，CBTI）。CBTI内容包括刺激控制、睡眠限制、放松训练、认知疗法、睡眠卫生教育，能缓解入睡困难，增加总睡眠时间，改善睡眠质量，并可长期维持疗效。

2. 持续气道正压通气（continuous positive airway pressure，CPAP）　是中重度OSA患者的一线治疗手段。对于症状严重及合并心脑血管疾病的轻度患者也可考虑使用CPAP治疗。自动模式CPAP适用于体重增减显著、频繁饮酒、体位及快速眼球运动睡眠相关的OSA患者。双水平气道正压通气适用于CPAP治疗压力超过15cmH$_2$O、不能耐受CPAP及合并肺泡低通气疾病（慢性阻塞性肺疾病、神经肌肉疾病及肥胖低通气综合征）的患者。

3. 口腔矫治器　对于不能耐受CPAP或不愿使用CPAP的轻中度OSA患者，可选择口腔矫治器治疗。

4. 体位治疗　体位疗法包括佩戴绑在背部的网球，背包或泡沫装置等，以最大限度地减少仰卧位的睡眠时间，可减轻部分患者OSA严重程度，适合体位性OSA患者。适当抬高床头（30°左右）在维持睡眠上气道稳定性方面优于侧卧位。

5. 外科手术　手术是OSA治疗的组成部分，包括耳鼻喉科手术和口腔矫治手术，仅适合于手术确实可解除上气道阻塞的患者，需严格掌握手术适应证。包括鼻中隔偏曲的矫正术，肥大鼻甲切除术，单纯扁桃体切除术和腭垂腭咽成形术。老年患者由于基础疾病多，手术耐受性较差，受到多方面条件的限制。对于BMI≥35kg/m^{2}的病态肥胖的OSA患者，若采取了全面的生活方式干预减重，效果不明显，可转诊进行外科减重手术评估。

6. 药物　目前尚缺乏对治疗OSA具有明确疗效的药物。

7. 其他疗法　对于不能使用或无法受益于CPAP治疗的中至重度OSA患者，可考虑电刺激舌下神经作为二线治疗。

（二）CSA的治疗

CSA的管理和治疗首先应考虑控制基础疾病和诱发因素，如内科疾病所致CSA，需要积极控制充血性心力衰竭、心房颤动、脑卒中等因素；药物或物质导致的CSA需要戒断药物或物质。其次针对CSA本身进行行为干预、正压通气治疗、氧疗和药物治疗等。

七、预防及随诊

针对打鼾者，建议其戒烟、戒酒，进行体重管理和睡眠卫生学习；针对高危人群进行筛查，及时发现存在SAHS风险的患者，早诊断、早治疗。对于确诊患者，积极治疗至关重要，以降低疾病的不良影响，防止并发症，并提高患者生活质量及工作能力。应定期对其病情、治疗情况及依从性进行随访。

第4节　肺　栓　塞

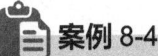

案例8-4

患者，男，72岁，3天前行胆囊切除手术，2h前患者下床后突然出现呼吸困难、并渐进性加重，急诊就诊。查体：体温36.4℃，血压90/67mmHg，心率117次/分，呼吸24次/分，血氧饱和度88%，神志清楚，口唇发绀，双肺听诊呼吸音粗，未闻及干湿啰音，心律齐，肺动脉瓣第二心音亢进，各瓣膜区未闻及杂音，腹部查体未见明显异常，右下肢轻度凹陷性水肿。

问题：1. 患者目前最可能的诊断是什么？为确诊需要进一步做哪些检查？

2. 需要与哪些疾病鉴别？

3. 如何进行治疗？

肺栓塞（pulmonary embolism，PE）是肺动脉或其分支被各种栓子阻塞所引发的一组疾病或临床综合征的总称，包括肺血栓栓塞症（pulmonary thromboembolism，PTE）、脂肪栓塞综合征、羊水栓塞、空气栓塞、肿瘤栓塞等。临床上PTE最为常见，占PE的绝大多数（约90%以上），因此通常所称的PE即指PTE。

PTE的血栓来源主要为下肢的深静脉血栓（DVT），PTE和DVT合称为静脉血栓栓塞（venous thromboembolism，VTE），深静脉血栓脱落后经静脉回流至右心房，经右心室进入肺动脉，阻塞肺动脉系统，形成PTE。部分患者血栓栓塞肺动脉后，血栓机化、肺血管重构致血管狭窄或闭塞，肺血管阻力（pulmonary vascular resistance，PVR）增加，使肺动脉压力进行性增高，最终可引起右心室肥厚和右心衰竭，称为慢性血栓栓塞性肺动脉高压（chronic thromboembolic pulmonary hypertension，CTEPH）。

一、临床表现

急性PTE常起病隐匿，临床表现缺乏特异性，许多患者（包括部分大块血栓栓塞患者）没有症状或存在轻度或非特异性症状，易被漏诊或误诊。

最常见的主诉为呼吸困难，其次是胸膜性胸痛、咳嗽和DVT症状，咯血较少见。重度PTE患者可出现休克、心律失常、烦躁不安、晕厥、濒死感甚至心搏骤停。

PTE的体征也常缺乏特异性，尤其是在罹患多种基础疾病的老年患者。常见体征包括：心动过速，血压下降甚至休克，呼吸急促，发绀，颈静脉充盈，肺内闻及哮鸣音、湿啰音，呼吸音减低，肺动脉瓣区第二心音（P$_2$）亢进，三尖瓣区收缩期杂音，以及小腿或大腿肿胀、发红、不对称水肿、压痛、可触及条索状物，发热等。对本病保持高度警惕以免漏诊至关重要，应根据临床可能性评估的结果对疑诊患者进行检查，一旦确诊PTE，应进一步探寻潜在的危险因素。

二、辅助检查

（一）确诊相关检查

1. CT肺动脉造影（CT pulmonary angiography，CTPA） 可清晰地显示肺动脉内血栓形态、部位、范围，测量肺动脉及心腔径线，评估心功能状态，是大多数疑似PTE患者的首选诊断性影像学检查方法。CTPA直接征象为肺动脉内充盈缺损，如为完全充盈缺损，则远端血管不显影；间接征象包括肺野楔形、条带状密度增高影或盘状肺不张、中心肺动脉扩张及远端血管分支减少或消失等。

2. 肺通气/灌注（V/Q）显像 当患者不能做CTPA或CTPA结果不确定时，可行V/Q显像。典型征象是呈肺段分布的肺灌注缺损，并与通气显像不匹配。做V/Q显像前，通常要求胸部X线正常。V/Q显像结合胸部低剂量CT平扫（SPECT-CT）可有效鉴别引起肺血流或通气受损的其他因素（如肺部炎症、肿瘤、慢性阻塞性肺疾病等）。

3. 磁共振肺动脉造影（MRPA） 可以直接显示肺动脉内的栓子及PTE所致的低灌注区，从而确诊PTE，但对肺段以下水平的PTE诊断价值有限。MRPA潜在优势是无电离辐射，不使用含碘造影剂，可以任意方位成像，但需要静脉注射钆对比剂，检查时间长。

4. 肺动脉造影 选择性肺动脉造影是PTE诊断的"金标准"。其敏感度约为98%，特异度为95%～98%。PTE的直接征象有肺血管内造影剂充盈缺损，伴或不伴轨道征的血流阻断；间接征象有肺动脉造影剂流动缓慢，局部低灌注，静脉回流延迟等。如缺乏PTE的直接征象，则不能诊断PTE。肺动脉造影是一种有创性检查，发生致命性或严重并发症的可能性分别为0.1%和1.5%，应严格掌握适应证。

（二）DVT相关影像学检查

1. 下肢血管多普勒超声 可发现95%以上的近端下肢静脉内血栓。静脉不能被压陷或静脉腔内无血流信号为DVT的特定征象和诊断依据。

2. CT静脉造影（CTV） 可与CTPA同时完成，显示静脉内充盈缺损，且仅需注射1次造影剂，为PTE及DVT的诊断尤其是盆腔及髂静脉血栓的诊断提供依据。CTPA联合CTV检查可能略微提高诊断性检出率，但CTV显著增加了整个患者群体的辐射剂量，需权衡利弊。

3. 放射性核素下肢静脉显像 放射性核素下肢静脉显像适用于对碘造影剂过敏的患者，属无创性DVT检查方法，常与V/Q显像联合进行。

4. 磁共振静脉造影（MRV） 联合MRPA检查，可提高对PTE诊断的敏感性。

5. 静脉造影 为诊断DVT的"金标准"，可显示静脉堵塞的部位、范围、程度，同时可显示侧支循环和静脉功能状态，敏感度和特异度接近100%。可在临床高度疑诊DVT而超声检查不能确诊时考虑。其也属于有创性检查，应严格掌握指征。

三、诊　　断

目前急性PTE的诊断与处理主要基于疑诊、确诊、求因、危险分层的策略。

1. 疑诊 对不明原因的呼吸困难、气促、胸痛、晕厥等疑似PTE患者，首先进行PTE的临床可能性评估。结合心电图、胸部X线、动脉血气（ABG）等检查，可以初步疑诊PTE或排除其他疾病。

2. 确诊 对于血流动力学不稳定的疑诊患者，如条件允许，建议完善CTPA检查以明确诊断。如无条件或不适合行CTPA检查，建议行床旁UCG和下肢血管多普勒超声，如发现右心室负荷增加和（或）肺动脉或右心腔内血栓证据，在排除其他疾病可能性后，建议按照PTE进行治疗；如发现DVT证据，则VTE诊断成立，可启动治疗，并在临床情况稳定后行相关检查明确PTE诊断。

血流动力学稳定的PTE疑诊患者，首选CTPA作为确诊检查，如果存在CTPA检查相对禁忌（如造影剂过敏、肾功能不全、妊娠等），建议选择其他影像学确诊检查，包括V/Q显像、MRPA等。V/Q显像对远端肺动脉的血栓或CTEPH的诊断有独特价值。肺动脉造影仅在经无创检查不能确诊或拟行急性PTE介入治疗或CTEPH手术治疗时，为获得准确的解剖定位和血流动力学数据而进行。

3. 求因 老年PTE患者，如无明显可逆性诱发因素（如手术、创伤、骨折、急性内科疾病等），需警惕恶性肿瘤。年龄相对较轻（如年龄<50岁）且无可逆性诱发因素的患者，建议行易栓症筛查。家族性VTE，且没有确切可逆性诱发因素的急性PTE患者，应进行易栓症筛查。对儿童和青少年，应注意寻找有无潜在的抗磷脂综合征、炎性肠病、肾病综合征等。对育龄期女性，应注意长期口服避孕药和雌激素药物相关病史。

4. 危险分层综合评估 PTE发生后所产生的影响及后果不但取决于栓子的大小与肺动脉堵塞的程度、范围，也取决于栓塞速度、基础心肺功能状态及全身健康状况等。PTE的严重程度应依据PTE相关的早期死亡风险进行个体化评估。

四、治　　疗

（一）一般处理

对高度疑诊或确诊急性PTE的患者，应严密监测生命体征、心电图及动脉血气的变化，有条件情况下监测中心静脉压，并给予积极的呼吸与循环支持，高危PTE患者可收入重症监护病房。

对有焦虑和惊恐症状的患者，应予安慰，可适当应用镇静剂；已确诊的患者胸痛可予止痛剂；有发热、咳嗽等症状的患者可予对症治疗以降低耗氧量；合并高血压的患者，应避免血压过高；另外应注意保持大便通畅，避免用力，以防止血栓脱落。近端DVT与高危PTE患者，考虑其血栓脱落及再次加重风险，建议在充分抗凝治疗后尽早下床活动；远端DVT与低危PTE患者，建议尽早下床活动。

（二）呼吸循环支持治疗

呼吸支持方面，对高危PTE患者，应给予辅助供氧，目标血氧饱和度≥90%；当合并严重呼吸衰竭时，可采用经鼻/面罩无创机械通气或经气管插管行机械通气；在进行机械通气时，应注意避免正压通气对血流动力学的不利影响，如减少静脉回流、加重右心功能不全。应尽量避免做气管切开，以免在抗凝或溶栓过程中发生局部大出血。对合并休克或低血压的急性PTE患者，必须进行血流动力学监测，并予循环支持治疗。

（三）抗凝治疗

抗凝治疗是PTE和DVT的基础治疗手段，可以有效地防止血栓再形成和复发，同时发挥自身纤溶机制溶解已形成的血栓。目前应用的抗凝药物主要分为胃肠外抗凝药物和口服抗凝药物。

1. 胃肠外抗凝药物

（1）普通肝素（unfractionated heparin，UFH）　首选静脉给药，也可采用皮下注射方式给药。UFH可能会引起肝素诱导的血小板减少症（HIT），建议在应用UFH时监测血小板计数。对于需要进行再灌注治疗、有严重肾功能损害（肌酐清除率＜30ml/min）、严重肥胖的患者，推荐应用UFH。

（2）低分子肝素（low molecular weight heparin，LMWH）　必须根据体重指数给药，但对过度肥胖者或孕妇宜监测血浆抗Xa因子活性并据之调整剂量。LMWH由肾脏清除，对肾功能不全者慎用，需减量应用并监测血浆抗Xa因子活性。

（3）磺达肝癸钠　为选择性Xa因子抑制剂。应根据体质量给药，对肌酐清除率30~50ml/min患者，剂量应该减半。肌酐清除率＜30ml/min的患者禁用。

（4）阿加曲班　与凝血酶活性部位结合发挥抗凝作用，在肝脏代谢，药物清除受肝功能影响明显，可应用于HIT或怀疑HIT的患者。

（5）比伐卢定　为一种直接凝血酶抑制剂，作用短暂（半衰期25~30min）且可逆，可应用于HIT或怀疑HIT的患者。应根据肾功能调整剂量。

2. 口服抗凝药物　胃肠外初始抗凝治疗启动后，应根据临床情况及时转换为口服抗凝药物。

（1）华法林　华法林起始治疗时需与UFH/LMWH重叠应用4~5天，根据INR调节剂量，老年人的INR目标是维持在1.8~2.5。老年人对华法林的作用比较敏感，对华法林的剂量反应存在个体差异。华法林的主要副作用是出血。一旦发生出血事件应立即停用华法林，根据INR及出血的严重程度，可给予维生素K治疗，5~10mg/次。除维生素K外，联合凝血酶原复合物浓缩物或新鲜冰冻血浆均可起到快速逆转抗凝的作用。

（2）直接口服抗凝剂（DOAC）　主要包括直接Xa因子抑制剂与直接Ⅱa因子抑制剂。直接Xa因子抑制剂的代表药物是利伐沙班、阿哌沙班和艾多沙班等。直接Ⅱa因子抑制剂的代表药物是达比加群酯。与维生素K拮抗剂相比，DOAC治疗显著减少了颅内出血和致命性出血。

（四）急性PTE的溶栓治疗

溶栓治疗宜高度个体化，对有溶栓指征的病例宜尽早开始溶栓。在PTE起病48h内溶栓获益最大，但对于症状发生14天内的患者仍有效。溶栓应尽可能在PTE确诊的前提下慎重进行。

（五）急性PTE的介入治疗

急性PTE介入治疗的目的是清除阻塞肺动脉的栓子，以利于恢复右心功能并改善症状和生存率，主要适应证为肺动脉主干或主要分支大面积PTE并存在溶栓和抗凝治疗禁忌或经积极的内科治疗无效者。介入治疗包括：经导管碎解和抽吸血栓，或同时进行局部小剂量溶栓，可以快速恢复肺血流，改善血流动力学状况。介入治疗的并发症包括远端栓塞、肺动脉穿孔、肺出血、心脏压塞、心脏传导阻滞或心动过缓、溶血、肾功能不全以及穿刺相关并发症。

（六）急性PTE的手术治疗

肺动脉血栓切除术可作为全身溶栓的替代补救措施，适用于经积极内科或介入治疗无效的急性高危PTE。

五、预　防

对具备VTE危险因素的病例，宜根据临床情况采用相应预防措施。常采用的主要方法有机械预防措施（包括加压弹力袜、间歇序贯充气泵和下腔静脉滤器）和药物预防措施（包括小剂量肝素皮下注射、低分子肝素和口服抗凝剂）等。很多老年人因冠心病服用抗血小板药物如阿司匹林、氯吡格雷等，不推荐单独使用抗血小板药物预防VTE。对于长途旅行或久坐者，建议经常进行腓肠肌伸缩动作，促进静脉回流，同时增加饮水量，防止血液浓缩。对老年患者进行抗凝预防时，应注意评估治疗的益处和风险，并密切监测出血情况。

第5节　呼吸衰竭

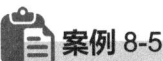

案例8-5

患者，男，82岁，主因"反复咳嗽咳痰15年，加重伴意识障碍2天"就诊。患者于15年前秋冬季咳嗽、咳白痰，持续至第二年春可完全缓解。2天前受凉后咳嗽加重，体温最高38℃，痰黄，伴活动后喘憋，家属发现呼之不醒送至急诊。间断双下肢水肿，服用利尿剂。既往：吸烟史50余年，30支/日。查体：T 38.1℃，P 85次/分，R 25次/分，BP 130/80mmHg。对声音有反应，无法对话。口唇发绀，球结膜水肿，颈静脉充盈，双肺可闻及散在哮鸣音，右下肺湿啰音，心腹未见异常；双下肢凹陷性水肿，病理征未引出。血常规 WBC 11.2×10^9/L，NE 78%；ABG：pH 7.28，$PaCO_2$ 84mmHg，PaO_2 55mmHg。

问题：患者目前最可能的诊断是什么？如何进行治疗？

呼吸衰竭（respiratory failure，RF）是指各种原因引起的肺通气和（或）换气功能严重障碍，使静息状态下亦不能维持足够的气体交换，导致低氧血症伴（或不伴）高碳酸血症，进而引起一系列病理生理改变和相应临床表现的综合征。呼吸衰竭是老年人的常见危重急症。

一、分　类

血气分析为呼吸衰竭的诊断依据，分为Ⅰ型或Ⅱ型呼吸衰竭，其诊断标准为：在海平面上静息状态下吸空气时，$PaO_2 < 60$mmHg（8kPa），$PaCO_2$正常或略低为Ⅰ型呼吸衰竭。$PaO_2 < 60$mmHg且$PaCO_2 > 50$mmHg（6.6kPa）时为Ⅱ型呼吸衰竭。

根据临床病程，老年人呼吸衰竭又可分为3种情况。

1. 急性呼吸衰竭　患者既往无慢性呼吸系统疾病，由于各种突发原因出现呼吸衰竭，起病急骤，病情发展迅速。患者通常有导致急性呼吸衰竭的疾病或诱因，如严重肺部感染、创伤、休克、溺水、中毒等，或有神经系统、神经肌肉疾病等病史。

2. 慢性呼吸衰竭　多见于慢性呼吸道疾病，如COPD、支气管哮喘等。由于发展相对缓慢，虽有缺氧或二氧化碳潴留，但通过机体代偿适应，仍能进行日常活动，亦称为代偿性慢性呼吸衰竭。

3. 慢性呼吸衰竭急性发作　慢性呼吸衰竭患者一旦并发呼吸道感染，或其他原因导致呼吸生理负担进一步加重，则引起失代偿，出现严重缺氧、二氧化碳潴留和酸中毒的临床表现，称为失代偿性慢性呼吸衰竭。

二、病因和发病机制

肺部疾病是引起老年人呼吸衰竭的最主要原因,如各种不同类型的肺炎、COPD急性加重、痰液阻塞及PTE等。另外,引起呼吸衰竭的还有肺外因素,如心力衰竭、营养不良、帕金森病、脑血管意外和痴呆等。

呼吸衰竭的基本异常是缺氧、伴或不伴二氧化碳潴留,各种病因通过肺通气不足、V/Q比例失调、弥散障碍、肺内动-静脉解剖分流增加、耗氧量增加五个主要机制,使通气和(或)换气过程发生障碍,导致呼吸衰竭。

三、病理生理

呼吸衰竭所致低氧血症和高碳酸血症对机体各器官系统均产生重要影响。在初始阶段,各系统脏器的功能和代谢发生一系列代偿性反应,以改善组织供氧、调节酸碱平衡、适应内环境的变化。当呼吸衰竭进入严重阶段时,则出现失代偿,表现为各系统脏器严重的功能和代谢紊乱直至衰竭。

四、临床表现

老年人呼吸衰竭的临床表现包括4个方面,即基础疾病、低氧血症、高碳酸血症及并发症。

低氧血症的主要临床表现为呼吸困难,但老年人有时不典型,特别是原有慢性呼吸衰竭的患者。皮肤、黏膜发绀是低氧血症的重要临床体征,但老年患者的皮肤色素沉着,周围循环差,血红蛋白含量降低等会干扰发绀程度的判断。

老年人以Ⅱ型呼吸衰竭多见,且易并发肺性脑病。早期二氧化碳轻度升高时患者表现以兴奋为主,出现头痛、躁动、情绪异常等;当二氧化碳继续升高,可出现嗜睡、昏睡甚至昏迷;有时肺性脑病昏迷可作为慢性呼吸衰竭急性加重的首发表现。

老年人脑、心、肺、血管、肝及肾对缺氧更为敏感,呼吸衰竭时更容易出现并发症。如患者容易出现胃纳差,因应激及上述因素容易导致上消化道出血;利尿剂的过度使用等导致老年患者容易出现复杂的水、电解质及酸碱失衡;容易出现多种类型的心律失常,甚至危及生命的恶性心律失常。

五、诊 断

老年人呼吸衰竭症状不典型,病情进展快,死亡率极高,故早期诊断、及时治疗是关键。

呼吸衰竭的诊断主要依据以下几点:①患者存在引起呼吸衰竭的原发病及基础疾病,如COPD、脑血管意外、呼吸中枢异常、吞咽功能障碍等;②患者出现以上与缺氧和二氧化碳潴留有关的临床表现;③血气分析是诊断呼吸衰竭的主要依据。

六、治 疗

治疗总体原则是在保证气道通畅的前提下,尽快纠正低氧血症、二氧化碳潴留和代谢功能紊乱,积极治疗原发病,去除诱发因素,严密监测和支持全身重要脏器功能。

(一)一般支持治疗

老年呼吸衰竭患者的营养支持治疗非常重要。尽可能通过胃肠道补充,对有吞咽障碍的患者应及时插胃管,经胃管补充营养液,既补充营养又减少误吸;对因各种原因不能肠内营养的患者亦可肠外营养;部分胃肠功能不良的患者可采用肠内与肠外相结合的方式。

(二)保持呼吸道通畅

1. 建立畅通的气道 对于所有呼吸衰竭患者而言,建立有效的气道是救治呼吸衰竭最重要的一环。老年人因呼吸肌无力,脑血管疾病延髓性麻痹,咳嗽反射差等原因会突发误吸或痰堵窒息,需紧急建立人工气道或床旁电子支气管镜吸出胃内容物或痰液。

2. 支气管扩张药物 应用支气管扩张药物对降低呼吸道阻力，保持呼吸道通畅十分重要。常用的支气管扩张药物有 $β_2$ 肾上腺素受体激动剂、抗胆碱能药、茶碱类等。

3. 稀化痰液、促进排痰 ①口服或静脉补液、雾化吸入均可达到补充水分的目的。静脉补液时要注意老年人心功能情况；②祛痰药物可酌情使用溴己新、氨溴索等。黏液溶解剂能直接作用于气道分泌物，特别是通过气道给药。尽量鼓励患者床旁适当活动以减少痰液聚积，无法下床活动的患者应减少长期卧床，可通过翻身拍背、体位引流、吸痰等方式，促进痰液排出。对无力排痰、呼吸道分泌物黏稠及壅塞的患者，当上述措施不能充分有效地引流气道内痰液时，应考虑建立人工气道。

4. 人工气道 包括气管插管和气管切开。在建立人工气道时，应注意减少并发症，如用电子支气管镜引导以减少盲目插管的创伤，有时可在气管切开前先行插入气管插管，清理气道并行一定时间机械通气，病情较为稳定后再行气管切开手术，使老年呼吸衰竭患者安全度过手术的机会增加。

（三）抗感染

有效控制呼吸道和肺部感染非常重要。对于感染病原体明确的患者应根据病原微生物结果进行抗感染治疗，病原微生物不明的患者应在取病原微生物培养标本后即刻经验性抗感染治疗，再按痰培养药敏试验结果加以调整。应尽早给予足量抗生素，必要时联合用药。

（四）氧疗

几乎所有老年呼吸衰竭患者都需要进行氧疗。若患者吸氧后 $PaCO_2$ 明显上升，而低氧血症无改善，则应考虑机械通气。COPD患者慢性呼吸衰竭符合以下条件时应行长期家庭氧疗：①慢性呼吸衰竭稳定期经过戒烟、胸部物理疗法和药物治疗后稳定状态的COPD患者，休息状态下存在低氧血症，即呼吸室内空气时，其 $PaO_2 < 55mmHg$（7.3kPa）或 $SaO_2 < 88\%$；②COPD患者其 PaO_2 为 55～60mmHg（7.3～8.0kPa）或 SaO_2 为88%，伴有继发性红细胞增多症（血细胞比容>0.55）、肺心病心力衰竭的临床表现及肺动脉高压也应进行长期氧疗。家庭氧疗每天要超过15h，SaO_2 达88%～92%。氧疗设备的选择由所需吸入氧浓度、不同吸入氧浓度潜在的副作用、患者的每分通气量决定。相比传统的给氧装置，经鼻高流量给氧在呼吸衰竭患者中的应用越来越多。

（五）内环境稳定及保持出入量平衡

老年呼吸衰竭患者的酸碱失衡类型复杂。呼吸性酸中毒是肺泡通气不足，二氧化碳潴留所致，只有增加肺泡通气量才能有效地纠正呼吸性酸中毒。呼吸性酸中毒合并代谢性碱中毒，后者常由应用机械通气时二氧化碳排出过快、补充较多碱性药物、长期应用糖皮质激素和大量利尿剂等所致。治疗上应首先预防或减少医源性因素，机械通气时通气量不要过大，使 $PaCO_2$ 渐缓下降。呼吸性酸中毒合并代谢性酸中毒时，后者由于缺氧、血容量不足、心功能障碍、周围循环不良等因素使固定酸如乳酸等增加，此时pH可明显降低而影响血压并导致心律失常，当pH<7.20时除提高通气量，纠正二氧化碳潴留外，可以考虑适量应用碱性药物，但应避免过多 $NaHCO_3$ 进入体内而加重二氧化碳潴留。呼吸性碱中毒时要去除过度通气的原因，充分给氧，必要时可予重复呼吸。

呼吸衰竭患者往往伴有电解质紊乱。低钾血症、低氯血症时表现为碱中毒。患者存在酸中毒时多为高钾血症或血钾水平不低，但随着酸中毒的纠正，则容易出现低钾血症。治疗过程中应密切监测电解质水平，根据具体病情变化做出相应调整。同时应加强液体管理，避免血容量不足或液体负荷过大，保证一定水平的红细胞比容以维持机体输送氧气能力。

（六）机械通气

机械通气是呼吸衰竭患者的重要治疗措施。根据病情需要选用无创机械通气或有创机械通气。在慢性阻塞性肺疾病急性加重早期给予无创机械通气可以缓解呼吸肌疲劳，防止呼吸功能不全加重，减少后期气管插管率,改善预后。

1. 无创正压通气(non-invasive positive pressure ventilation,NPPV) 对于有自主呼吸,患者神志清楚,治疗合作,血流动力学稳定,没有误吸风险及气道分泌物过多或排痰困难,无消化道大出血等的老年呼吸衰竭患者,首选无创正压通气治疗。无创正压通气主要适合于轻、中度呼吸衰竭的患者。

2. 有创正压通气(invasive positive pressure ventilation,IPPV) 老年呼吸衰竭患者有机械通气的适应证,但存在无创正压通气的禁忌证或经无创正压通气治疗后失败应尽早进行气管插管有创正压通气治疗。

(李 虹 孙 丹)

第9章 老年消化系统疾病

第1节 胃食管反流病

> **案例 9-1**
>
> 患者，女，62岁，间断反酸、胃灼热2年，餐后、夜间明显，偶有声音嘶哑，不伴咽痛、腹痛、嗳气、恶心、呕吐等症状，大便如常。查体：一般情况好。心肺腹检查未见异常。
>
> 问题：1. 患者目前最可能的诊断是什么？
> 2. 为确诊需要进一步做哪些检查？
> 3. 如何进行治疗？

胃食管反流病（gastroesophageal reflux disease，GERD）是一种由胃、十二指肠内容物反流至食管引起的反流相关症状和（或）并发症的一组疾病，典型症状包括胃灼热、反流，不典型症状包括恶心或呕吐、嗳气、胸痛或腹痛、消化不良、慢性咳嗽、声音嘶哑等。胃食管反流病依据有无内镜下可见的食管黏膜损伤，分为非糜烂性反流病（non-erosive reflux disease，NERD）和反流性食管炎（reflux esophagitis，RE）。内镜检查食管正常，但有胃食管反流症状和依据的患者属于非糜烂性反流病，占胃食管反流病的60%左右。内镜检查见典型的食管炎症改变的患者属于反流性食管炎。

一、病因与发病机制

胃食管反流病与不良的生活方式密切相关，肥胖、高脂饮食、饮酒、吸烟等均会促进反流症状的发生，同时增龄也是胃食管反流病的危险因素之一。胃食管反流病的病理机制包括胃食管交界处功能与结构障碍。

1. 抗反流功能减弱 食管下括约肌（lower esophageal sphincter，LES）指食管与胃交界线上3～5cm范围内存在的高压区，正常状态下LES产生的压力带可阻止胃内容物反流回食管。一过性食管下括约肌松弛（transit LES relaxation，TLESR）指非吞咽情况下LES自发松弛，是胃食管反流病的重要机制。薄荷、巧克力、咖啡等食品均可能引起LES功能障碍，同时老年人常使用的多种药物可导致LES压力下降，包括硝酸酯类、钙离子拮抗剂、茶碱、三环类抗抑郁药、抗胆碱能药、苯二氮䓬类药物等。食管裂孔疝是胃食管反流发生的重要因素，随着年龄增长食管裂孔疝患病率增加，食管裂孔疝的大小与胃食管反流病的严重程度有关，直径＞3cm的食管裂孔疝与严重反流性食管炎相关。

2. 食管清除能力降低 随着年龄增长，食管无效收缩的比例增加，吞咽后食管蠕动波传导速度减慢，唾液分泌减少，食管廓清能力下降。

3. 食管黏膜屏障功能降低 老年患者食管黏膜细胞分泌的碳酸氢盐减少，导致食管黏膜化学屏障减弱。吸烟、饮酒、应用药物（非甾体抗炎药、双膦酸盐等）可以刺激和损伤食管黏膜，引起化学性食管炎。

4. 自主神经功能异常 胃肠道自主神经功能损伤可导致胃食管反流病发病风险增高，如帕金森病导致胃肠道受累、伴有神经病变的2型糖尿病等。

二、临床表现

胃食管反流病最常见的临床表现包括典型的胃灼热、反流症状。在老年胃食管反流病患者中，典型的胃灼热、反流症状发生率低，且症状严重程度与内镜下食管损伤程度不平行，而胸痛、上腹烧灼感、嗳气、吞咽困难、食欲缺乏、呕吐、贫血、体重减轻等不典型症状相对多见。

食管外症状如咽喉部异物感、频繁清嗓、慢性咳嗽、声音嘶哑、咽部不适等，在老年胃食管反流病患者中发生率也较非老年患者高。老年患者可能因严重并发症如消化道出血或吸入性肺炎、慢性咳嗽、哮喘等食管外并发症就诊，需加以重视。对于仅有喉部症状、慢性咳嗽等食管外症状者在确诊胃食管反流病前应排除其他病因。

三、辅助检查

（一）内镜检查

根据内镜检查结果可将胃食管反流病分为反流性食管炎和非糜烂性反流病，常采用洛杉矶食管炎分级评估反流性食管炎食管黏膜受损的严重程度。老年人胃食管反流病症状与疾病严重程度不相符，对初诊患者如无内镜检查禁忌证，应首选进行内镜检查，以获得客观诊断依据，筛查早期肿瘤和癌前病变，除外反流性狭窄，同时可根据内镜下反流性食管炎严重程度分级进行个体化治疗。对于存在报警症状（如吞咽困难、吞咽痛、出血、贫血、体重减轻）的患者，应及时进行内镜检查。对质子泵抑制剂（proton pump inhibitor，PPI）试验治疗无效的患者进行诊断性内镜检查，最好在停用PPI 2～4周后进行。

洛杉矶标准常用于反流性食管炎内镜诊断和分级（图9-1），国外共识认为洛杉矶B级食管炎是胃食管反流病的有效证据。我国采用洛杉矶食管炎分级评估胃食管反流病的严重程度。

A级：1条或1条以上食管黏膜损伤，且长度＜5mm。
B级：1条或1条以上食管黏膜损伤，黏膜破损无融合，黏膜破损长度＞5mm。
C级：黏膜破损相互融合，病变范围少于食管周径的75%。
D级：黏膜破损相互融合，病变范围达食管周径的75%以上。

反流性食管炎的病理变化包括复层鳞状上皮细胞增生，固有层中性粒细胞浸润，黏膜固有层向上皮腔面延长，病变区域上皮坏死脱落，缺损处有炎性纤维素膜覆盖，其下炎性细胞浸润，病变发展可见溃疡经黏膜层扩展到黏膜下层，可有肉芽组织形成。

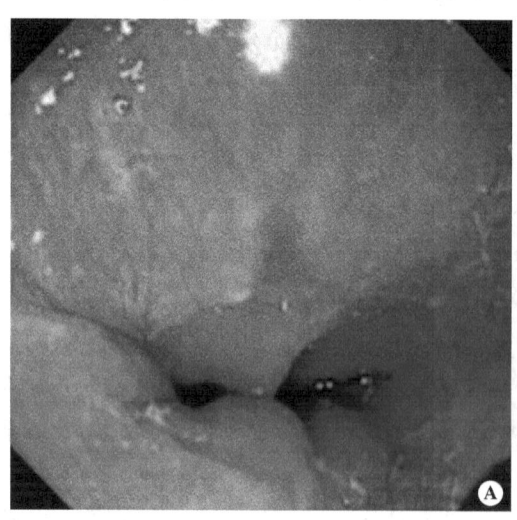
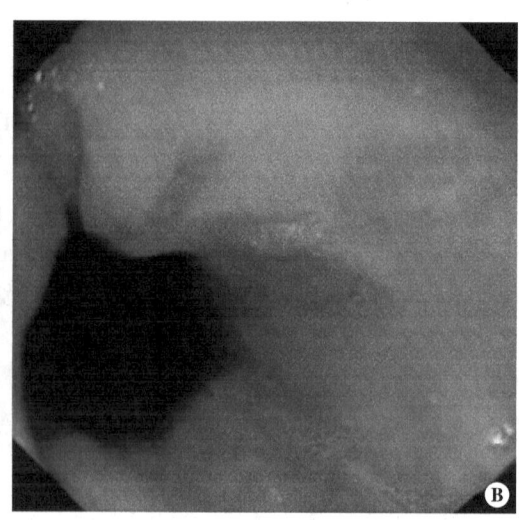

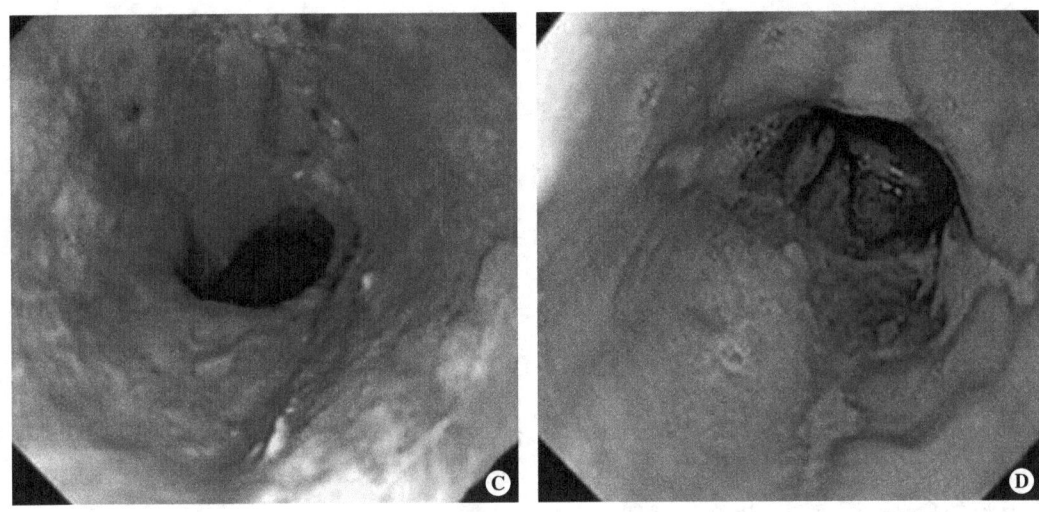

图9-1 洛杉矶食管炎分级评估
A.洛杉矶食管炎分级A级；B.洛杉矶食管炎分级B级；C.洛杉矶食管炎分级C级；D.洛杉矶食管炎分级D级

（二）食管反流监测

对于有典型反流症状但内镜检查正常、症状不典型、药物治疗无效或拟行抗反流手术的患者，尤其是对于PPI诊断试验无应答且内镜检查结果为阴性的疑诊胃食管反流病患者，应考虑行食管反流监测。对于未使用PPI的患者，可进行单纯的食管pH测定，对于已使用PPI的患者，应进行食管pH-阻抗监测，以明确胃食管反流病的诊断和指导治疗。

食管反流监测最主要的指标为酸暴露时间百分比（acid exposure time，AET），即24h内食管pH＜4的时间百分比。里昂标准将AET≥6.0%作为胃食管反流病的诊断标准。国内专家共识推荐采用AET＞4.2%作为异常酸反流的标准。食管反流监测可采用导管式监测（通常为24h）或胶囊式监测（最长可达96h）。相对于24h及48h pH测定，96h有着更好的诊断意义，尤其是对于24h监测接近但尚未达到诊断标准的患者，延长检测时间常能提供更多诊断依据。但无线pH监测目前尚未普及，导管式监测仍然是较为普遍的选择。

（三）高分辨率食管测压法

尽管高分辨率食管测压（high resolution esophageal manometry，HREM）检查无法诊断胃食管反流病，但可以发现食管形态和动力异常，如食管裂孔疝、TLESR、胃食管交界处低压、食管无效收缩等病因，并能够排除食管其他动力障碍性疾病和严重的食管体部蠕动失败等内镜下抗反流手术禁忌证，是抗反流内镜下治疗和外科手术前的常规评估手段。

（四）食管钡剂造影

食管钡剂造影不属于胃食管反流病常规检查，可用于食管裂孔疝、胃食管结合部流出道梗阻的筛查以及抗反流手术前评估。

四、诊 断

同时具有典型胃灼热、反流症状和（或）食管外症状，且无报警症状的患者，可行PPI诊断性试验。方法为标准剂量PPI、2次/天，疗程为2周，伴食管外症状患者的疗程需≥4周，以最后1周症状完全缓解，或仅有1次轻度症状作为治疗有效的标准。PPI诊断性试验有效的患者可经验性诊断为胃食管反流病。

对于PPI试验阴性或具有"报警症状"的患者，应完善胃镜检查，老年患者也应首选进行内镜检查。如内镜下表现符合反流性食管炎典型表现，则可明确诊断。如内镜检查阴性，应进行食管反流监测,根据24h食管pH监测结果分为3种情况:①存在食管异常酸暴露,则符合胃食管反流病诊断;②AET在正常范围,但超过50%的胃灼热症状与生理性酸反流相关,即症状指数阳性,则为食管酸敏感;③胃灼热症状与酸反流无关,则为功能性胃灼热。

五、治　疗

胃食管反流病治疗目标为缓解症状,愈合食管炎症,提高生活质量,预防复发和并发症。治疗方式包括生活方式调整,药物治疗、内镜治疗和外科治疗。

(一) 生活方式调整

生活方式调整是胃食管反流病基础治疗手段,PPI治疗联合生活方式干预的胃食管反流病症状缓解率显著高于单纯PPI治疗。减肥、戒烟、抬高床头等方法能够有效改善胃食管反流病症状、提高药物治疗成功率。日常生活应注意避免进餐后平卧、避免过度负重、避免穿着紧身衣、限制咖啡因或乙醇等加重反流的食品、睡前2~3h避免进食。

(二) 药物治疗

1. 抑酸剂　主要包括组胺H_2受体阻断剂、PPI和钾离子竞争性酸阻滞剂(potassium-competitive acid blocker,P-CAB)。组胺H_2受体阻断剂通过竞争性可逆结合H_2受体,抑制胃酸分泌。PPI通过共价结合壁细胞活化态的质子泵,不可逆地抑制质子泵的活性,进而抑制胃酸分泌。P-CAB则通过竞争性结合活化和非活化态的质子泵中的钾离子,可逆地抑制质子泵的活性,进而抑制胃酸分泌。PPI和P-CAB是治疗胃食管反流病首选药物。PPI在缓解胃食管反流病症状、愈合糜烂性食管炎方面的疗效优于组胺H_2受体阻断剂。P-CAB属于新型抑酸剂,不受人体内细胞色素P450酶同工酶2C19基因代谢型的影响,药物相互作用小。

需警惕长期使用抑酸药物治疗可能导致小肠细菌过度生长,机会性感染、骨质疏松相关骨折、慢性肾病、某些维生素和矿物质缺乏及痴呆等。使用PPI需考虑其与地西泮、华法林、甲氨蝶呤、氯吡格雷等药物的相互作用,使用P-CAB可能出现药物相关高胃泌素血症。

2. 抗酸剂　可直接快速中和胃酸,升高胃内pH。临床上常用的抗酸剂有氢氧化铝、铝碳酸镁、海藻酸盐等。短期使用抗酸剂有助于快速缓解反流、胃灼热症状。

3. 促动力药　对于胃食管反流病患者不推荐单独使用促胃动力药,在抑酸药物基础上联合促动力药能够改善症状。常见胃肠促动药包括多巴胺D_2受体拮抗剂如甲氧氯普胺,胃动素受体激动剂如红霉素及其类似物,外周性多巴胺D_2受体拮抗剂如多潘立酮,选择性5-羟色胺4受体激动剂如莫沙必利,具有多巴胺D_2受体阻滞和乙酰胆碱酯酶抑制双重作用的伊托必利,以及5-羟色胺4受体激动剂和多巴胺受体拮抗剂如西尼必利。胃肠促动药联合抑酸药物对缓解胃食管反流病患者的症状可能有效,但对内镜下的黏膜愈合无促进作用。

4. 黏膜保护剂　包括硫糖铝、枸橼酸铋钾和铝碳酸镁,能够在受损黏膜表面形成保护膜以隔绝消化液侵蚀,有利于受损黏膜愈合。

(三) 内镜治疗和外科治疗

胃食管反流病的内镜治疗包括内镜下射频消融术、经口无切口胃底折叠术、经口内镜下贲门缩窄术、内镜下抗反流黏膜切除术。外科治疗主要包括胃底折叠术和磁环括约肌增强术。手术治疗是药物疗效差的难治性胃食管反流病在除外其他病因并且存在反流证据情况下的治疗选择。腹腔镜下胃底折叠术效果确切、创伤小,被应用于治疗反流性食管炎和食管裂孔疝,是目前最优选的抗反流手术方式。内镜下射频消融术能够缓解症状,长期疗效可靠。内镜下抗反流黏膜切除术短期疗效较好,远期疗效有待验证。磁环括约肌增强术可作为腹腔镜下胃底折叠术的替代方案。

第2节 慢性胃炎

> **案例 9-2**
>
> 患者，男，72岁，上腹胀5年，偶有上腹痛，餐后明显，程度无变化。无反酸、胃灼热、嗳气、恶心、呕吐等症状。大便如常。查体：一般情况好，结膜无苍白。心肺腹检查未见异常。
>
> 问题：1. 患者目前最可能的诊断是什么？为确诊需要进一步做哪些检查？
> 　　　2. 写出其诊断依据。
> 　　　3. 如何进行治疗？

慢性胃炎（chronic gastritis）是由各种病因导致的胃黏膜慢性炎症，主要由幽门螺杆菌感染所引起，是老年人的多发病，患病率随年龄增长而增高，但具体患病率不确切。

一、病因和分类

老年人慢性胃炎常见病因为幽门螺杆菌感染、长期服用非甾体抗炎药（NSAID）和（或）阿司匹林等药物、胆汁反流及其他生物理化因素、衰老也可加重胃黏膜萎缩的发生。自身免疫因素在自身免疫性胃炎发病中起主要作用，该类型胃炎在我国较少见。

可根据病因、胃黏膜病理变化和胃炎分布范围等相关指标进行分类。基于病因，可将慢性胃炎分为幽门螺杆菌胃炎和非幽门螺杆菌胃炎；基于病理所见，可将慢性胃炎分为慢性萎缩性胃炎和慢性非萎缩性胃炎，其中慢性萎缩性胃炎又分成自身免疫性萎缩性胃炎（A型胃炎）和多灶性萎缩性胃炎（B型胃炎）；基于胃炎分布范围，可将慢性胃炎分为胃窦为主胃炎、胃体为主胃炎和全胃炎。

二、临床表现

老年人慢性胃炎无特异性临床表现。症状主要表现为上腹痛、腹胀、早饱感，与消化不良症状谱相似，这些症状无节律性，进食可加重或减轻。部分患者内镜检查结合病理符合慢性胃炎诊断，但并无消化不良症状。症状的严重程度与内镜所见及病理组织学分级并不完全一致。慢性胃炎患者症状可能与心理应激、睡眠障碍、焦虑抑郁情绪等有关。自身免疫性萎缩性胃炎患者可出现缺铁性贫血、恶性贫血等。体征多不明显。

三、检查与诊断

诊断主要依赖内镜检查及胃黏膜活检病理组织学检查，确诊应以病理组织学为依据，实验室检查有助于明确病因，辅助诊断。

（一）内镜检查及诊断

常规采用白光内镜进行慢性胃炎诊断。放大内镜能将局部病变黏膜放大10～100倍，指导病变黏膜活检，提高癌前病变诊断率。

1. 白光内镜　老年人慢性胃炎内镜下表现为黏膜炎性改变。慢性非萎缩性胃炎内镜下可见黏膜红斑、出血点或斑块，黏膜粗糙可伴有黏膜水肿、充血渗出等基本表现（图9-2）。慢性萎缩性胃炎内镜下可见黏膜红白相间，以白相为主，皱襞变平甚至消失，部分黏膜血管显露（图9-3）；可伴有黏膜颗粒或结节状等表现。

2. 放大内镜及染色内镜　放大内镜可显示胃黏膜微小结构并指导活检。染色内镜通过将染料喷洒至所需观察的胃黏膜表面，或处理光谱信息，提高内镜下诊断与病理检查的符合率。

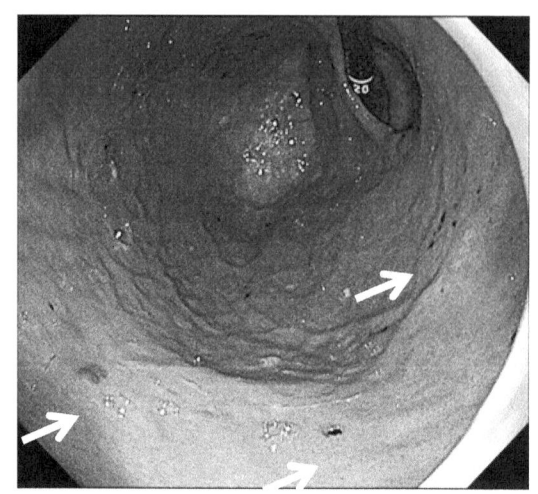

图9-2 慢性非萎缩性胃炎（胃底），黏膜出血点（箭头所示）

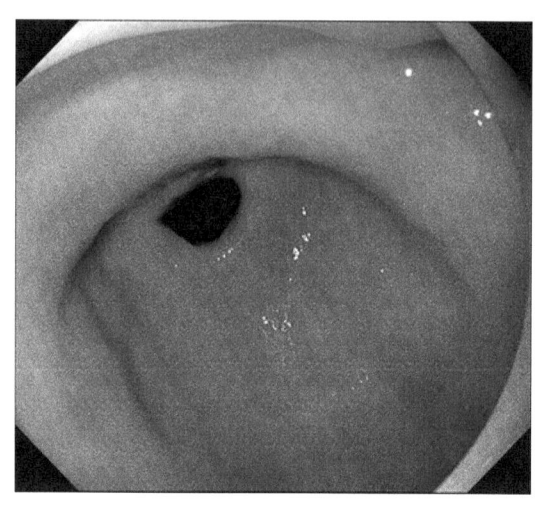

图9-3 慢性萎缩性胃炎（胃窦）

（二）病理诊断

组织学病理活检对慢性胃炎的诊断至关重要，应根据病变情况和需要进行活检。

1. 慢性胃炎病理诊断　应包括部位分布特征和组织学变化程度。

2. 老年人慢性萎缩性胃炎诊断　活检病理显示固有层腺体萎缩，即可诊断为萎缩性胃炎。萎缩性胃炎早期黏膜萎缩呈灶性分布，只要有一块活检组织病理显示固有腺体减少或萎缩，即可诊断为萎缩性胃炎。

3. 癌前病变的病理表现　癌前病变包括萎缩、肠化和上皮内瘤变，上皮内瘤变分为低级别和高级别，高级别上皮内瘤变胃癌危险性更高。萎缩和肠化范围越广，发生胃癌的危险性越高。

（三）实验室检查

幽门螺杆菌检测主要用于病因诊断，血清胃蛋白酶原和胃泌素检查有助于判断萎缩的部位和程度，自身抗体等检测有助于A型胃炎的诊断。

1. 幽门螺杆菌检测　多数老年人可能已错过了最佳干预时间，因此老年人（尤其是80岁以上的老年人）应根据患者胃黏膜病变情况、年龄、预期寿命及患者的意愿等因素综合评估确定是否行幽门螺杆菌检测。具体检测方法见本章第3节消化性溃疡部分。

2. 血清胃蛋白酶原Ⅰ和Ⅱ、胃泌素-17的检测　有助于老年人慢性萎缩性胃炎的诊断，判断萎缩的部位和程度。血清胃蛋白酶原Ⅰ、血清胃蛋白酶原Ⅰ/血清胃蛋白酶原Ⅱ值还可用于胃癌高危人群的筛查。

3. 自身抗体及维生素 B_{12} 水平的检测　怀疑A型胃炎的患者应检测血清抗胃壁细胞抗体、抗内因子抗体和血清胃泌素以明确诊断，同时检测血红蛋白、血清铁和铁蛋白、维生素 B_{12} 有助于指导后续治疗。

四、治　疗

老年人慢性胃炎的治疗目的是缓解症状和改善黏膜组织学异常，部分无症状慢性非萎缩性胃炎患者，可以不治疗。慢性萎缩性胃炎应注意预防其恶变。有症状患者应尽可能针对病因，遵循个体化原则进行治疗。

1. 个体化调整　改善饮食、生活习惯，如养成细嚼慢咽习惯，避免过多饮用咖啡、大量饮酒和长期大量吸烟。少食盐渍、烟熏或不新鲜的食物。

2. 避免黏膜损伤　如根治幽门螺杆菌及针对胆汁反流和非甾体抗炎药的药物损伤做相应处理。老年人（尤其是80岁以上的老年人）是否应根除幽门螺杆菌以预防胃癌的发生，应根据患者胃黏膜病变情况、年龄、预期寿命及患者的意愿等因素综合评估确定。

3. 黏膜保护 是老年人慢性胃炎的常用治疗方法，应加强对长期服用非甾体抗炎药或伴有胆汁反流患者的黏膜防御（药物包括替普瑞酮、铝碳酸镁、瑞巴派特等）。

4. 改善症状 可选用促动力药、抑酸剂或抗酸剂、消化酶制剂等，伴明显精神心理因素的老年慢性胃炎患者可用抗抑郁药或抗焦虑药治疗。

五、预后和随访

1. 预后 慢性胃炎可持续存在，多数无症状。幽门螺杆菌相关性胃炎可出现消化性溃疡。慢性萎缩性胃炎常合并肠化，少数出现上皮内瘤变，经历长期演变，少数病例可发展为胃癌。

2. 随访 老年人慢性萎缩性胃炎病理组织学有中-重度萎缩并伴有肠化的患者应每年随访一次，无肠化或上皮内瘤变的患者可酌情延长随访时间。存在低级别上皮内瘤变者应每6个月随访一次，高级别上皮内瘤变应视病情及患者状况，酌情采用内镜下治疗或手术治疗。

第3节 消化性溃疡

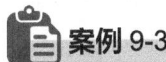
案例 9-3

患者，女，64岁，间断上腹痛1个月，夜间疼痛明显，疼痛程度可忍受，伴恶心、腹胀、纳差。无反酸、胃灼热、呕吐等症状。大便如常。查体：一般情况好，心肺检查未见异常，腹软，上腹部轻压痛，余腹部查体正常。

问题：1. 患者目前最可能的诊断是什么？为确诊需要进一步做哪些检查？
2. 写出其诊断依据。
3. 如何进行治疗？

消化性溃疡（peptic ulcer，PU）是指胃肠道黏膜被胃酸/胃蛋白酶消化形成的溃疡。消化性溃疡最常发生在胃（胃溃疡）和十二指肠球部（十二指肠溃疡）。与糜烂等浅表性黏膜缺损不同，溃疡黏膜缺损超过黏膜肌层，严重者甚至达到或超过固有肌层。

一、病因、发病机制和分类

消化性溃疡最终形成是胃酸及胃蛋白酶"自身消化"所致。主要与胃、十二指肠黏膜的损伤因素和黏膜防御修复因素之间失衡有关，这种失平衡可能是由于侵袭因素增强，防御/修复因素减弱，或两者都有。可根据溃疡发生部位、病因等进行分类。

1. 根据发生部位分类 消化性溃疡可发生于食管、胃及十二指肠，也可发生于胃-空肠吻合口附近，或含有胃黏膜的梅克尔（Meckel）憩室内。其中胃溃疡和十二指肠溃疡最常见。老年人胃溃疡的发生率高于十二指肠溃疡。

2. 根据病因分类 可分为幽门螺杆菌相关性和非幽门螺杆菌相关性溃疡；非甾体抗炎药相关性和非非甾体抗炎药相关性溃疡。

3. 特殊类型消化性溃疡 主要有复合性溃疡（胃和十二指肠同时存在活动性溃疡）、难治性溃疡（正规治疗后，经内镜检查确定未愈合或愈合缓慢、频繁复发的溃疡）、吻合口溃疡。

二、临床表现

老年消化性溃疡患者临床表现不典型，可无明显症状或仅有轻微症状。疼痛无规律，食欲减退、恶心、呕吐、体重减轻、贫血等症状可能较为突出。

1. 腹痛 多位于上腹中部,后壁溃疡可放射至背部。疼痛严重程度、性质不一,典型的十二指肠溃疡疼痛常在两餐之间或餐前发生,进食或服用抗酸剂后可缓解,可发生夜间疼痛;胃溃疡疼痛多在餐后1h内出现,1～2h后逐渐缓解。

2. 并发症表现为首发症状 如上消化道出血(呕血、黑便等)、穿孔(剧烈腹痛)、幽门梗阻(恶心、呕吐等)、癌变为首发症状。

3. 其他症状 反酸、嗳气、胃灼热、上腹饱胀、恶心、呕吐、食欲减退等消化不良症状,但缺乏特异性。

4. 体征 缺乏特异性体征。在溃疡活动期,多数患者有上腹部局限性轻压痛。少数患者可因慢性失血或营养不良而出现贫血。

三、诊 断

单纯依靠临床表现难以做出准确诊断,内镜检查及胃黏膜活检病理组织学检查是诊断消化性溃疡的主要方法,既往史、用药史及实验室检查可以帮助明确病因,影像学检查可以帮助评价并发症。

内镜下消化性溃疡可分为3个病期,其中每一病期又可分为2个阶段(图9-4)。

1. 活动期(active stage,A) 溃疡基底部蒙有白色或黄白色厚苔,周边黏膜充血、水肿(A1期),或周边黏膜充血、水肿开始消退,四周出现再生上皮所形成的红晕(A2期)。

2. 愈合期(healing stage,H) 溃疡缩小变浅,苔变薄,四周再生上皮所形成的红晕向溃疡围拢,黏膜皱襞向溃疡集中(H1期);或溃疡面几乎被再生上皮所覆盖,黏膜皱襞更加向溃疡集中(H2期)。

3. 瘢痕期(scar stage,S) 溃疡基底部的白苔消失,呈现红色瘢痕(S1期),最后转变为白色瘢痕(S2期)。

活动性溃疡的病理分为4层:炎症层、坏死层、肉芽组织层和瘢痕层。

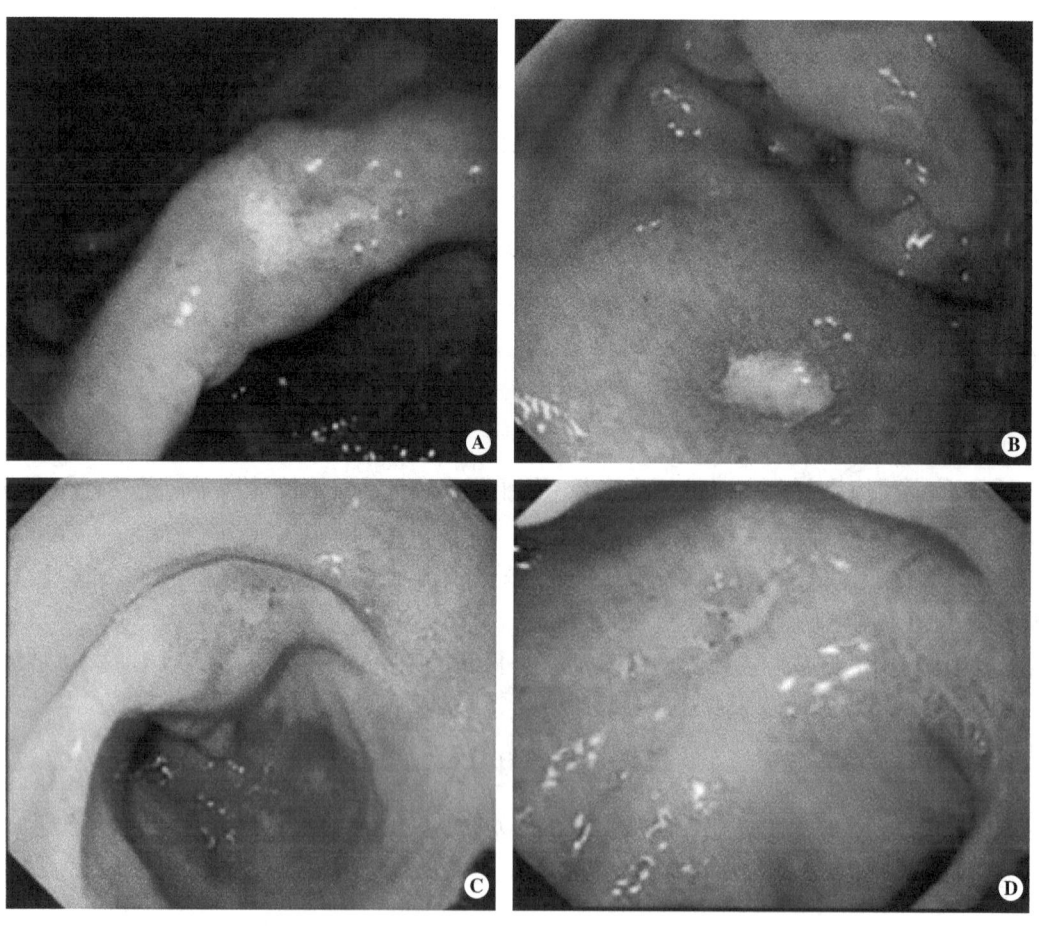

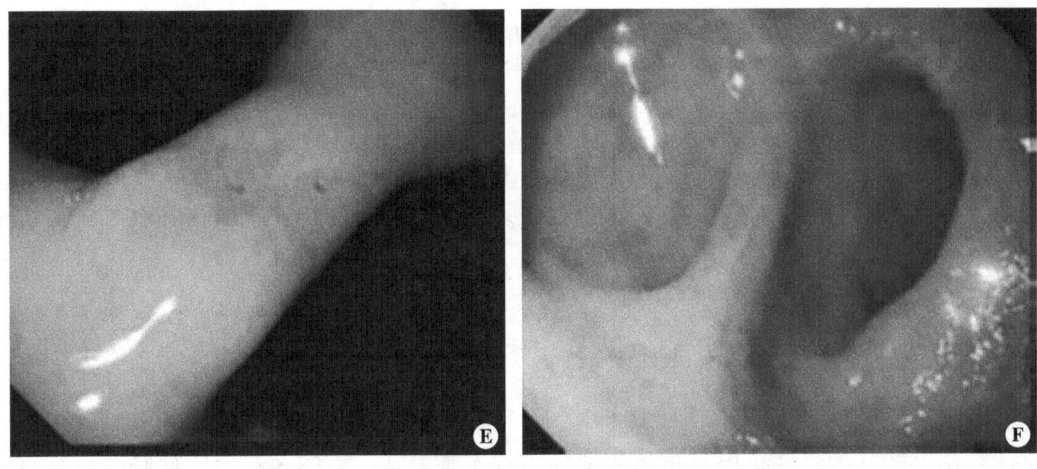

图 9-4 消化性溃疡各分期表现
A. A1期；B. A2期；C. H1期；D. H2期；E. S1期；F. S2期

四、治　疗

消化性溃疡的治疗目的是祛除病因（根除幽门螺杆菌，尽可能停服阿司匹林或其他非甾体抗炎药、戒烟等），消除症状，愈合溃疡，防止溃疡复发和避免并发症。

1. 生活方式干预　作息规律，避免过度劳累和精神紧张。戒烟酒，按时进餐，清淡饮食，避免辛辣食物及刺激性饮料。应尽可能停服非甾体抗炎药，若因病情无法停用，应选择替代方案。

2. 抑制胃酸分泌　目前临床上常用的抑制胃酸分泌药物有质子泵抑制剂（PPI）、钾离子竞争性酸阻滞剂（P-CAB）和H_2受体拮抗剂（H_2-RA）三大类。PPI抑制胃酸分泌作用比H_2-RA更强，且作用持久，是治疗消化性溃疡的首选药物，需餐前30min服用。P-CAB具有起效更快、抑酸更持久、服用不受进餐影响等特点。治疗溃疡的疗程，通常十二指肠溃疡为4～6周，胃溃疡为6～8周。

3. 黏膜保护治疗　胃黏膜保护剂主要包括内源性和外源性黏膜保护剂。内源性黏膜保护剂包括米索前列醇、瑞巴派特、替普瑞酮等。外源性黏膜保护剂包括铝碳酸镁、硫糖铝、铋剂等。胃黏膜保护剂不用于消化性溃疡的一线治疗，多用于与PPI联合治疗。

4. 根除幽门螺杆菌　①铋剂四联方案：即1种PPI/P-CAB和1种铋剂联合阿莫西林、克拉霉素、呋喃唑酮、甲硝唑、左氧氟沙星及四环素等抗菌药物中的两种，组成四联疗法。选择已知耐药率低的抗菌药物（如阿莫西林、四环素、呋喃唑酮、克拉霉素）可获得高根除率。疗程推荐为14天。②高剂量双联方案：阿莫西林（3.0g/d，如1.0g，3次/天或0.75g，4次/天）联合PPI（双倍标准剂量2次/天或标准剂量4次/天）或P-CAB（标准剂量2次/天）。推荐疗程14天。根除疗程结束4周后需确定幽门螺杆菌是否根除，可采用非侵入方法，如尿素呼气试验。该试验前4周应停用PPI，否则会有假阴性结果。

5. 阿司匹林和其他非甾体抗炎药所致溃疡　可使用PPI等抑酸剂作为一线治疗方案，并在充分权衡利弊后决定是否使用相关药物。

五、预后和随访

1. 预后　药物治疗的进展极大地改善了消化性溃疡预后。目前消化性溃疡死亡率已降至1%以下，死亡的主要原因是大出血或急性穿孔，尤其是发生于老年和（或）伴有其他严重疾病的患者，应重视病情评估和监测。

2. 随访　需个体化随访，幽门螺杆菌感染者治疗后，停药4周行尿素呼气试验，明确幽门螺杆菌是否根除。胃溃疡患者需要1年内胃镜随访以证实溃疡愈合，并排除恶性溃疡可能。

第4节 缺血性肠病

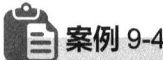

案例9-4

患者,女,68岁,左下腹痛1周,为绞痛,伴腹泻,偶有血便,腹痛餐后明显,程度逐渐加重,有恶心。无呕吐、反酸、胃灼热、嗳气等症状。近1周进食减少。查体:体温37.4℃,精神弱,心肺检查未见异常,腹软,左下腹压痛,无反跳痛、肌紧张。

问题:1. 患者目前最可能的诊断是什么?为确诊需要进一步做哪些检查?
2. 写出其诊断依据。
3. 如何进行治疗?

缺血性肠病是动脉粥样硬化以及年龄相关的内脏血管异常,由于各种原因使肠壁血流灌注不良,引起肠缺血损害的综合征。结肠脾曲及直肠乙状结肠交界处、右半结肠是结肠缺血的好发部位。老年人动脉硬化性疾病、糖尿病、高血压的患病率增加,使得老年缺血性肠病更为多见。缺血性肠病分为急性肠系膜缺血、慢性肠系膜缺血和结肠缺血。本节主要介绍急性肠系膜缺血及结肠缺血。

一、急性肠系膜缺血

急性肠系膜缺血是指突发的小肠灌注不足,可能由动脉血供发生闭塞性或非闭塞性梗阻、静脉流出道梗阻所致。如果未及时治疗,该过程将迅速进展为危及生命的肠坏死。

急性肠系膜缺血有非闭塞性和闭塞性两种类型。急性非闭塞性肠系膜缺血通常是由心输出量低或使用血管收缩剂引起的血供减少导致。闭塞性肠系膜缺血又可进一步细分为肠系膜动脉栓塞、肠系膜动脉血栓形成及肠系膜静脉血栓形成。

(一)临床表现

主要表现为剧烈上腹痛或脐周痛而无相应的体征,伴频繁呕吐和腹泻,可伴有血便;部分患者可出现肠梗阻;重症患者可出现溃疡及穿孔。三分之一的患者会出现腹痛、发热和血便(或便隐血阳性)三联征。

急性肠系膜动脉栓塞的特点在于突发性疼痛,通常与心房颤动有关;急性肠系膜血栓形成的疼痛则相对较缓和,常表现为阵发性腹部绞痛,伴有体重减轻、餐后腹痛的病史(提示与慢性肠系膜局部缺血有关)、"进食恐惧"等;肠系膜静脉血栓形成常出现于中年患者,具有数天的症状,程度较轻,与血液高凝状态、肝硬化、严重的胰腺炎、腹部创伤或晚期恶性肿瘤有关;急性非闭塞性肠系膜缺血特征并不明显,常发生于危重患者,易漏诊。

(二)辅助检查

1. 实验室检查 结果不具特异性。最常见的异常检查结果是血白细胞计数、血乳酸水平和血浆D-二聚体升高。

2. 影像学检查 急性肠系膜缺血的X线表现并不具有特异性;B超诊断对操作者的要求较高,且易受肠积气、水肿的影响;多层螺旋CT扫描对早期诊断具有较高的价值,肠系膜CTA为影像学首选检查,可提示肠道不可逆的缺血(肠道扩张和肠壁增厚,内脏增强影像的减弱甚至消失,肠壁及门静脉积气等)和腹腔内存在的游离气体。

(三)诊断

根据动脉粥样硬化、心房颤动、充血性心力衰竭等危险因素,结合临床表现、实验室检查及影像学检查可以确诊。

(四)治疗

1. 一般治疗 确诊急性肠系膜缺血后,应立即进行液体复苏、抗凝、应用血管扩张剂减轻肠系膜血管痉挛及预防性使用抗生素等。

2. 介入及手术治疗 ①肠系膜动脉栓塞及肠系膜动脉血栓形成的患者,早期进行血管内介入治疗,以争取更好的预后,介入术后继续抗凝治疗。对于腹膜炎的患者应进行积极剖腹探查,开展多学科诊治。②肠系膜静脉血栓的患者无腹膜炎或病情未见持续恶化条件下,通常选择抗凝等保守治疗,必要时考虑手术。③急性非闭塞性肠系膜缺血时,治疗重点在于尽可能纠正根本病因,改善肠系膜灌注。坏死肠道应及时切除。

二、结肠缺血(缺血性结肠炎)

结肠缺血,曾被称为缺血性结肠炎,多见于老年人群,是老年人下消化道出血主要病因之一。常由于结肠血管非闭塞性血流减少,结肠缺血-再灌注损伤,结肠细胞功能障碍、完整性破坏。结肠缺血可导致不同程度的结肠损伤,包括可逆的结肠病变(黏膜下和黏膜内的出血和水肿)、一过性结肠炎(以结肠溃疡为主)、慢性结肠炎乃至结肠狭窄、坏疽和全结肠炎等。

(一)临床表现

结肠缺血的临床症状以腹痛、腹泻、血便最常见。有腹痛伴(血性)腹泻的老年患者都应警惕结肠缺血的可能。腹痛常为急性痉挛样疼痛,轻至中等程度,伴有强烈便意,排鲜红或暗红色血便或血性腹泻。还可能有进食量减少、腹胀、恶心、呕吐表现。查体可表现出缺血部位不同程度的压痛,以左侧中下腹部较为常见。

(二)辅助检查

1. 实验室检查 尚无早期诊断结肠缺血的特异性指标,血浆D-二聚体、粪便检测、乳酸水平等,有助于评估病情严重程度与预后。

2. 影像学检查 腹盆腔CT扫描应作为临床怀疑老年人结肠缺血的首选检查。CT扫描可显示结肠缺血所致的肠壁损伤征象(肠壁增厚、水肿、拇指纹征、肠腔扩张、靶征、肠壁环周性渗出),可明确肠缺血受累的部位和范围。腹部超声对肠壁损伤及肠系膜血管检查有参考价值。结肠镜是结肠缺血诊断的重要方法,对于血流动力学稳定且无穿孔、坏疽等检查禁忌者,应尽早行结肠镜检查(48h内)。结肠镜检查所见的出血性结节样改变是结肠缺血早期内镜下一种典型表现。病变界线清楚以及沿结肠纵向的线形溃疡,有助于结肠缺血与其他疾病鉴别。

(三)诊断及分型

根据临床危险因素、表现及辅助检查可明确诊断。根据临床表现分为轻、中、重度。轻中度患者常为可逆性病变(结肠黏膜可恢复正常),而重度、慢性节段性或狭窄型病变为不可逆性病变(结肠黏膜无法恢复正常)。症状持续2周以上预示可能发生急性并发症或不可逆性病变,如坏疽、穿孔、慢性结肠炎和狭窄。

(四)治疗

轻中度结肠缺血的老年患者,可予祛除病因、补充容量、应用扩血管药物、对症治疗、预防感染等处理。节段性、非坏疽型结肠缺血患者心脏来源栓塞更常见,有心血管疾病基础的结肠缺血的老年患者在权衡出血和血栓风险后,可视情况进行抗凝治疗。出现肠坏疽或孤立性右半结肠缺血以及全结肠缺血合并腹膜炎、结肠狭窄等病情严重者,应考虑外科手术切除病变肠管。慢性结肠狭窄时可考虑内镜下扩张或支架植入。

第5节 消化道出血

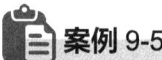

案例 9-5

患者，男，73岁，3天前无明显诱因出现黑便，为柏油样不成形大便，一天2～3次，每次量约100ml，每次如厕后起身时头晕明显，间断有黑矇，每次大约10s以上后可以缓解，无视物旋转，伴乏力、心悸，无恶心、呕吐，无腹痛、反酸、胃灼热。查体：体温37.5℃，脉搏118次/分，呼吸22次/分，血压80/50mmHg。精神弱，贫血貌，心肺查体未见异常。腹软，上腹轻压痛，无反跳痛及肌紧张，肠鸣音8次/分。

问题：1. 患者目前最可能的诊断是什么？为确诊需要进一步做哪些检查？
2. 写出其诊断依据。
3. 如何进行治疗？

消化道出血根据出血部位分为上消化道出血和下消化道出血。上消化道出血是指屈氏韧带以上的出血，包括食管、胃、十二指肠，以及胆囊、胰腺等病变引起的出血。下消化道出血是屈氏韧带以下的出血，包括小肠、结直肠病变引起的出血。急性大出血是指消化道短时间内大量出血，表现为呕血、黑便、便血及周围循环衰竭，是临床常见的危急重症。隐性消化道出血是指仅粪便隐血试验阳性和（或）缺铁性贫血，而肉眼观察不到粪便异常。

一、上消化道出血

（一）病因

上消化道出血最常见的病因是消化性溃疡、食管胃底静脉曲张破裂出血、急性糜烂出血性胃炎和胃癌。除了上消化道疾病及门静脉高压所致的食管胃底静脉曲张，上消化道邻近器官疾病（如胆囊出血、胰腺炎脓肿破裂出血等）、全身性疾病（如血液病、结缔组织病、应激相关胃黏膜损伤等）也可以引起上消化道出血。

（二）临床表现

上消化道出血的临床表现主要取决于出血速度及出血量。

1. 呕血和黑便 是上消化道出血的特征性表现。上消化道出血一般均有黑便或柏油样便，若出血量大，血液在肠道内停留时间短，粪便可呈暗红色。如出血部位在幽门以上、出血较多、速度快，常有呕血或咖啡色胃内容物，也可呕鲜血或血块。

2. 失血性周围循环衰竭 表现为头晕、心悸、乏力，突然起立时发生晕厥、肢体发冷、心率加快、血压偏低等。多见于短时间内出血量>1000ml患者。

3. 发热 可出现低热，持续3～5天降至正常。

（三）诊断

1. 上消化道出血诊断的确立 根据呕血、黑便和失血性周围循环衰竭的临床表现，呕吐物或粪便隐血试验阳性，血红蛋白浓度、红细胞计数、血细胞比容下降，血尿素氮升高等实验室检验结果，可作出上消化道出血的诊断。需除外消化道以外的出血，如呼吸道、口鼻咽喉的出血，以及除外食物（如动物血、铁剂、铋剂等药物）等影响。

2. 判断出血严重程度及周围循环状态 成人上消化道出血每日5ml，粪便隐血试验可呈阳性；每日出血量50～100ml，可出现黑便；每日出血量400～500ml，可出现全身症状，如头晕、心悸、乏力等；短时间内出血量>1000ml，可出现周围循环衰竭表现。对于循环状态的判断应放在首位，并做出相应的紧急处理。

3. 判断出血是否停止　不能以黑便作为继续出血的指标。临床上出现下列情况需考虑出血继续或再出血：①反复呕血，或黑便次数增多、粪质稀薄，伴有肠鸣音亢进；②周围循环衰竭表现经充分补液、输血无明显改善，或暂时好转后又恶化；③血红蛋白浓度、红细胞计数与红细胞比容继续下降、网织红细胞计数持续增高；④补液和尿量足够的情况下，血尿素氮持续或再次增高；⑤胃管吸出物有较多鲜血。

4. 病因诊断　①病史、症状、体征为病因诊断提供重要线索。②内镜检查是关键，在出血后12~48h内进行。③经常规内镜检查不能明确病因的持续或反复发作的出血，称不明原因消化道出血。可考虑行肠系膜上动脉CTA检查、腹盆部CT检查、胶囊内镜或小肠镜检查等明确病因。④凝血功能、肝肾功能、肿瘤标志物检查等有助于病因诊断。

5. 危险性预测　①高龄患者；②有严重的伴随疾病的患者（心、肺、肝、肾功能不全，脑血管意外等）；③休克、血红蛋白浓度低、需要输血的患者；④无肝肾疾病但血尿素氮、血肌酐或血清转氨酶升高的患者；⑤胃镜检查见到消化性溃疡活动性出血，或近期出血征象。

（四）治疗

上消化道大出血病情急重，可能危及生命，需积极进行液体复苏，维持循环稳定。

1. 一般急救措施　卧位休息，保持呼吸道通畅，避免窒息，活动性出血期间禁食。老年患者进行心电监护。观察呕血、黑便情况。监测血红蛋白浓度、红细胞计数、网织红细胞等。

2. 补充血容量　立即建立快速静脉通道，建议留置中心静脉导管。常用液体包括0.9%氯化钠注射液、平衡液、全血或其他血浆代用品。根据失血的多少在短时间内输入足量液体，以纠正循环血量的不足。下列情况时可输血，紧急时输液、输血同时进行：①收缩压＜90mmHg，或较基础收缩压降低幅度＞30mmHg；②血红蛋白＜70g/L，血细胞比容＜25%；③心率增快（＞120次/分）。对于老年患者，需要注意调整输液量及输液速度，避免因输液输血过快过多引起的肺水肿。对于血流动力学不稳定的患者，液体复苏要优先于内镜止血治疗。

3. 止血治疗　食管胃底静脉曲张破裂大出血的止血措施包括：①血管活性药物，如生长抑素类似物、垂体后叶素（心血管疾病禁用）等；②气囊压迫术；③内镜治疗，如内镜下注射硬化剂止血，内镜下套扎治疗等；④急诊手术；⑤介入治疗。

非静脉曲张性上消化道大出血的止血措施包括：①抑制胃酸分泌的药物，常规使用质子泵抑制剂，急性出血予静脉途径给药；②内镜下止血治疗，起效迅速、疗效确切；③内科积极治疗仍大量出血不止的患者，需考虑手术治疗；④介入治疗，对内镜止血失败或外科手术风险过大的患者，介入血管造影有助于明确出血的部位与病因，必要时可行栓塞治疗。

二、下消化道出血

（一）病因

下消化道出血的定义为屈氏韧带以远的肠道出血，包括小肠出血和结直肠出血。老年患者小肠出血的常见病因有缺血性肠病、非甾体抗炎药相关性溃疡、肿瘤等。老年患者结直肠、肛门出血的常见病因有痔、结肠肿瘤、结肠缺血、结肠血管扩张、结肠病变治疗术后出血等。服用非甾体抗炎药、抗栓药物也是结直肠出血的重要病因。

（二）临床表现

主要表现为血便或黑便，根据出血的不同部位、出血量及出血速度，便的颜色有所差别。血色鲜红，附着于粪便表面多为肛门、直肠、乙状结肠病变；便后滴血或喷血多为痔或肛裂；右侧结肠出血为暗红色，停留时间长可呈柏油样；小肠出血与右侧结肠出血相似，但更易呈柏油样便；黏液脓血便多见于菌痢、溃疡性结肠炎；大肠癌特别是直肠、乙状结肠癌有时也可以出现黏液脓血便。可伴随有发热、腹痛等症状。

体格检查需注意有无皮疹、紫癜、毛细血管扩张、浅表淋巴结肿大；腹部查体需注意腹部压痛及腹部包块；常规检查肛门直肠，注意痔、肛裂、瘘管，直肠指检有无肿块。

（三）诊断

根据症状体征、实验室检验及影像学检查多数可以确诊，特殊情况需手术探查。

1. 实验室检查 血尿便常规及肝肾功能等检查。怀疑结核的患者需做结核菌素试验；怀疑全身疾病的患者做相应检查。

2. 影像学检查 ①结肠镜检查是诊断结直肠及回肠末端病变的首选检查方法。②核素扫描或选择性血管造影须在活动性出血时进行。③小肠镜和胶囊内镜检查可直接观察十二指肠及空肠、回肠的出血病变。④CT小肠造影对小肠占位性病变及黏膜病变有诊断价值，CT小肠血管造影对急性小肠出血的诊断价值较高。

3. 手术探查 对各种检查不能明确出血灶，持续大出血危及患者生命的情况，需手术探查。

（四）治疗

下消化道出血的基本处理原则为快速评估，稳定血流动力学，定位及定性诊断，按需治疗。治疗措施包括支持治疗、药物治疗、内镜下治疗、血管栓塞治疗及外科治疗等。

1. 支持治疗 同上消化道出血一般急救措施及补充血容量。

2. 药物治疗 出血病变部位不明或病变弥漫，不适用内镜治疗、手术治疗或血管造影栓塞治疗和治疗无效者，可考虑采用药物治疗。①生长抑素及其类似物和沙利度胺对小肠出血有一定疗效。②结直肠出血常用的止血药物有生长抑素、垂体后叶素、凝血酶、去甲肾上腺素等，但目前尚无确切证据证实药物治疗的效果。

3. 内镜下治疗 急诊结肠镜如发现出血病灶，可行内镜下止血。

4. 动脉栓塞治疗 适用于下消化道活动性出血，尤其是常规内科止血治疗无效者。

5. 紧急手术治疗 小肠肿瘤、经保守治疗无效的大出血、小肠穿孔、小肠梗阻和不明原因的小肠反复出血等是手术治疗的指征。

（李嘉欣 李月元）

第10章 老年内分泌代谢疾病

第1节 糖尿病

> **案例 10-1**
>
> 患者，男，68岁，在做午饭时出现四肢发软、伴有心慌、出汗、头晕不适，否认胸痛等。既往2型糖尿病6年，服用二甲双胍0.5g tid，格列美脲2mg qd治疗，2个月前糖化血红蛋白6.0%，高血压病史4年，服用福辛普利10mg qd治疗。查体：BP110/65mmHg，P100次/分，R18次/分，神志清楚，结膜无苍白。心肺腹检查未见明显异常，双下肢无水肿。
>
> 问题：1. 患者目前最可能的诊断是什么？为确诊应当即刻完成的检查是什么？
> 2. 写出其诊断依据。
> 3. 如何进行治疗？

糖尿病（diabetes mellitus，DM）是由遗传和环境因素共同引起的一组以慢性高血糖为主要特征的临床综合征。胰岛素缺乏和胰岛素作用障碍单独或同时引起糖类、脂肪、蛋白质、水和电解质等代谢紊乱。糖尿病可导致酮症酸中毒、高渗性高血糖状态、乳酸酸中毒等急性并发症和慢性并发症，最终导致器官功能障碍和衰竭。

一、分型

1. 1型糖尿病（type 1 diabetes mellitus，T1DM） 病理生理学特征是胰岛B细胞数量显著减少和消失导致的胰岛素分泌显著下降或缺失。包括经典的T1DM、成人隐匿性自身免疫性糖尿病（latent autoimmune diabetes in adults，LADA）和特发性T1DM。

2. 2型糖尿病（type 2 diabetes mellitus，T2DM） 病理生理学特征为胰岛素调控葡萄糖的代谢能力下降（胰岛素抵抗）伴随胰岛B细胞功能缺陷所导致的胰岛素分泌不足（或相对减少）。约95%以上的老年患者是T2DM，其中约70%具有老年后发病、血糖逐步升高、胰岛素抵抗多于胰岛素分泌不足的临床特点。

3. 特殊类型糖尿病 涉及胰岛B细胞功能遗传性缺陷、胰岛素靶细胞遗传性缺陷、胰腺相关疾病、内分泌腺疾病及药物或化学品所致，感染性、免疫性、遗传性等多种病因学相对明确的糖尿病。

二、临床表现

老年糖尿病可分为老年前患病（约占30%）及进入老年后患病（约占70%）两部分人群。老年糖尿病以餐后血糖升高为多见，与进入老年前已患病者比较，老年后患糖尿病者更多表现为有明显胰岛素抵抗和胰岛素代偿性高分泌的慢性发病过程，更多伴有心血管病风险因素、多种因素所致的肾功能损害，而较少糖尿病视网膜病变。

老年综合征是老年糖尿病人群中常见的与增龄相关的疾病组合，包括智能、体能的缺失，自伤和他伤防护能力的下降，跌倒和骨折风险的增加，认知障碍、抑郁、尿失禁和疼痛等。这些都对老年糖尿病患者的自我管理带来负面影响。

三、诊　　断

采用WHO 1999年的糖尿病诊断标准，即根据空腹血糖、随机血糖或口服葡萄糖耐量试验后2h血糖作为糖尿病诊断的主要依据，无糖尿病典型临床症状时必须重复检测以确认诊断。

老年糖尿病诊断标准为：典型糖尿病症状（烦渴多饮、多尿、多食、不明原因体重下降）加上随机静脉血浆葡萄糖≥11.1mmol/L；或加上空腹静脉血浆葡萄糖≥7.0mmol/L；或加上葡萄糖负荷后2h静脉血浆葡萄糖≥11.1mmol/L。无糖尿病典型症状者，须改日复查确认（表10-1）。WHO建议在条件具备的国家和地区采用糖化血红蛋白（glycated hemoglobin A1c，HbA1c）≥6.5%作为糖尿病的诊断切点。国内符合要求的实验室检测的HbA1c也可以作为糖尿病的诊断指标。

表10-1　老年糖尿病诊断标准

诊断标准	静脉血浆葡萄糖
典型糖尿病症状（烦渴多饮、多尿、多食、不明原因的体重下降）	—
加上随机血糖	≥11.1mmol/L
或加上空腹血糖	≥7.0mmol/L
或加上葡萄糖负荷后2h血糖	≥11.1mmol/L
或加上HbA1c	≥6.5%
无典型糖尿病症状者，须改日复查确认	—

注：随机血糖指不考虑上次用餐时间，一天中任意时间的血糖，不能用来诊断空腹血糖受损或糖耐量异常；空腹状态是指至少8h没有进食热量；糖化血红蛋白在符合标准化测定要求的实验室进行检测。

四、并发症和合并症

（一）急性并发症

非酮症高渗性高血糖状态、糖尿病酮症酸中毒、乳酸酸中毒、低血糖是老年T2DM患者严重的急性并发症。老年T2DM患者由于渴感减退，烦渴多饮等症状不典型，容易出现脱水，可出现非酮症高渗性高血糖状态，甚至糖尿病非酮症高渗性昏迷等并发症。感染、心脑血管事件、外伤等也是非酮症高渗性高血糖状态发生的主要诱因。

（二）慢性并发症

T2DM伴发的大血管并发症包括动脉粥样硬化性心血管疾病、脑血管疾病、外周动脉粥样硬化闭塞症、心力衰竭等。T2DM是心血管疾病的独立危险因素，且老年T2DM常伴发心血管疾病危险因素，如高血压、血脂异常等。心血管疾病是死亡的最主要原因。对于老年T2DM患者应该至少每年评估心血管疾病的危险因素。糖尿病下肢动脉病变是发生糖尿病足溃疡、截肢的重要危险因素。建议对老年T2DM患者至少每年1次常规进行下肢动脉疾病的筛查。

T2DM伴发的微血管并发症包括糖尿病视网膜病变、糖尿病肾病及糖尿病周围神经病变等。糖尿病肾病是我国终末期肾病的主要原因。建议每3～6个月筛查1次尿蛋白、肌酐、肾小球滤过率。糖尿病视网膜病变是导致成人失明的主要原因，建议每年进行1次免散瞳眼底检查。糖尿病周围神经病变是足溃疡、截肢的危险因素，建议每年进行1次神经病变筛查，如采用10g单丝检查法识别保护性感觉缺失，结合踝反射、针刺痛觉、振动觉、温度觉筛查糖尿病周围神经病变。

（三）合并症

老年T2DM患者常伴发多种恶性肿瘤，包括但不限于肝细胞癌、肝胆管癌、胰腺癌、乳腺癌、子宫内膜癌、胃肠道恶性肿瘤等。建议对初诊老年T2DM患者进行肿瘤相关筛查，之后应每年进行1次筛查。老年T2DM患者肌少症患病率高，是引起患者衰弱的重要原因。建议对初诊老年T2DM患者进行肌少症和衰弱的评估，之后应每年进行1次评估。老年T2DM患者是骨质疏松性骨折的高危人群。建议对老年T2DM患者进行骨折风险的评估与干预，之后应每年进行1次评估。老年T2DM患者认知功能障碍发生率明显增加。认知功能障碍可增加老年T2DM患者低血糖事件风险，而低血糖也可增加痴呆风险。建议每年进行评估，尽早识别认知功能障碍。

五、治　疗

生活方式治疗是老年糖尿病的基础治疗，所有的老年糖尿病患者均应接受生活方式治疗。

（一）营养治疗

营养治疗是糖尿病治疗的基础，应贯穿于糖尿病治疗的全程。首先应对老年糖尿病患者的营养状态进行评估。老年糖尿病患者应适度增加蛋白质摄入，以富含亮氨酸等支链氨基酸的优质蛋白质摄入为主。健康的老年人需摄入蛋白质1.0～1.3g/（kg·d），合并急慢性疾病的老年患者需摄入蛋白质1.2～1.5 g/（kg·d），而合并肌少症或严重营养不良的老年人至少摄入蛋白质1.5 g/（kg·d）。进食糖类同时摄入富含膳食纤维的食物可以延缓血糖升高，减少血糖波动，改善血脂水平。对于长期食物摄入不均衡的老年糖尿病患者还需注意补充维生素和矿物质。

（二）运动治疗

运动是预防和治疗老年糖尿病的有效方法之一，以规律运动为主的生活方式干预可以改善糖尿病患者的胰岛素抵抗。老年糖尿病患者开始运动治疗前需要根据病史、家族史、体力活动水平以及相关的医学检查结果等进行运动风险评价，并通过心肺耐力、身体成分、肌肉力量和肌肉耐力、柔韧性以及平衡能力等多项测试对老年患者的运动能力进行评估，为运动治疗方案的制订提供依据。此外，老年患者常需要服用多种药物，应指导患者合理安排服药时间和运动时间的间隔，并评估运动对药物代谢的影响，避免运动相关低血糖、低血压等事件发生。

老年糖尿病患者首选的运动是中等强度的有氧运动，运动能力较差者，可选择低强度有氧运动，具体形式包括快走、健身舞、韵律操、骑自行车、水中运动、慢跑等。抗阻训练可通过哑铃、弹力带等器械进行抗阻训练，也可以采用自身重量练习（如俯卧撑或立卧撑），应加强下肢肌力训练，以预防和延缓老年性肌少症。老年糖尿病患者常伴有平衡能力下降等问题，加强柔韧性与平衡能力训练可以增强平衡能力，交替性单脚站立、走直线都是增强平衡能力的有效方法，瑜伽、太极拳、五禽戏和八段锦练习也可以提高协调性及平衡能力。增强下肢肌力和平衡能力可以降低老年糖尿病患者跌倒风险，增加运动的依从性。

（三）降糖药物治疗

药物治疗的原则包括：①优先选择低血糖风险较低的药物；②选择简便、依从性高的药物，降低多重用药风险；③权衡获益风险比，避免过度治疗；④关注肝肾功能、心脏功能、并发症及合并症等因素；⑤不推荐衰弱的老年患者使用低血糖风险高、明显降低体重的药物。

1. 二甲双胍　是国内外多个指南和（或）共识推荐的老年T2DM患者的一线降糖药物之一。对于老年患者应小剂量起始（500mg/d），逐渐增加剂量，最大剂量不应超过2550mg/d。重度感染、外伤以及存在可造成组织缺氧疾病（如失代偿性心力衰竭、呼吸衰竭等）的老年患者禁用二甲双胍。二甲双胍会增加老年糖尿病患者维生素B_{12}缺乏的风险，需在用药后定期监测维生素B_{12}水平。

2. 磺脲类药物 常用的磺脲类药物主要有格列本脲、格列齐特、格列吡嗪、格列喹酮和格列美脲。磺脲类药物降糖疗效明确，但易致低血糖及体重增加，长效磺脲类药物上述不良反应更常见，老年患者应慎用。磺脲类药物是老年T2DM患者的三级推荐降糖药物。

3. 格列奈类药物 主要有瑞格列奈、那格列奈。格列奈类药物降糖效果与磺脲类药物相近，体重增加的风险相似，而低血糖风险较低。该类药物需餐前15min内服用，格列奈类药物主要经肝脏代谢，是老年T2DM患者的二级推荐降糖药物，肾功能不全的老年患者使用瑞格列奈，无须调整剂量。

4. α-糖苷酶抑制剂 主要有阿卡波糖、伏格列波糖、米格列醇。α-糖苷酶抑制剂通过抑制小肠α-糖苷酶活性，延缓糖类的分解、吸收，从而降低餐后血糖。适用于高糖饮食结构和餐后血糖升高的糖尿病患者，是老年T2DM患者的二级推荐降糖药物。该类药物的常见不良反应包括腹胀、腹泻、排气增多等胃肠道反应。该类药物单独使用时低血糖风险较低，若出现低血糖应使用葡萄糖升糖，食用淀粉等糖类升糖效果差。

5. 噻唑烷二酮类（thiazolidinedione，TZD） 是胰岛素增敏剂，通过增加骨骼肌、肝脏及脂肪组织对胰岛素的敏感性发挥降糖作用。目前常用的TZD类有罗格列酮、吡格列酮，是老年T2DM患者的三级推荐降糖药物。单独使用时不易诱发低血糖，但与胰岛素或胰岛素促泌剂联用时可增加患者低血糖风险。

6. 二肽基肽酶Ⅳ抑制剂（dipeptidyl peptidase Ⅳ inhibitor，DPP-4i） 通过抑制DPP-4酶活性提高内源性胰高血糖素样肽-1（glucagon-like protein 1，GLP-1）的水平，葡萄糖浓度依赖性地促进内源性胰岛素分泌，抑制胰高血糖素分泌，降低血糖。该类药物单独应用时一般不出现低血糖，对体重影响中性，胃肠道反应少，较适用于老年患者，是老年T2DM患者的一级推荐降糖药物。目前在国内上市的DPP-4i为西格列汀、维格列汀、沙格列汀、利格列汀和替格列汀等，其中利格列汀、替格列汀可用于任何肾功能状态的老年患者，无须调整药物剂量。若怀疑患者出现胰腺炎，应停止使用本类药物。

7. 钠-葡萄糖共转运蛋白2抑制剂（sodium-glucose cotransporter 2 inhibitor，SGLT2i） 通过抑制近端肾小管SGLT2的活性增加尿葡萄糖排泄，从而达到降糖作用。该类药物对老年患者有效且耐受性可，极少发生低血糖。SGLT2i具有降低血压、减轻体重的作用，特别是减少内脏脂肪，具有明确的心血管及肾脏获益，是老年T2DM患者的一级推荐降糖药物，推荐作为合并动脉粥样硬化性心血管疾病或高危因素、心功能不全及慢性肾脏病的老年患者首选用药。SGLT2i常见的不良反应为泌尿生殖系统感染、血容量减少等，也有酮症酸中毒的报告，应用此类药物应关注患者的血压，衰弱患者应用此类药物应慎重。我国目前批准临床使用的SGLT2i包括达格列净、恩格列净、卡格列净、艾托格列净和恒格列净。当以降糖为目的时，eGFR＜45ml/(min·1.73m^2)不建议使用达格列净，eGFR＜30ml/(min·1.73m^2)不推荐使用恩格列净。

8. 胰高血糖素样肽-1受体激动剂（glucagon-like peptide-1 receptor agonist，GLP-1RA） 通过与GLP-1受体结合发挥作用，以葡萄糖浓度依赖的方式促进胰岛素分泌和抑制胰高血糖素分泌降低血糖，并能延缓胃排空，抑制食欲中枢，减少进食量，兼具减轻体重、降低血压和调脂的作用，单独应用时低血糖发生风险低。GLP-1RA对合并动脉粥样硬化性心血管疾病或高危因素的患者是一级推荐降糖药物。目前国内上市的GLP-1RA有艾塞那肽、利拉鲁肽、利司那肽、度拉糖肽、贝那鲁肽、洛塞那肽和司美格鲁肽，均需皮下注射。主要的不良反应为恶心、呕吐、腹泻、食欲减退等胃肠道不良反应，且有延缓胃排空的作用，需警惕诱发或加重老年T2DM患者的营养不良、肌少症以及衰弱。

9. 胰岛素 老年T2DM患者在生活方式和非胰岛素治疗的基础上，血糖控制仍未达标，可加用胰岛素治疗。在起始胰岛素治疗前，需要充分考虑老年糖尿病患者的整体健康状态、血糖升高的特点和低血糖风险等因素，权衡患者获益风险比。起始胰岛素治疗时，首选基础胰岛素、双胰岛素或基础胰岛素/GLP-1RA复方制剂，用药方便。选择基础胰岛素时，应选择血药浓度较平稳的剂型，并在早上注射，以减少低血糖（尤其是夜间低血糖）的发生风险。

10. 全新作用机制的降糖药物 过氧化物酶体增殖物激活受体（peroxisome proliferator activated receptor，PPAR）泛激动剂是新一代的非TZD胰岛素增敏剂，能同时激活PPAR-α、γ、δ亚型受体，提高胰岛素敏感性从而降低血糖，代表药物为西格列他钠。葡萄糖激酶激活剂（glucokinase activator，GKA）可以通过葡萄糖依赖的方式调节葡萄糖激酶活性，改善血糖调节稳态，发挥降糖作用，代表药物为多格列艾汀。

六、健康教育

老年糖尿病患者通常病程较长，并发症、伴发病多，应结合每位老年糖尿病患者的特点进行个体化的健康教育。教育内容应包括糖尿病的病因、疾病进展、临床表现、糖尿病的危害、糖尿病急慢性并发症的识别和处理、个体化治疗目标、生活方式干预、各类药物的特点、临床药物选择及使用方法、如何进行血糖监测等。应加强对患者本人、家庭成员及看护者、社区相关人员的健康教育，使其正确了解疾病相关知识，避免过于激进或者过于宽松的血糖管理，从而提高老年糖尿病患者的生活质量。

第2节 甲状腺功能亢进症

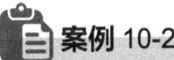

案例 10-2

患者，女，62岁，乏力伴心悸、易怒2个月，活动后气短、不能平卧1周，伴有体重下降8kg，夜间阵发性呼吸困难。查体：BP 140/60mmHg，P 98次/分，双肺底湿啰音，心界左大，HR 132次/分，第一心音强弱不等，腹平，肠鸣音正常，双下肢可凹性水肿。

问题：1. 患者目前最可能的诊断是什么？为确诊需要进一步做哪些检查？
2. 写出其诊断依据。
3. 如何进行治疗？

甲状腺功能亢进症（hyperthyroidism）是指甲状腺体不适当地持续合成和分泌过多甲状腺激素而引起的内分泌疾病，简称甲亢。甲状腺毒症（thyrotoxicosis）是指任何原因导致血液循环系统甲状腺激素过多的一组临床综合征，甲亢是其中病因之一。

一、病因与发病机制

老年内源性甲亢的常见病因是格雷夫斯病（Graves disease）、毒性多结节性甲状腺肿及高功能腺瘤，其他少见病因包括垂体促甲状腺激素瘤和滋养细胞层肿瘤及转移的分化型甲状腺癌。碘充足地区老年人甲亢的病因主要是格雷夫斯病，碘缺乏地区老年人甲亢主要是毒性多结节性甲状腺肿。

二、临床表现

老年人甲亢起病隐袭，缺乏典型的高代谢症状。心血管相关症状常为首发和主要表现，如心悸、心房颤动、收缩压增高、脉压增宽、心力衰竭及在冠心病基础上诱发的心绞痛。老年甲亢患者心房颤动更易导致栓塞性脑卒中。老年甲亢患者易发生心力衰竭，其中一半为左心室功能不全。老年人"淡漠型甲亢"更常见，表现为明显消瘦、心悸、腹泻、厌食，严重时神志淡漠、嗜睡甚至神志错乱。甲亢易引起老年人注意力减退、情绪和认知改变。

格雷夫斯眼病发病高峰在50～60岁，但60岁以上男性患者更易出现视神经病变。老年甲亢患者吸烟、病程长、游离甲状腺素（FT_4）水平高是发生格雷夫斯眼病的危险因素。

甲状腺危象也称为甲亢危象，表现为甲亢症状的急骤加重和恶化，多发生于未治疗或治疗不充分的甲亢患者，常见诱因有感染、手术、创伤、精神刺激等。老年患者常缺乏高热、大汗、心率增加等典型的高代谢症状，更多表现为淡漠型危象，特征是极度虚弱和情绪冷漠；体温升高不明显；可发生充血性心力衰竭、肝衰竭、脑梗死、急性腹痛、癫痫、脑卒中、昏迷及休克。

三、辅助检查

（一）甲状腺功能评估指标

1. 促甲状腺激素（TSH）测定 临床甲亢、亚临床甲亢和非甲亢性甲状腺毒症患者TSH均低于正常值下限。

2. 甲状腺激素测定 在一般情况下，临床甲亢患者血清总三碘甲腺原氨酸（TT_3）、游离T_3（FT_3）、血清总甲状腺素（TT_4）、游离T_4（FT_4）均升高，T_3型甲亢仅TT_3、FT_3升高，亚临床甲亢患者甲状腺激素水平正常。

（二）甲状腺自身抗体

1. 促甲状腺激素受体抗体（TRAb）测定 格雷夫斯病患者TRAb阳性率达80%～100%，对诊断、判断病情活动及评价停药时机有一定意义，并且是预测复发的最重要指标。

2. 甲状腺过氧化物酶抗体（TPOAb）和甲状腺球蛋白抗体（TgAb）测定 格雷夫斯病患者可见TPOAb、TgAb阳性；如同时存在桥本甲状腺炎，TPOAb、TgAb多呈高滴度阳性。

（三）影像学检查

1. 超声检查 格雷夫斯病患者甲状腺弥漫性或局灶性回声减低，在回声减低处，血流信号明显增加，呈"火海征"。甲状腺上动脉和腺体内动脉流速增快、阻力减低。甲状腺自主高功能腺瘤患者的甲状腺结节体积一般＞2.5cm，边缘清楚，结节内血流丰富。毒性结节性甲状腺肿患者可见多个甲状腺结节。

2. ^{131}I摄取率 用于鉴别甲亢（碘甲亢除外）和非甲亢性甲状腺毒症。格雷夫斯病患者^{131}I摄取率升高、多有高峰前移。毒性结节性甲状腺肿和甲状腺自主高功能腺瘤患者^{131}I摄取率升高或正常。碘甲亢和非甲亢性甲状腺毒症患者^{131}I摄取率正常或降低。

3. 甲状腺核素显像 甲状腺自主高功能腺瘤提示为热结节，周围萎缩的甲状腺组织仅部分显影或不显影。毒性结节性甲状腺肿为多发热结节或冷、热结节。

四、诊　　断

1. 甲亢诊断标准

（1）高代谢症状和体征。

（2）甲状腺肿大。

（3）血清甲状腺激素水平升高，TSH水平降低。

具备以上3项，并除外非甲亢性甲状腺毒症，甲亢诊断即可成立。

2. 格雷夫斯病诊断标准

（1）甲亢诊断成立。

（2）甲状腺弥漫性肿大（触诊和超声检查证实）。

（3）眼球突出和其他浸润性眼征。

（4）胫前黏液性水肿。

（5）TRAb、TPOAb阳性。

在以上标准中，（1）、（2）项为诊断必备条件，（3）～（5）项为诊断辅助条件。

五、治　　疗

（一）抗甲状腺药物治疗

对于病情较轻且无心脏并发症的老年格雷夫斯病甲亢患者，首选抗甲状腺药物治疗，我国有甲巯咪唑（MMI）和丙硫氧嘧啶（PTU）。老年甲亢患者甲状腺激素升高程度较轻，而抗甲状腺药物不良反应与剂量相关，建议老年患者起始抗甲状腺药物剂量不宜过高，甲巯咪唑每日总量5～20mg口服或丙硫氧嘧啶每日总量50～300mg分次口服。

抗甲状腺药物治疗疗程12～18个月。为了避免甲亢复发对心血管的不良反应，对衰弱的老年患者、甲亢复发、不接受放射性碘治疗或有甲状腺手术禁忌证的患者，低剂量甲巯咪唑长期维持治疗能有效控制甲状腺功能，且耐受性良好。

抗甲状腺药物的轻微不良反应包括皮疹、皮肤瘙痒、关节痛和胃肠道不适，严重不良反应比较少见，包括粒细胞缺乏和肝毒性，通常发生在开始治疗后的3个月内。抗中性粒细胞胞质抗体（ANCA）相关性血管炎在老年患者中少见。

（二）放射性碘治疗

老年甲亢患者伴有心房颤动、心律失常、心力衰竭等心脏病，毒性多结节性甲状腺肿和高功能腺瘤，首选放射性碘治疗。老年人对 ^{131}I 敏感性较差，治疗时要增加剂量。放射性碘治疗后可出现永久性甲状腺功能减退，应及时监测甲状腺功能，发现甲状腺功能减退时及时给予左甲状腺素治疗。

（三）手术治疗

不作为老年甲亢患者的首选治疗方案。巨大甲状腺肿有压迫症状、怀疑合并恶性结节或合并原发性甲状旁腺功能亢进时可选择。老年甲亢患者甲状腺手术应由经验丰富的外科医生实施，抗甲状腺药物和β受体阻滞剂术前控制甲状腺激素水平和心率。

（四）老年甲亢患者合并特殊临床表现的治疗

1. 合并心脏病　要评估心脏功能，检测血清BNP、心电图、超声心动图、动态心电图等。可使用β受体阻滞剂预防和治疗快速心律失常，心房颤动患者需抗凝治疗。

2. 合并格雷夫斯眼病　要行眼科评估，包括视力、视野、眼压、突眼度、眼底、眼外肌功能和视神经功能，眼部CT和MRI评估眼外肌受累，排除其他原因所致的突眼。活动性格雷夫斯眼病应戒烟，不建议采用放射性碘治疗，并尽量避免与治疗相关的甲状腺功能减退。中重度活动性格雷夫斯眼病予糖皮质激素冲击治疗时应同时给予保护胃黏膜药物，补充钙剂和维生素D，如有骨质疏松必要时应用双膦酸盐。

3. 甲亢危象的治疗　甲亢危象病死率高，应早期识别，积极进行多学科综合治疗。治疗目标是降低甲状腺激素合成和分泌、减少循环甲状腺激素、控制甲状腺激素的外周效应、改善全身症状、去除诱因及治疗其他疾病。尽快应用抗甲状腺药物，优先使用PTU，使用抗甲状腺药物1h后使用碘剂，症状控制后逐渐减量至停药。糖皮质激素如地塞米松或氢化可的松静脉滴注。无心力衰竭者或者心脏泵衰竭被控制后可使用普萘洛尔，或其他选择性β$_1$受体阻滞剂，有心力衰竭者禁用。

六、预　后

持续6个月以上未治疗的65岁以上甲亢患者，即使控制了血糖、血脂和高血压等其他风险，发生心血管疾病风险仍然显著增加。初发甲亢和心房颤动随着甲状腺功能的控制，60%可恢复正常心律，但老年人甲亢恢复率低，心房颤动是老年甲亢患者死亡的独立风险。

第3节　甲状腺功能减退症

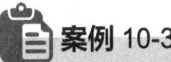

案例10-3

患者，男，75岁，主因少言，畏寒，乏力不适半年，记忆力进行性减退2个月就诊，伴有便秘，睡眠欠佳。查体：体温低于正常，步态不稳，共济失调，皮肤干燥、粗糙，眉毛、头发稀疏，双肺呼吸音清，HR56次/分，律齐，腹平，未及压痛，双下肢胫前非凹陷性水肿。
问题：1. 患者目前最可能的诊断是什么？为确诊需要进一步做哪些检查？
2. 写出其诊断依据。
3. 如何进行治疗？

甲状腺功能减退症（hypothyroidism）简称甲减，是由甲状腺激素合成和分泌减少或组织作用减弱导致的全身代谢减低综合征，主要分为临床甲减和亚临床甲减。亚临床甲减在老年人中最常见，患病率近20%，大多数属于轻度亚临床甲减。甲减根据病变发生的部位分类：原发性甲减、中枢性甲减和甲状腺激素抵抗综合征。

健康老年人下丘脑-垂体-甲状腺（HPT）轴随着年龄增长变化，表现在血清TT_3、FT_3水平下降，FT_4水平轻度升高或保持不变，FT_3/FT_4值降低，TSH水平升高。

一、病因

1. 与成年人甲减一样，老年人也以原发性甲减最多见，占全部甲减的99%以上。自身免疫性甲状腺炎是老年人甲减最常见的原因，其次是^{131}I治疗及甲状腺手术后。

2. 中枢性甲减在老年人中罕见，主要是垂体疾病导致，此时甲减症状会被垂体其他激素（主要是促肾上腺皮质激素）缺乏的症状所掩盖。

3. 药物性甲减较多见，包括抗甲状腺药物过量、胺碘酮、锂制剂，以及细胞因子和针对免疫系统的肿瘤靶向药物等。在服用胺碘酮治疗心律失常的患者中，高达20%的患者会出现甲减，是老年人药物性甲减最常见的原因。甲状腺激素抵抗综合征是由甲状腺激素在外周组织实现生物效应障碍引起的甲减。

二、临床表现

老年人甲减起病隐匿、进展缓慢，临床表现如畏寒、乏力、少汗、手足肿胀感、嗜睡或失眠、沮丧、记忆力减退、行走失衡、体重增加、便秘或关节肌肉疼痛，与老年衰弱和老年认知、心理功能障碍相似。甲减会导致心包积液，增加心血管疾病的患病风险，并和心力衰竭的发生与进展显著相关。甲减会导致或加重睡眠呼吸暂停低通气综合征、贫血、肾功能不全，使胸闷、气短、水肿加重。

三、实验室检查

血清TSH及FT_4是诊断原发性甲减的首选指标。甲状腺自身抗体TPOAb、TgAb阳性，提示甲减是由自身免疫性甲状腺炎所致。常出现轻、中度贫血，多为正细胞正色素性贫血，可伴血清肌酸激酶、天冬氨酸氨基转移酶、乳酸脱氢酶及血同型半胱氨酸升高。出现血脂异常，常见血总胆固醇、甘油三酯、低密度脂蛋白胆固醇、脂蛋白（a）升高，高密度脂蛋白胆固醇降低。

四、诊断

血清TSH和FT_4是诊断甲减的主要指标，血清TSH水平增高同时FT_4降低诊断临床甲减。

五、治疗

（一）治疗前评估

治疗前需进行老年综合评估。如患有心绞痛，则在开始替代治疗前应完成冠状动脉相关评估，必要时先予以血流重建治疗。

(二)治疗目的和TSH控制目标

治疗目的是缓解症状，TSH控制目标要根据年龄、心脏疾病及危险因素、骨质疏松及骨折风险等老年综合评估结果个体化制订。

无心脏疾病或心脏疾病危险因素的60～70岁老年患者，血清TSH控制目标与成年人相同，可将TSH控制在正常范围上1/2。年龄70岁以上的老年患者，血清TSH控制目标应在4～6mU/L。有心律失常或骨质疏松性骨折高风险的老年患者，血清TSH控制目标应在6～7mU/L。

(三)治疗方法

左甲状腺素（L-T_4）为甲减的主要替代治疗药物，起始剂量低于成年人，0.5～1.0μg/（kg·d）；缺血性心脏病的老年患者起始剂量宜更小，调整剂量更慢。L-T_4半衰期7天，每天早晨服药1次即可，首选早餐前1h，与其他药物和某些食物的服用间隔应在2～4h以上。

(四)治疗后监测

治疗初期每4～6周测定甲状腺功能相关指标，并根据结果调整L-T_4剂量，每次调整剂量为12.5～25μg，直至达到治疗目标；治疗达标后每6～12个月复查1次甲状腺功能。

(五)药物相互作用

合用咖啡因、碳酸钙、硫酸亚铁、氢氧化铝/氢氧化镁等均可减少L-T_4的吸收，影响疗效；合用利福平则使L-T_4的药物生物利用度增加25%，合用需谨慎。

第4节 高尿酸血症

> **案例 10-4**
>
> 患者，男，62岁，一次进食海鲜后，出现右足第一跖趾关节突起，伴红、肿、热、痛，无外伤、无感染史，查体：一般情况好，心肺腹检查正常，右足第一跖趾关节红肿，局部皮温升高，有触痛。
>
> 问题：1. 患者目前最可能的诊断是什么？为确诊需要进一步做哪些检查？
> 2. 写出其诊断依据。需要与哪些疾病鉴别？
> 3. 如何进行治疗？

高尿酸血症（hyperuricemia，HUA）是嘌呤代谢紊乱引起的代谢异常综合征。非同日2次血尿酸水平超过420μmol/L，称为高尿酸血症。血尿酸超过其在血液或组织液中的饱和度可在关节局部形成尿酸钠晶体并沉积，诱发局部炎症反应和组织破坏，即痛风。

一、临床表现

痛风及高尿酸血症的临床病程经典分期常分为以下4个阶段。

(一)无症状的高尿酸血症

无症状高尿酸血症指血尿酸水平升高，而临床尚未出现急性痛风性关节炎或尿酸性肾结石。

(二)急性痛风性关节炎

急性痛风性关节炎好发于下肢单关节，典型发作起病急骤，数小时内症状发展至高峰，关节及周围软组织出现明显的红、肿、热、痛，疼痛剧烈。大关节受累时可有关节渗液，并可伴有头痛、发热、白细胞计数增高等全身症状。半数以上患者首发于足第一跖趾关节，而在整个病程中约90%患者的该关节被累及。关节局部损伤（如外伤）、穿鞋过紧、走路过多、外科手术、饱餐、饮酒、脱水、过度疲劳、受冷、受潮和感染是潜在诱因，自然病程常小于2周。

（三）发作间歇期

急性关节炎发作缓解后一般无明显后遗症状，偶有炎症区皮肤色素沉着。二次发作的间隔时间无定论，多数患者在初次发作后1~2年内复发，随着病情进展，发作频率逐渐增加，发作持续时间延长，无症状间歇期缩短，甚至部分患者发作后症状不能完全缓解，关节肿痛持续存在。

（四）慢性痛风石及慢性痛风性关节炎

绝大多数患者因未长期坚持控制高尿酸血症，更多关节受累，对药物治疗的反应变差，逐渐进展为慢性、双侧受累、多发性关节炎，最终出现关节畸形，在关节附近肌腱腱鞘及皮肤结缔组织中形成痛风结节或痛风石。长期高尿酸血症患者可出现肾脏损害，包括慢性尿酸盐肾病、肾结石等。

二、诊　断

（一）高尿酸血症

日常饮食下，非同日两次空腹血尿酸水平＞420μmol/L即可诊断高尿酸血症。年龄＜25岁、具有痛风家族史的高尿酸血症患者需排查遗传性嘌呤代谢异常疾病。

（二）痛风

高尿酸血症患者出现尿酸盐结晶沉积，导致关节炎（痛风性关节炎）、尿酸性肾病和肾结石称为痛风。高尿酸血症患者突发足第一跖趾、踝、膝等单关节红、肿、热、痛，即应考虑痛风可能，长期反复发作的患者可逐渐累及上肢关节，伴有痛风石形成。

痛风性关节炎：中青年男性多见，常首发于第一跖趾关节，或踝、膝等关节。起病急骤，24h内发展至高峰。初次发病常累及单个关节，持续数天至数周可完全自然缓解。

痛风石：未经治疗的患者常在首发症状10年后出现痛风石，常出现于第一跖趾、耳郭、前臂伸面、指关节、肘关节等部位。痛风石受挤压后可破溃，有白色豆腐渣样排出物。

三、预防和治疗

改善生活方式是治疗痛风及高尿酸血症的核心，治疗的目标是促进晶体溶解和防止晶体形成，合理的综合治疗能提高其生命质量，减少并发症的发生，改善预后。

（一）非药物治疗

对所有痛风及高尿酸血症患者和有危险因素或已出现临床症状、器官损害的患者进行相关基本知识教育，强调以下几点。①避免发作诱因并保持生活规律、平稳，避免高嘌呤饮食（表10-2）、乙醇、外伤、劳累、寒冷、应激、手术、腹泻、脱水等。②避免升高尿酸药物使用，若为必需，需监测血尿酸，必要时给予降尿酸治疗。③监控血压、血糖、血脂等危险因素，并按照慢性病管理规范严格管理。④戒酒。⑤饮食结构调整，应以低嘌呤食物为主，肥胖患者必须减少热量的摄取。强调每日饮食嘌呤含量控制在200mg以下，避免摄入高嘌呤动物性食品（如动物内脏、甲壳类、浓肉汤和肉汁等），限制或减少红肉摄入。⑥增加饮水，每日饮水量维持在2000ml以上，避免含糖饮料。⑦减重、减腹围。⑧运动指导、痛风受累关节的功能康复训练。⑨心理支持、树立疾病治疗信心，定期随访。保持良好的沟通，定期做健康评估。

表10-2　高尿酸血症患者的饮食建议

饮食建议	食物种类
鼓励食用	蔬菜，鸡蛋，低脂、脱脂奶及其制品
限制食用	牛肉、羊肉、猪肉、富含嘌呤的海鲜、调味糖、甜点、调味盐（酱油和调味汁）、葡萄酒、果酒
避免食用	含果糖饮料，动物内脏，白酒、啤酒、黄酒

（二）药物治疗

1. 基层急性痛风性关节炎的药物治疗　急性发作期患者可卧床休息，患肢制动，局部冷敷，并尽早给予药物控制炎症。秋水仙碱或非甾体抗炎药（NSAID）是痛风急性发作的一线治疗药物，需要尽早使用，若秋水仙碱和非甾体抗炎药有禁忌证可考虑选择糖皮质激素。

2. 常用降尿酸药物

（1）抑制尿酸合成　代表药物为别嘌醇和非布司他。

（2）促尿酸排泄　代表药物为苯溴马隆。

（3）碱化尿液　对于接受降尿酸药物，尤其是促尿酸排泄药物治疗的患者及尿酸性肾结石患者，推荐将尿pH维持在6.2～6.9，以增加尿中尿酸溶解度。

3. 肾脏损害的处理

（1）高尿酸血症患者出现肾结石，建议转诊。

（2）慢性尿酸盐肾病：最有效预防措施为高尿酸血症早期发现及治疗。痛风患者长期有效地控制血尿酸水平，减少痛风的反复发作，才能从根本上预防尿酸盐肾病。

第5节　骨质疏松症

案例 10-5

患者，女，75岁，身高缩短2年，腰背疼痛1个月就诊。既往：糖尿病20年，骨关节病史10年，活动受限。查体：BMI 18.5kg/m²，消瘦，生命体征平稳，一般情况好，心肺腹检查正常，腰椎可及压痛。

问题：1. 患者目前最可能的诊断是什么？为确诊需要进一步做哪些检查？
2. 写出其诊断依据。
3. 如何进行治疗？

骨质疏松症是一种以骨量减低、骨组织微结构损坏，导致骨脆性增加、易发生骨折为特征的疾病。分为原发性骨质疏松症和继发性骨质疏松症两类。原发性骨质疏松症包括绝经后骨质疏松症、老年骨质疏松症和特发性骨质疏松症（包括青少年型）。继发性骨质疏松症指由任何影响骨代谢疾病和（或）药物及其他明确病因导致的骨质疏松症。

一、临床表现

多数骨质疏松症患者没有明显的临床症状，随着骨量丢失、骨微结构破坏、骨骼力学性能下降及微骨折的出现等，患者可出现腰背疼痛，严重者出现脊柱变形，甚至出现骨质疏松性骨折等严重后果。

（一）脆性骨折

骨质疏松症最严重的后果是脆性骨折，通常指在日常生活中或受到轻微外力时发生的骨折。骨折发生的常见部位为椎体（胸、腰椎）、髋部（股骨近端）、前臂远端和肱骨近端等。

（二）疼痛

骨质疏松症可表现为腰背疼痛或全身骨痛，夜间或负重活动时加重，可伴有肌肉痉挛、活动受限等。疼痛是骨质疏松症患者最常见症状，也是大部分患者就诊的首要症状。常在翻身时、起坐时以及长时间行走后出现腰背疼痛、全身骨痛或者周身酸痛，且负荷增加时加重甚至活动受限。

（三）身材变矮或脊柱畸形

严重骨质疏松症患者，因椎体压缩性骨折，可出现身高变矮或脊柱驼背畸形等，导致脊髓神经受压，或影响心肺功能及腹部脏器功能异常，出现便秘、腹痛、腹胀、食欲减退等不适。

（四）对心理状态及生活质量的影响

患者可出现焦虑、抑郁、恐惧、自信心丧失及自主生活能力下降等。

二、诊　　断

骨质疏松症的诊断主要基于双能X线吸收法骨密度测量结果和（或）脆性骨折。

1. 基于骨密度测定的诊断　双能X线吸收法测量的骨密度是目前通用的骨质疏松症诊断指标。对于绝经后女性、年龄≥50岁的男性，推荐使用双能X线吸收法测量的中轴骨（1～4腰椎、股骨颈或全髋）骨密度或桡骨远端1/3骨密度的T值用于诊断。T值=（实测值−同种族同性别健康青年人峰值骨密度）/同种族同性别健康青年人峰值骨密度的标准差。骨密度T值低于同种族同性别健康青年人的骨峰值1个标准差及以内属正常；降低1～2.5个标准差为骨量低下（或低骨量）；降低≥2.5个标准差为骨质疏松。骨密度降低程度符合骨质疏松诊断标准，同时伴有一处或多处脆性骨折为严重骨质疏松。

2. 基于脆性骨折的诊断　如髋部或椎体发生脆性骨折，不依赖于骨密度测定，临床上即可诊断骨质疏松症。肱骨近端、骨盆或前臂远端的脆性骨折，且骨密度测定显示骨量减少（−2.5＜T＜−1.0），就可诊断骨质疏松症。

三、治　　疗

骨质疏松症的防治是一个长期、规范的过程，需要药物、运动等综合措施，以增加骨密度，维持骨质量，预防、减缓骨丢失的进展；同时加强肌肉质量，提高肌肉协调性，避免跌倒和骨质疏松性骨折的发生。

（一）生活方式调整

1. 科学膳食　推荐摄入含有优质蛋白质、丰富矿物质和维生素的均衡膳食，摄入足量蛋白质。推荐多摄入富钙食物，如奶类及其制品、大豆及其制品、水产类、坚果、深绿色蔬菜等。戒烟限酒，避免过量饮用咖啡及碳酸饮料。

2. 充足日照　维生素D除了来源于食物，还依靠阳光中的紫外线照射皮肤而合成。一般将面部及双臂皮肤暴露照射15～30min即能满足合成的需要，建议选择阳光较为柔和的时间段（根据季节、地区、纬度等有所调整），避免强烈阳光照射，以防灼伤皮肤。

3. 合理运动　推荐老年骨质疏松症患者遵循个体化（运动方式、频率、时间及强度）、量力而行、循序渐进的原则，有规律地进行一些中、低强度的多元化运动（有氧运动、肌肉强化、平衡训练等），以维持现有功能的适度提高为目的。身体条件允许的情况下，定期进行一些负重运动来增强肌肉强度和预防跌倒。建议老年骨质疏松症患者每周至少进行150～300min中等强度运动，或者每周75～150min高强度有氧运动。老年骨质疏松症患者多合并下肢骨关节炎，不建议进行下蹲、登楼梯、爬山等运动，避免弯腰、扭腰等过度运动或不恰当运动带来的损伤。

4. 预防跌倒　推荐对老年骨质疏松症和脆性骨折患者进行跌倒风险评估，对有风险的患者应提供改善平衡和（或）包含综合运动方案的干预措施。老年骨质疏松症患者预防跌倒的措施有：规律锻炼、选择合适的服装和鞋子、科学选择和使用适老辅助器具、进行家居环境适老化改造、定期进行防跌倒评估和遵医嘱用药等。

（二）基础治疗

1. 钙剂补充　50岁及以上人群每日钙推荐摄入量为1000～1200mg。尽可能通过膳食摄入充足的钙，饮食中钙摄入不足时，可给予钙剂补充。每日钙摄入量包括膳食和钙补充剂中的元素钙总量，营养调查显示我国居民每日膳食约摄入元素钙400mg，故尚需补充元素钙500～600mg/d。

2. 维生素D补充 维生素D用于防治骨质疏松症时，剂量可为800～1200IU（20～30μg）/d。对于维生素D缺乏或不足者，应补充维生素D。对于存在维生素D缺乏危险因素人群，有条件时应监测血清25-OH-D_3和甲状旁腺激素（PTH）水平以指导维生素D补充量，建议血清25-OH-D_3水平保持在50nmol/L以上。对于骨质疏松症患者，尤其在骨质疏松症药物治疗期间，血清25-OH-D_3水平如能长期维持在75nmol/L以上，则更为理想。维生素D缺乏或不足者可首先尝试口服维生素D_3 1000～2000IU/d，对于存在肠道吸收不良或依从性较差的患者，可考虑使用维生素D肌内注射制剂。开始补充维生素D后2～3个月时检测血清25-OH-D_3水平，如上述补充剂量仍然不能使25-OH-D_3水平达到75nmol/L，可适当增加剂量。

（三）抗骨质疏松药物

抗骨质疏松药物按作用机制分为骨吸收抑制剂、骨形成促进剂、双重作用药物、其他机制类药物及中成药。

1. 骨吸收抑制剂 抑制骨吸收药通过减少破骨细胞的生成或减少破骨细胞活性来抑制骨吸收，对于快速骨丢失的严重骨质疏松症患者可使用该类药物进行治疗。目前抑制骨吸收药主要有双膦酸盐类（如阿仑膦酸钠、唑来膦酸和利塞膦酸钠等），核因子-κB活化体受体配体（receptor activator of nuclear factor-κB ligand，RANKL）抑制剂（如地舒单抗）、选择性雌激素受体调节药（如雷洛昔芬），以及降钙素（如鲑降钙素和依降钙素）等，对预防和（或）治疗骨质疏松症有效。

2. 骨形成促进剂 能促进成骨祖细胞增生分化，直接抑制成骨细胞凋亡，延长成骨作用时间，促进衬里细胞向成骨细胞转化及刺激成骨细胞产生胰岛素样生长因子-1（IGF-1）和转化生长因子发挥其骨合成效应，在促进骨形成方面有明确的疗效。骨形成促进剂以甲状旁腺激素类似物（如特立帕肽）为主。

3. 双重作用药物 主要是硬骨抑素单克隆抗体（如罗莫索珠单抗），具有促进骨形成和抑制骨吸收双重作用。

4. 其他机制类药物 该类药物能减慢骨重建，兼具抑制骨吸收和刺激成骨细胞生长作用，如锶盐雷奈酸锶和异黄酮衍生物依普黄酮。

5. 中成药 具有治病求本兼改善临床症状的作用，主要有仙灵骨葆胶囊、左归丸、芪骨胶囊、骨疏康胶囊等。

骨质疏松症治疗药物的选择逐步转为依据骨折风险分层的治疗策略，对于骨折高风险者建议首选口服双膦酸盐（如阿仑膦酸钠、利塞膦酸钠等）；对于口服不耐受者可选择唑来膦酸或地舒单抗；对于极高骨折风险者，初始用药可选择特立帕肽、唑来膦酸、地舒单抗、罗莫佐单抗或序贯治疗；而对于髋部骨折极高风险者，建议优先选择唑来膦酸或地舒单抗；对于仅存在椎体骨折高风险，而髋部和非椎体骨折风险不高的患者，可考虑选用雌激素或选择性雌激素受体调节药如雷洛昔芬治疗；对于新发骨折伴疼痛的患者，可考虑短期使用降钙素治疗。

（四）康复治疗

针对骨质疏松症的康复治疗主要包括运动疗法、物理因子治疗、作业疗法及康复工程等。

1. 运动疗法 运动疗法简单实用，可增强肌力与肌耐力，改善平衡、协调性与步行能力，还可改善骨密度、维持骨结构，降低跌倒与脆性骨折的发生风险等。

2. 物理因子治疗 不同方式的物理因子治疗可增加骨量、减轻疼痛、促进骨折愈合、增强肌力、促进神经修复，改善肢体功能等。

3. 作业疗法 作业疗法以针对骨质疏松症患者的康复宣教为主，包括指导患者正确的姿势，改变不良生活习惯，提高安全性，还可分散患者注意力，减少对疼痛的关注，缓解由骨质疏松症引起的焦虑、抑郁等不利情绪。

4. 康复工程 在创新康复医疗服务模式下，应积极推动康复医疗与康复辅助器具配置服务衔接融合。急性或亚急性骨质疏松性椎体骨折的患者可使用脊柱支架，以缓解疼痛，矫正姿势，预防再次骨折等。

第6节 围绝经期综合征

围绝经期综合征始于卵巢功能开始衰退时，持续至绝经后3～5年，约75%的围绝经期女性会出现一系列由于性激素波动或减少所致的躯体及精神心理症状。接近1/3女性症状严重，影响正常生活和工作，需要治疗。手术切除或受放射治疗引起的人工绝经较自然绝经更易出现围绝经期综合征。

一、病因

女性进入围绝经期后，卵巢功能减退，对脑垂体反馈抑制机制消失，使下丘脑和垂体与卵巢之间的平衡关系发生改变，产生下丘脑和垂体功能亢进的现象，进而导致内分泌失调，心理和代谢障碍，出现一系列自主神经功能紊乱为主的多系统症状和体征，即围绝经期综合征。

二、临床表现

1. 血管舒缩症状 潮热为围绝经期女性的标志性症状，为血管舒缩功能不稳定的表现，是雌激素减低的特征性症状。其特点是突发性体表温度上升，常起自前胸，扩散至颈部及面部，同时伴有发热部位皮肤潮红出汗，并可伴有其他非特异性症状，如头晕、胸闷、恶心、气促、心悸、焦虑等。

2. 精神神经症状 围绝经期女性往往感觉注意力不易集中，并且情绪波动大。表现为激动易怒、焦虑不安或情绪低落、抑郁、失眠、记忆力减退等。

3. 自主神经失调症状 常出现如心悸、眩晕、头痛、失眠、耳鸣等自主神经失调症状。

4. 泌尿生殖道症状 主要表现为泌尿生殖道萎缩症状，出现阴道干燥、性交困难及反复阴道感染，排尿困难、尿痛、尿急等反复发生的尿路感染。

5. 骨质疏松 女性从围绝经期开始，骨质吸收速度大于骨质生成，促使骨质丢失而骨质疏松。

6. 心血管病变 绝经后女性动脉硬化、冠心病较绝经前明显增加，可能与雌激素低下和雄激素活性增强有关。

三、诊断

依据临床表现及绝经前后时间和激素水平的测定。绝经过渡期血清促卵泡激素（FSH）＞10U/L，提示卵巢功能减退。闭经、FSH＞40U/L且雌激素E_2＜10～20pg/ml，提示卵巢功能衰竭。

四、治疗

治疗以缓解近期症状，预防骨质疏松症、动脉硬化等远期并发症为目标。

1. 精神心理治疗 心理治疗是围绝经期综合征治疗的重要组成部分，可辅助使用自主神经功能调节药物，如复合维生素B、维生素E及维生素A等。给患者精神鼓励，解除疑虑，建立信心，促使健康的恢复，建议科学地安排生活，保持力所能及的体力劳动和脑力劳动，充实生活内容，注意性格的陶冶。

2. 激素替代疗法（HRT） 围绝经期综合征主要是卵巢功能衰退，雌激素减少引起，HRT是为解决这一问题而采取的临床医疗措施，科学、合理、规范地用药并定期监测，HRT的有益作用将超过其潜在的害处。

（1）适应证 绝经期女性出现以下问题时应建议应用性激素：①绝经症状严重影响生活质量；②需要防治绝经后骨质疏松症；③需要预防冠心病；④要求使用性激素预防围绝经期症状者。

（2）禁忌证　①雌激素依赖性肿瘤：乳腺癌、子宫内膜癌、黑色素瘤；②原因不明的阴道出血；③严重的肝、肾功能障碍；④近6个月内血栓栓塞性疾病；⑤红斑狼疮；⑥镰形红细胞贫血症；⑦孕激素禁忌证：脑膜瘤。

（3）主要制剂　剂量和用药方案应个体化，以最小剂量且有效为佳。

1）雌激素：原则上选用天然甾体类雌激素制剂如雌二醇、戊酸雌二醇、结合雌激素、雌三醇、雌酮；部分合成雌激素如炔雌醇、炔雌醇三甲醚；合成雌激素如尼尔雌醇。

2）孕激素：对抗雌激素促进子宫内膜生长的作用。有3类：19-去甲基睾酮衍生物（如炔诺酮）、17-羟孕酮衍生物（如甲羟孕酮）、天然黄体酮（如微粉化黄体酮）。

3）雌、孕、雄激素复方药物：替勃龙进入体内的分解产物具有孕激素、雄激素和弱的雌激素活性，不刺激子宫内膜增生。

（4）常用方案

1）连续序贯法：以28天为一个疗程周期，雌激素不间断应用，于周期第15～28天应用孕激素。周期之间不间断。适用于绝经3～5年内的女性。

2）周期序贯法：以28天为一个治疗周期，第1～21天每天给予雌激素，第11～21天内给予孕激素，第22～28天停药。孕激素用药结束后，可发生撤药性出血。适用于围绝经期及卵巢功能早衰的女性。

3）连续联合治疗：每天均给予雌激素和孕激素，发生撤药性出血的概率低。适用于绝经多年的女性。

4）单一雌激素治疗：适用于子宫切除术后或先天性无子宫的卵巢功能低下女性。

5）单一孕激素治疗：适用于绝经过渡期或绝经后围绝经期症状严重且有雌激素禁忌证的女性。

6）加用雄激素治疗：HRT中加入少量雄激素，可以起到改善情绪和性欲的作用。

（5）用药途径　有口服给药、阴道给药、皮肤给药，可依据病情及患者意愿选用。

（6）HRT的最佳剂量　为临床效应的最低有效量，能达到治疗目的，阻止子宫内膜增生，血中E_2含量为绝经前卵泡早期水平。

（7）用药时间　①短期用药，持续HRT5年以内，称为短期用药。主要目的是缓解围绝经期症状，通常1个月内起效，4个月达到稳定缓解。②长期用药，用于防治骨质疏松和心脑血管疾病，至少持续3～5年。

3. 防治骨质疏松

（1）钙剂　作为各种药物治疗的辅助或基础用药。绝经后女性补钙方法首先是饮食补充，钙剂有碳酸钙、磷酸钙、氯酸钙、枸橼酸钙等制剂。

（2）维生素D　适用于围绝经期女性缺少户外活动者，与钙剂合用有利于钙的完全吸收。

（3）降钙素　是作用很强的骨吸收抑制剂，用于骨质疏松症。有效制剂为鲑降钙素。

（4）双膦酸盐类　可抑制破骨细胞，有较强的抗骨吸收作用，用于骨质疏松症。常用氨基双膦酸盐。

（魏雅楠）

第11章 老年泌尿生殖系统疾病

第1节 慢性肾脏病

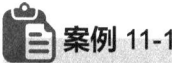
案例 11-1

患者，男，82岁，因"发现血糖升高20余年，尿泡沫增多10余年"入院。20余年前因血糖升高诊断糖尿病，长期服用二甲双胍治疗，未规律监测血糖及糖化血红蛋白。查体：神志清楚，一般情况可，双肺呼吸音清，心律齐，腹软，双足背动脉搏动减弱。入院查空腹血糖11.4mmol/L，糖化血红蛋白10.1%，尿糖+++，尿蛋白++，24h尿蛋白3.1g/24h，血肌酐177μmol/L。

问题：1. 患者目前肾功能不全最可能的病因诊断是什么？
2. 写出其诊断依据。
3. 如何进行治疗？

慢性肾脏病（chronic kidney disease，CKD），是目前全球面临的严重公共卫生问题之一，它涵盖了慢性起病的各种肾脏结构及功能的异常，包括原发、继发及遗传性肾小球疾病，免疫、感染及药物介导的肾小管疾病等。老年人因合并糖尿病、高血压等慢性疾病风险增加，CKD发病率更高。

一、临床表现

老年人CKD往往隐匿起病，症状取决于疾病分期，早期患者可以无任何症状，或仅有尿泡沫增多、夜尿增多、食欲减退等轻度不适，到晚期时，可出现严重的电解质紊乱（高钾血症、代谢性酸中毒）、急性左心衰竭、消化道出血、中枢神经系统障碍等，甚至有生命危险。老年人CKD有时精神症状常较突出，并且与年轻人相比上述并发症可能出现早且严重。老年人CKD患者因多合并慢性基础疾病，在疾病早期，仅仅表现出基础疾病症状，如出现糖尿病、高血压、心功能不全等表现。需要引起重视的是，老年人因急性缺血、应激、肾毒性药物、肾后性梗阻等不同病因导致急性肾损伤（acute kidney injury，AKI）后，肾功能完全恢复比例低于年轻人群，多数老年患者AKI后发展为CKD的风险显著升高。

二、诊断

CKD是指肾脏结构或功能异常，持续时间超过3个月，并对健康造成影响。CKD具体诊断见表11-1，分期见表11-2。

三、治疗和预防

老年人CKD治疗方法与成年人CKD有很多相似之处，本节重点对老年CKD治疗的特殊性进行介绍。

表11-1 CKD诊断

项目	表现
肾脏损害标志	白蛋白尿（AER＞30mg/24h；ACR＞30mg/g）
	尿沉渣异常
	肾小管功能下降导致的电解质或其他异常
	组织学或影像学检测到的异常
	有肾移植史
GFR降低	GFR＜60ml/min

注：CKD，慢性肾脏病；AER，尿白蛋白排泄率；ACR，白蛋白/肌酐比值；GFR，肾小球滤过率。

表11-2 CKD分期及各期描述

分期	GFR[ml/(min·1.73m^2)]	描述
G1	≥90	肾损伤，GFR正常或升高
G2	60～89	肾损伤，GFR轻度下降
G3a	45～59	GFR轻度至中度下降
G3b	30～44	GFR中度至重度下降
G4	15～29	GFR重度下降
G5	＜15	肾衰竭或透析

注：CKD，慢性肾脏病；GFR，肾小球滤过率。

（一）明确蛋白尿病因并积极治疗

蛋白尿是老年CKD进展的主要危险因素之一。老年人蛋白尿的病因以继发性肾脏病最常见，故应首先明确病因，对合并大量蛋白尿或肾病综合征的老年CKD患者，在有条件时应行肾穿刺活组织病理检查，年龄并非肾穿刺活检的禁忌证。老年患者蛋白尿的处理主要治疗基础疾病，包括糖尿病、高血压和肿瘤等；对于原发性肾小球疾病，可根据不同的病理类型选择使用糖皮质激素和（或）免疫抑制剂治疗，但考虑到老龄、并发症及药物的不良反应，与成年人比较，上述药物的使用应谨慎，药物剂量可能要相对减小。

（二）高血压的治疗与管理

血压的良好控制对CKD进展具有明显的延缓作用，尤其是伴有蛋白尿的CKD患者，建议成年人CKD血压控制目标为尿白蛋白排泄≥30mg/d者应＜130/80mmHg，尿白蛋白排泄＜30mg/d者应＜140/90mmHg，但对老年人的血压控制未制订明确的目标。老年人的血压调节功能明显受损，多表现为单纯收缩性高血压，血压过低或过高均可导致不良预后。严格的血压控制可以减少CKD发生和进展，但过度的血压控制可能使患者的全因死亡率明显增加。老年CKD患者血压的控制应注意安全、平稳，避免血压的明显波动及直立性低血压，对高龄患者的高血压强调采取个体化治疗（主要注意是否合并有衰弱）、分级达标的治疗策略。

（三）合并糖尿病患者的血糖管理

对老年CKD处于糖尿病前期或早期糖化血红蛋白（HbA1c）＞6.5%的患者应及早开始生活方式管理，可辅以极小低血糖风险且不经肾脏排出的降糖药物（如伏格列波糖、利格列汀等）。不同糖代谢异常水平或不同健康状态下老年CKD合并糖尿病患者血糖控制的目标不同：对于预期生存期大于10年以上、并发症及伴发疾病较轻者，HbA1c水平应控制在7.5%以下；对预期生存期大于5年以上、伴有中等程度并发症及伴发疾病者,HbA1c水平可控制在8.0%以下;对于衰弱的老年人,HbA1c控制水平可放宽至8.5%以下。

老年CKD患者降糖药物的选择原则是既要适度降低血糖水平又要避免低血糖的发生,降糖药物应根据肾功能调整剂量,如二甲双胍是明确有心血管获益的降糖药,但CKD患者应根据肾功能调整剂量,当eGFR≥60ml/(min·1.73m^2)可安全使用,eGFR在30~60ml/(min·1.73m^2)时应减量和谨慎使用,当eGFR<30ml/(min·1.73m^2)时应停止使用二甲双胍。

(四)避免过度限制蛋白质摄入

低蛋白饮食可以明确延缓CKD的进展,建议CKD 1~2期者推荐蛋白质摄入量为0.8g/(kg·d),非糖尿病肾病的CKD患者从CKD 3期开始低蛋白饮食治疗,而糖尿病肾病者从GFR下降起即应实施低蛋白饮食。建议蛋白质摄入量<0.6g/(kg·d),其中优质蛋白应占摄入蛋白总量的50%以上,同时应摄入充足的能量以保证体内蛋白质的合成。值得注意的是,衰弱老年CKD患者发生营养不良的比例较高,营养不良是老年CKD患者预后不良的主要危险因素,老年人蛋白摄入量与衰弱的关系密切,建议对老年CKD患者实施低蛋白饮食前应进行充分的营养评估,不建议过度限制蛋白摄入。补充α-酮酸制剂有助于纠正老年CKD患者的营养不良状况,延缓CKD的进展。

(五)积极纠正钙磷代谢紊乱

血管钙化包括动脉和心脏瓣膜钙化,其发生率和严重程度随肾功能的恶化而增加,在老年CKD患者中更为多见,已存在血管或心脏瓣膜钙化的CKD患者是发生心血管疾病最高危的人群。建议定期对老年CKD 3~5期患者进行血清钙、磷及甲状旁腺激素的评估,尤其要重视高磷血症的防治,限制饮食中磷的摄入。目前临床上使用的磷结合剂,如碳酸钙、醋酸钙、碳酸司维拉姆及碳酸镧等在老年CKD患者中均可使用,但应禁用含铝的磷结合剂。在老年CKD患者中,高钙血症和低磷血症的发生率明显高于年轻患者,如出现血钙增高、软组织钙化或心血管钙化则须避免使用含钙的磷结合剂,减少活性维生素D的用量直至停用。

(六)终末期肾病患者综合评估透析治疗

老年CKD患者进行血液净化治疗的模式、治疗中的常见并发症及处理与一般成年人无明显差异,主要区别是透析适应证的选择和血管通路的问题。建议老年人开始透析治疗前先进行综合评估,以决定患者是否适合透析治疗。如有明显的衰弱或严重的认知功能障碍,则应先进行相关治疗。一般情况下,动静脉内瘘仍为老年人血液透析最佳的血管通路。但是在以下情况宜首选半永久中心静脉导管:预期寿命不超过半年;自身血管条件差,可制作内瘘的血管资源耗尽;内瘘手术多次失败;心功能较差而不能耐受内瘘或因低血压而不能维持瘘管血流量。

第2节 良性前列腺增生

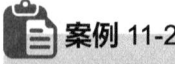

案例 11-2

患者,男,91岁,因"尿频10余年,排尿障碍12h"入院。10余年来无明显诱因出现尿频,表现为夜尿增多,起夜3~5次,日间久坐时症状加重。12h前入睡困难、躁动,诉说憋尿感。查体:一般情况可,心肺检查未见异常,耻骨联合上方叩诊浊音。

问题:1. 患者目前最可能的诊断是什么?为确诊需要进一步做哪些检查?
      2. 写出其诊断依据。
      3. 如何进行治疗?

良性前列腺增生（benign prostatic hyperplasia，BPH）是老年男性最常见的泌尿系统疾病。其主要特征为前列腺病理性增生、前列腺增大、下尿路症状（lower urinary tract symptom，LUTS）和膀胱颈梗阻。前列腺增生可引起泌尿系感染、膀胱结石、尿潴留，甚至急性肾衰竭等其他病症，严重影响患者生活质量，给家庭和社会带来医疗负担。

一、临床表现

BPH主要表现为LUTS，国际尿控学会将LUTS分为三类，储尿期、排尿期及排尿后症状。储尿期症状包括尿频、尿急、尿失禁及夜尿增多等；排尿期症状包括排尿踌躇、排尿困难及间断排尿等；排尿后症状包括尿不尽感、尿后滴沥等。排尿梗阻症状包括排尿缓慢、尿分叉、尿线变细、尿等待和尿滴沥。

二、诊　　断

1. 病史采集 首先应了解患者的病史，关注LUTS的特点及诊疗经历；了解盆腔手术或外伤史；询问用药史（关注可能加重/缓解LUTS的药物）；多个国际BPH指南强烈推荐使用排尿症状评分量表评估患者症状，以了解患者BPH/LUTS的严重程度，辅助治疗方式选择，评估治疗效果。目前国际上最常用的量表是国际前列腺症状评分（international prostate symptom score，IPSS，表11-3）。

表11-3　国际前列腺症状评分

在过去一个月您是否有以下症状	没有	在5次中少于1次	小于半数	大于半数	多于半数	几乎每次
是否经常有尿不尽感？	0	1	2	3	4	5
两次排尿之间时间是否经常＜2h？	0	1	2	3	4	5
有多少次发现小便过程中出现中断？	0	1	2	3	4	5
是否经常有憋尿困难？	0	1	2	3	4	5
是否经常有尿线变细？	0	1	2	3	4	5
是否经常需用力才能开始排尿？	0	1	2	3	4	5
从入睡到早起一般需要起来排尿几次？	无 0	一次 1	两次 2	三次 3	四次 4	≥五次 5

注：0～7分为轻度，8～19分为中度，20～35分为重度。

2. 体格检查 直肠指诊了解前列腺的大小、形态、质地、有无结节及压痛、中央沟是否变浅或消失以及肛门括约肌张力情况；膀胱区叩诊了解患者是否存在尿潴留；局部神经系统检查辅助判断是否存在神经源性膀胱功能障碍。

3. 辅助检查和实验室检查

（1）尿常规　可以确定LUTS患者是否存在血尿、白细胞尿，以鉴别是否合并或继发泌尿系感染。

（2）血清前列腺特异性抗原（prostate specific antigen，PSA）　在BPH患者的诊断过程中，必须进行该项检查，以除外前列腺癌的可能，若患者PSA高于正常值，应仔细分析PSA升高的原因，必要时进一步筛查前列腺癌。

（3）前列腺超声检查　了解前列腺形态、大小、有无异常回声，前列腺凸入膀胱的程度，残余尿量，以及是否合并膀胱结石、憩室或占位性病变。

（4）尿流率及尿动力检查　最大尿流率（Qmax）＜15ml/s提示排尿不畅，＜10ml/s则提示排尿严重不畅。尿动力为侵入性检查，能评估排尿和膀胱功能，必要时可泌尿外科综合评估检查必要性。

三、治 疗

(一) 生活方式干预

大多数BPH/LUTS患者的治疗包括生活方式调整和行为干预,然后视持续性症状和前列腺增大情况决定是否使用药物治疗。所有患者都应进行生活方式调整和行为干预,如减少睡前饮水、控制咖啡因摄入等,以减轻尿频、夜尿等症状,即使开始药物治疗也应持续执行。

(二) 评估症状严重程度及前列腺大小

在制订治疗方案前,需要评估症状的严重程度和前列腺大小。使用IPSS量表可量化症状轻重。临床上可通过直肠指检、影像学检查等评估前列腺体积。前列腺估计重量超过30g时,通常需考虑5α-还原酶抑制剂,如非那雄胺、度他雄胺等。如果患者出现PSA升高、前列腺癌病史、复发性泌尿系感染、膀胱结石、肾积水、难治性尿潴留、肉眼血尿、进行性肾功能不全或对药物治疗无效等,应及时转诊泌尿科进行进一步评估。

(三) 药物治疗方法

对于不符合上述转诊条件的患者,在生活方式干预和行为调整的基础上,可给予药物治疗。应根据BPH/LUTS症状的严重程度和前列腺大小确定是选择单药治疗还是联合治疗。

1. 轻微BPH/LUTS 一般仅需要调整生活方式和行为干预。这类患者的症状只会轻微干扰日常活动,通常不需要进一步评估和治疗。在前列腺明显增大但不伴LUTS的罕见情况下(如PSA升高且前列腺癌评估阴性,但影像学检查偶然发现前列腺增大的患者)可使用5α-还原酶抑制剂单药治疗来缩小前列腺,以降低未来需要手术的可能性。

2. 中至重度BPH/LUTS、没有前列腺增大的证据 建议给予$α_1$受体阻滞剂,如坦索罗辛、特拉唑嗪、多沙唑嗪等。老年人应用$α_1$受体阻滞剂时,应密切监测药物不良反应,如直立性低血压。

3. 中至重度BPH/LUTS、有前列腺增大的证据 建议联用5α-还原酶抑制剂和$α_1$受体阻滞剂。虽然5α-还原酶抑制剂也可改善BPH/LUTS症状,但可能需要数月才能起效,因此其单药治疗不适合中至重度患者或BPH导致急性尿潴留的患者。$α_1$受体阻滞剂起效相对快,因此它是BPH/LUTS的一线治疗药物。

(四) 手术治疗

有药物禁忌证或不想用药的患者也可接受手术。老年人初始治疗选择药物还是手术,需要考虑患者的合并症,并充分评估两种策略的潜在利弊。对于药物治疗无效的BPH/LUTS患者,手术也是重要的二线治疗。

第3节 尿路感染

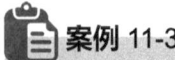

案例 11-3

患者,女,84岁,因"发热2天"入院。2天前出现发热,体温最高38.8℃,无咳嗽、咳痰、腹痛、腹泻。既往:帕金森病8年,1年前开始卧床。查体:神志清楚,心肺腹未见明显异常,留置尿管状态,尿液浑浊。

问题:1. 患者目前最可能的诊断是什么?为确诊需要进一步做哪些检查?
2. 写出其诊断依据。
3. 如何进行治疗?

尿路感染(urinary tract infection,UTI)是指从尿道口到肾脏,即尿路任何部位发生微生物感染的总称，依据病变的不同部位常分为上尿路及下尿路感染。尿路感染在各年龄人群中均有发病，是引起老年人脓毒症的最常见因素之一。老年人尿路感染的病因、流行病学、临床表现有其相应特点，尤其是导尿管相关感染，需在临床诊疗过程中引起重视。

一、病因及发病机制

（一）病原学

老年人尿路感染致病菌仍以革兰氏阴性杆菌属为主。社区居住的老年人获得性尿路感染，80%由革兰氏阴性杆菌引起（如大肠埃希菌），20%由革兰氏阳性球菌引起（如肠球菌和耐甲氧西林金黄色葡萄球菌）。对于养老机构及医疗机构获得性尿路感染，大肠埃希菌仍是最常见的致病菌，但肺炎克雷伯菌、铜绿假单胞菌、肠球菌（屎肠球菌、粪肠球菌）感染率有增加趋势。因部分老年人合并衰弱、糖尿病等，机会致病菌感染及真菌感染也不少见。

（二）感染途径

1. 上行感染 病原菌经由尿道上行至膀胱，甚至输尿管、肾盂引起的感染称为上行感染，约占尿路感染的95%。老年人由尿路梗阻、导尿管置入等导致上行感染的发生。

2. 血流感染 病原通过血流到达泌尿系统，引起尿路感染，此类感染相对少见。

3. 淋巴感染 极少部分腹腔或盆腔感染，通过淋巴管感染泌尿系统。

（二）易感因素

糖尿病、高血压、晚期肿瘤、长期卧床、营养不良、长期应用抗生素和免疫抑制剂、肾功能不全伴尿量减少、尿路梗阻及异物者，均易发生尿路感染。对老年男性，痴呆、严重的前列腺增生、尿潴留、尿失禁、长期导尿管使用、膀胱造瘘等都是引起医院内尿路感染的主要易感因素。

二、临床表现

尿路感染按照解剖部位分为：上尿路感染（肾盂肾炎）和下尿路感染（膀胱炎和尿道炎）。根据患者基础情况可分为：单纯性尿路感染、复杂性尿路感染。复杂性尿路感染是指患者合并尿路功能性或结构性异常，或免疫功能低下。如仅尿病原阳性，无相关临床症状，称为无症状细菌尿。

（一）膀胱炎

膀胱炎占泌尿系感染约60%，表现为尿频、尿急、尿痛（尿路刺激征），可伴有下腹部不适或压痛，部分患者可出现血尿。老年患者表现可不典型，部分患者可出现发热等全身症状。老年患者如急性感染期治疗不彻底，或反复多次急性感染、存在尿路结构或功能异常，尿中可持续或反复出现白细胞或病原学阳性；亦可出现慢性膀胱炎，如无明显症状，可表现为无症状细菌尿。

（二）肾盂肾炎

1. 急性肾盂肾炎 临床表现与感染程度有关，通常起病较急，可出现尿频、尿急、尿痛、排尿困难等泌尿系症状。部分患者泌尿系统症状不典型，可出现发热、寒战、恶心、呕吐等全身症状。部分患者可出现腰痛，查体可发现肋脊角或输尿管点压痛和（或）肾区叩击痛。

2. 慢性肾盂肾炎 临床表现较为复杂，全身及泌尿系统局部表现可不典型，有时仅表现为无症状细菌尿。半数以上患者可有急性肾盂肾炎病史，后出现程度不同的低热、间歇性尿频、排尿不适、腰部酸痛及肾小管功能受损表现，如夜尿增多、低比重尿等。慢性肾盂肾炎可出现急性加重；若病情持续，可发展为慢性肾衰竭。

（三）无症状细菌尿

无症状细菌尿是指无任何尿急、尿频、尿痛等尿路感染症状，但合并真性菌尿。可由症状性尿路感染演变而来或无急性尿路感染病史。老年女性及男性发病率为40%~50%，致病菌多为大肠埃希菌，患者可长期无症状，尿常规白细胞正常或增加，但尿培养有真性菌尿。

（四）导管相关性尿路感染

导管相关性尿路感染是指留置导尿管后，或拔除导尿管48h内发生的感染。导管相关性尿路感染极为常见，导管上生物被膜的形成为细菌定植和繁殖提供了条件。发热是最常见的症状，泌尿系相关症状可能不典型，老年人可表现为无症状细菌尿。

三、辅助检查

1. 尿常规 可见白细胞、红细胞，尿蛋白阳性。尿沉渣镜检每高倍视野下超过5个白细胞称为白细胞尿。急性期尿白细胞显著增多，部分患者甚至可出现高倍镜下满视野白细胞，尿中如有白细胞管型，支持肾盂肾炎诊断。大肠埃希菌含亚硝酸盐还原酶，如出现相关感染，可出现亚硝酸盐阳性。

2. 尿病原学检查

（1）尿涂片 未离心中段尿沉渣涂片，每高倍镜视野可见1个细菌为阳性。该检查操作方便，检出率80%~90%。

（2）尿培养及药敏试验 菌尿阳性标准为①对无症状女性患者或留置尿路导管的患者，尿培养细菌菌落计数≥10^5CFU/ml；②男性患者清洁尿标本培养出1种菌株菌落计数≥10^3CFU/ml；③男性或女性患者的导尿标本，1次菌落计数≥10^2CFU/ml。尿培养阳性可对标本进一步行药敏试验，这对于指导抗感染治疗有重要意义。

3. 血液检查 血常规可有白细胞、中性粒细胞计数增加；C反应蛋白、降钙素原、白介素-6等反映炎症的指标可升高；如合并菌血症，可有血培养阳性。

4. 影像学检查 借助影像学检查如超声、X线腹平片、CT、静脉肾盂造影等，可辅助发现有无尿路结石、梗阻、反流、畸形等导致尿路感染反复发作的因素。需注意的是，尿路感染急性期不宜做静脉肾盂造影。

四、诊 断

（一）明确尿路感染

单纯性尿路感染诊断标准为：对于意识清楚的老年人，存在尿频、尿急、尿痛、排尿不畅、下腹部不适等尿路刺激症状。尿检：新鲜清洁中段尿沉渣每高倍视野白细胞＞5个，清洁中段尿细菌培养阳性，菌落计数＞10^3CFU/ml。

复杂性尿路感染诊断标准为：有尿路感染症状，合并泌尿系统结构或功能异常，或免疫低下。尿检：清洁中段尿培养菌落计数女性＞10^5CFU/ml、男性＞10^4CFU/ml，或所有患者导尿留取的尿标本细菌菌落计数＞10^4CFU/ml具有诊断价值。

（二）确认感染部位

根据临床表现定位：下尿路感染（膀胱炎），常以尿路刺激征为突出表现，一般少有发热、腰痛等。上尿路感染（肾盂肾炎）常有发热、寒战，甚至毒血症症状，可伴明显腰痛，可有肋脊点压痛、肾区叩击痛等，伴或不伴尿路刺激征。

根据实验室检查定位，出现下列情况提示上尿路感染：膀胱冲洗后尿培养阳性；尿沉渣镜检有白细胞管型，并排除间质性肾炎、狼疮肾炎等疾病；肾小管功能不全的表现。

五、治 疗

(一) 抗感染治疗

推荐根据尿培养和药敏试验结果选择敏感抗菌药物。对于有症状复杂尿路感染的经验治疗需要了解可能的病原菌谱和当地的耐药情况,还要对基础泌尿系统疾病的严重程度进行评估(包括对肾功能的评估)。抗菌药物的经验性治疗需根据临床反应和尿培养结果及时进行修正。

1. 急性单纯尿路感染(急性膀胱炎) 可选取口服吸收良好的抗菌药物口服治疗。对于不能口服给药的患者,如有吞咽困难、呕吐、严重腹泻、胃肠吸收功能障碍等情况可应用静脉治疗。可选择磺胺甲噁唑-甲氧苄啶(SMZ-TMP)、氟喹诺酮类或阿莫西林等进行一线抗菌治疗,疗程5~7天。

2. 复杂性尿路感染

(1) 轻中度患者或初始经验治疗

1) 氟喹诺酮类:近期未用过氟喹诺酮类可选择左氧氟沙星。该药具有高尿液浓度的特点,抗菌谱可以广泛覆盖尿路感染常见病原菌,对铜绿假单胞菌有很强的杀菌效果,同时对于部分超广谱β-内酰胺酶(ESBL)阳性大肠埃希菌、粪肠球菌也有一定的杀菌效果。也可使用环丙沙星,对大肠埃希菌和铜绿假单胞菌具有很好的杀菌效果。

2) 头孢菌素(2代或3代):2代头孢菌素(如头孢呋辛、头孢替安、头孢孟多)对革兰氏阴性菌的杀菌活性显著增加,同时保持了对葡萄球菌属较高的杀菌活性。而3代头孢菌素对革兰氏阴性菌有很高的杀菌活性,对葡萄球菌杀菌活性较弱。

3) 磷霉素氨丁三醇:对复杂性尿路感染的大肠埃希菌、粪肠球菌、肺炎克雷伯菌等均有很好的抗菌活性,可用于非发热性尿路感染的经验性治疗。

(2) 重症患者或初始经验性治疗失败患者

1) 氟喹诺酮类:如果未被用于初始治疗。

2) 脲基青霉素(哌拉西林)+β-内酰胺酶抑制剂:可选用哌拉西林/他唑巴坦,此药具有广谱抗菌活性,包括大多数铜绿假单胞菌、肠杆菌科、肠球菌,因为同时带有β-内酰胺酶抑制剂,对产ESBL的肠杆菌有很好的抗菌作用。

3) 头孢菌素(3代或4代):增加了对假单胞菌的抗菌活性,如头孢他啶和头孢吡肟。

4) 碳青霉烯类:如亚胺培南、美罗培南、帕尼培南及比阿培南,可用于敏感菌所致的各类感染。

(3) 如果患者病情严重且尿培养提示革兰氏阳性球菌,应经验性选择万古霉素,但应检测血药浓度,老年人肾功能不全者需根据肌酐清除率调整剂量。

(4) 一旦培养结果及药敏试验结果回报,应尽可能改为窄谱敏感抗菌药物。

(5) 疗程 治疗至体温正常或合并症情况(如尿路导管或结石)清除后3~5天。

3. 导尿管相关感染 大多数无症状者不推荐使用抗菌药物。确诊导尿管相关尿路感染,首先拔除导尿管,如果无须留置导管,则不再插管;如果导管无法去除,在取尿样培养前和应用抗菌药物治疗前应更换留置时间超过7天的导管。抗菌药物的选择与复杂性尿路感染相同,依据临床症状、尿液检查等情况决定疗程,一般需要14~21天。治疗后临床症状缓解,仅表现为细菌尿,可能与细菌定植有关,不需要再重复培养。留置导尿管的患者,不需要常规进行尿培养,不推荐长期应用抑菌治疗。没有尿管阻塞的情况,也不推荐进行尿管和膀胱冲洗,因为会干扰闭式导尿系统,增加感染机会。

(二) 其他治疗

积极手术治疗引起或加重尿路感染的尿路梗阻性疾病,包括结石、肿瘤、狭窄、先天性畸形或神经源性膀胱等。在施行手术前要控制好感染以免手术时继发尿脓毒血症。对于合并尿路结石的复杂性尿路感染,可应用内镜手术或体外冲击波碎石清除所有结石并做结石成分分析。

第4节 老年性阴道炎

> **案例 11-4**
>
> 患者，女，62岁，绝经10年，脓血性白带1个月伴外阴瘙痒7天就诊。妇科检查：阴道壁充血，有脓血性分泌物，味臭，宫颈光滑充血，子宫50天妊娠大小，轻压痛，双侧附件无异常，白带查假丝酵母菌、滴虫阴性，见大量脓细胞。
>
> 问题：1. 应首先考虑何种疾病？
> 　　　2. 进一步行哪项检查？
> 　　　3. 如何治疗？

老年性阴道炎，又称萎缩性阴道炎，是因体内雌激素水平降低，阴道黏膜萎缩，乳杆菌不再为优势菌，其他病原体过度繁殖或入侵而引起的阴道炎症。

（一）病因

老年性阴道炎常见于自然绝经后妇女。因卵巢功能衰退，体内雌激素水平降低，致使阴道壁萎缩，黏膜变薄，上皮细胞内糖原减少，阴道内pH升高，乳杆菌减少，导致局部抵抗力减弱，致病菌易入侵繁殖而引起阴道炎。此外，双侧卵巢切除、卵巢功能早衰、盆腔放射治疗等，使卵巢功能丧失，也可发生老年性阴道炎。

（二）临床表现

主要症状为白带增多，呈黄水样、脓性或血性，伴有外阴瘙痒、灼热感或性交痛。妇科检查见阴道黏膜皱襞消失，上皮菲薄，充血，有散在小出血点或浅表溃疡，严重者可见粘连狭窄甚至闭锁，炎性分泌物引流不畅形成阴道积脓或宫腔积脓。

（三）诊断

根据年龄、病史及临床表现，诊断不难，应排除阴道特异性炎症及子宫颈癌、子宫内膜癌。取阴道分泌物检查，显微镜下见大量基底层细胞及白细胞，无滴虫及假丝酵母菌。有血性白带者，需常规作宫颈刮片，必要时行分段诊刮术。对阴道壁肉芽组织及溃疡，行局部活组织检查与阴道癌相鉴别。

（四）治疗

治疗原则为抑制细菌生长，增强阴道抵抗力。

1. 抑制细菌生长　甲硝唑200mg或诺氟沙星100mg，放于阴部深部，每日1次，7～10日为一疗程。

2. 增加阴道抵抗力　针对病因，补充雌激素制剂是治疗老年性阴道炎的主要方法。可局部给药，也可全身给药。可用雌三醇软膏局部涂抹；或选用对阴道局部黏膜作用为主，较少全身吸收的雌激素制剂如普罗雌烯；或兼有广谱抗菌作用和局部雌激素样作用的复合制剂如氯喹那多普罗雌烯阴道片。为防止阴道炎复发，亦可全身用药，对同时需要性激素替代治疗的患者，可给予替勃龙2.5mg，每日1次，也可选用其他雌、孕激素制剂连续联合给药。

（陈　珑　朱跃弟）

第 12 章 老年精神神经系统疾病

第 1 节 脑血管疾病

> **案例 12-1**
>
> 患者，男，79 岁，1h 前吃饭时突觉右侧肢体力弱，右上肢抬举无力，右下肢无法行走，伴口角歪斜、言语含糊、吐字不清。既往有高血压、糖尿病和大量吸烟史。
>
> 问题：1. 患者目前最可能的诊断是什么？还需要进行哪些评估和检查？
> 　　　2. 写出其诊断依据。
> 　　　3. 如何进行治疗？

脑血管疾病（cerebrovascular disease，CVD），是指脑血管病变或血流障碍导致脑功能障碍的一类疾病的总称。脑卒中（stroke）是脑血管疾病的主要临床类型，包括缺血性和出血性脑卒中。以突然发病、迅速出现相应的神经功能损伤为特征。

一、短暂性脑缺血发作

短暂性脑缺血发作（transient ischemic attack，TIA）是脑、脊髓或视网膜局灶性缺血引起的短暂性神经功能障碍。临床症状持续时间短且可完全恢复，无新发梗死病灶。但 TIA 是脑梗死的高危信号，同属缺血性脑损伤这一动态过程的不同阶段。

（一）临床表现

脑血流非常丰富，血流供应来自两套动脉系统，颈内动脉系统和椎-基底动脉系统。不同部位的血管病变可导致相应供血区的脑组织发生缺血，产生不同的临床表现，但均起病突然，迅速出现相应的神经功能缺损症状。TIA 症状的持续时间一般在 1h 内，最长不超过 24h，不遗留神经功能缺损体征，但可能反复发作。

1. 颈内动脉系统　单瘫、偏瘫、面瘫、偏身感觉障碍、偏盲、一过性黑矇、双眼向一侧凝视、失语、失用、体象障碍等。

2. 椎-基底动脉系统　眩晕、共济失调、凝视、眼球活动障碍、复视、吞咽困难、构音障碍，也可表现为偏瘫、面瘫、偏身感觉障碍、偏盲等。

（二）辅助检查

1. 血液学检查　包括血常规、凝血、血糖、血脂、电解质、肝肾功能、心肌损伤标志物等常规检测，必要时可完善蛋白 C、蛋白 S、抗凝血酶Ⅲ、抗磷脂抗体等易栓症筛查。

2. 颅脑检查　应尽快行头颅 CT 或 MRI 以排除脑梗死或脑出血，其中 MRI-弥散加权成像（diffusion weighted imaging，DWI）对新发梗死灶的检测最为敏感。

3. 血管检查　颈部血管超声、经颅多普勒超声（transcranial Doppler，TCD）、CT 血管成像（computed tomography angiography，CTA）、磁共振血管成像（magnetic resonance angiography，MRA）、脑血管造影（digital subtraction angiography，DSA）可用于评估颅内外血管狭窄情况。

4. 易损斑块检查 易损斑块是动脉微栓子的重要来源。颈部血管超声、TCD微栓子监测、磁共振血管壁成像（MR vessel wall imaging，MR-VWI）可用于评估动脉粥样硬化的易损斑块。

5. 心脏检查 如怀疑心源性栓塞，应完善心电图、动态心电图、心肌损伤标志物、经胸超声心动图或经食管超声心动图等。

（三）诊断

大多数TIA患者就诊时临床症状已消失，故诊断主要依靠病史。中老年患者突然出现神经功能缺损症状，符合前述颈内动脉系统与椎-基底动脉系统缺血的临床表现，并在短时间内完全恢复，头颅MRI检查未见新发梗死或出血等责任病灶，在排除其他疾病后，可诊断为TIA。随后应完善上述检查，评估发病机制及明确病因。

（四）治疗

TIA发作后虽临床症状已完全恢复，但仍需进行紧急评估及干预，以防进展为不可逆性缺血损伤，发生脑梗死。

1. 药物治疗

（1）抗血小板治疗 非心源性栓塞TIA推荐抗血小板治疗，如阿司匹林、氯吡格雷、替格瑞洛或西洛他唑。

（2）抗凝治疗 心源性栓塞TIA推荐抗凝治疗，可选择低分子肝素、新型口服抗凝药（如达比加群、利伐沙班、阿哌沙班、艾多沙班等）或华法林，同时应平衡栓塞和出血风险。

（3）扩容治疗 血流动力型TIA应进行扩容治疗，补足容量，纠正低灌注。

2. 手术和介入治疗 如存在症状性颅内外大动脉严重狭窄，标准内科药物治疗无效的情况下，可考虑行手术或介入治疗，如动脉内膜切除术（carotid endarterectomy，CEA）或动脉支架成形术，但应充分评估血管病变特点和手术风险。

3. 危险因素的管理 详见本章脑梗死的治疗。

二、脑梗死

脑梗死（cerebral infarction），又称缺血性脑卒中（cerebral ischemic stroke），是指血液供应障碍造成局部脑组织缺血坏死，迅速出现神经功能缺损症状。

（一）病因和分型

1. 大动脉粥样硬化 颅内外大动脉粥样硬化所致血管狭窄（＞50%），远端脑组织血液供应减少而发生缺血坏死，梗死面积通常较大。

2. 心源性栓塞 来自心脏或主动脉弓的栓子随血液循环进入脑动脉，阻塞血流发生脑梗死。

3. 小动脉闭塞 大脑半球或脑干深部的小穿支动脉或终末小动脉病变引起的小缺血梗死灶，又称腔隙性脑梗死。

4. 其他明确病因 血管炎、血管畸形、血液系统疾病、结缔组织病、遗传性血管病、药物等其他少见病因引起的脑梗死。

5. 病因不明 虽经全面评估仍不能确定病因；或存在上述两种或多种病因，无法明确。

（二）临床表现

起病迅速，多具有明确的发病时间，发病前可有反复的TIA病史。根据病变血管和梗死部位的不同，表现出不同的神经功能缺损的症状和体征（详见本章TIA的临床表现），但多持续24h以上，严重者甚至出现意识障碍或昏迷。

(三) 辅助检查

1. 头颅CT 首选的影像学检查（图12-1A），可排除颅内出血，并鉴别非血管性病变。然而头颅CT对急性期小梗死灶的识别不敏感，且部分患者发病24h后才显示梗死灶。

2. 头颅MRI 在识别急性期小梗死灶方面优于头颅CT，且MRI-DWI在发病数分钟内即可发现新发梗死灶（图12-1B），但费用较高、检查时间稍长，部分患者存在禁忌证（如有心脏起搏器、金属植入物或幽闭恐惧症）。

3. 头颅CT灌注成像（CT perfusion，CTP） 可区分可逆性与不可逆性缺血改变，协助识别核心梗死区和缺血半暗带，指导脑梗死急性期再灌注治疗。

4. 颈部血管超声和TCD 分别用于评估颅外和颅内动脉粥样硬化以及血管狭窄情况。

5. 头颅CTA和MRA 可显示颅内外大血管狭窄和侧支循环情况，并明确有无其他血管病变如血管畸形、动脉夹层、动脉瘤等。头颅CTA对病变血管评估的特异性优于MRA，但需注射碘对比剂；头颅MRA无须对比剂，但对远端分支血管的显示有一定局限。

6. 脑血管造影（DSA） 评估血管病变的准确性最高，是诊断的金标准，但为有创性检查。

7. 其他检查 应进行血管危险因素、心脏疾病、高凝状态及易栓症的评估和筛查。

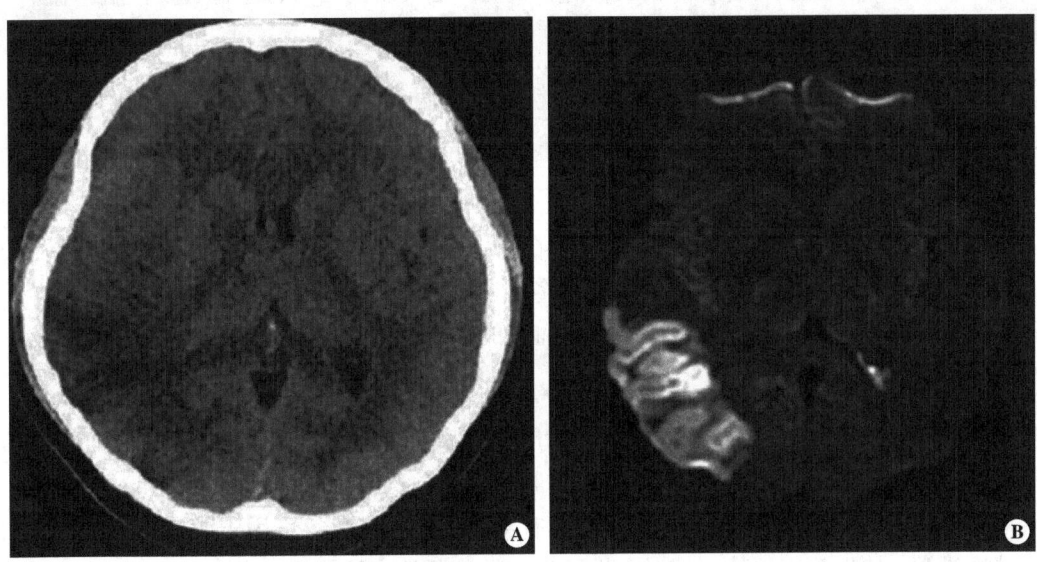

图12-1 急性脑梗死的影像学表现
A. 头颅CT显示为低密度；B. 头颅MRI的DWI模式显示为高信号

(四) 诊断

1. 是否为脑卒中 急性起病，迅速出现神经功能缺损症状或体征，持续不缓解。

2. 是缺血性还是出血性 影像学检查排除脑出血，明确责任梗死灶。

3. 是否适合溶栓治疗 应明确发病时间，迅速进行溶栓适应证和禁忌证筛查。

4. 明确病因 完善辅助检查，评估病理生理机制及病因分型。

(五) 治疗

1. 一般治疗 保持呼吸道通畅；严密监测血压；检测血脂，尽早启动他汀类药物等调脂治疗；加强血糖管理；评估吞咽功能，防止误吸；加强下肢活动，预防深静脉血栓等。

2. 特异性治疗

（1）静脉溶栓 是目前最主要的恢复血流的措施，但应注意出血风险。常用药物为重组组织型纤溶酶原激活剂（rt-PA，阿替普酶）和尿激酶，溶栓时间窗分别为发病后 4.5h 和 6.0h。

（2）血管内介入治疗 包括动脉溶栓、血管内取栓、血管成形和支架术等。应根据发病时间、病变血管部位和侧支循环情况，充分评估后选择。

（3）抗血小板或抗凝 未行静脉溶栓和血管内介入治疗的急性脑梗死患者，建议尽早口服抗血小板药物。根据是否合并心源性栓塞和（或）血液高凝状态，评估是否进行抗凝治疗及抗凝时机。

3. 神经系统并发症的防治 脑梗死急性期应积极防治脑水肿、梗死后出血、癫痫、感染、上消化道出血、深静脉血栓形成等并发症。

4. 危险因素的管理 应保持健康生活方式，戒烟、限酒、合理膳食、规律体育锻炼，积极控制和管理高血压、糖尿病、血脂异常、心脏疾病和血液高凝状态等。

5. 早期康复 病情稳定后尽早康复治疗，包括肢体、吞咽、语言、认知、心理、职业和社会康复，最大限度恢复功能，改善预后，提高生活质量。

三、脑出血

脑出血（intracerebral hemorrhage，ICH）指非外伤性脑实质内出血，也称自发性脑出血。

（一）病因

高血压是最常见的病因，其他病因包括脑淀粉样血管病、血管畸形（如动静脉血管畸形、海绵状血管瘤和动脉瘤等）、血液系统疾病、抗凝和溶栓治疗等。

（二）临床表现

常见于 50 岁以上患者，多有高血压病史，常在情绪激动或活动中突然发病，少数也可在安静状态下发病。症状常于数分钟至数小时内达到高峰，多伴有血压明显升高。由于颅内压升高，常伴有头痛、呕吐和不同程度的意识障碍。根据出血部位和出血量的不同，表现出不同的神经功能缺损症状和体征。

（三）辅助检查

1. 头颅 CT 是确诊脑出血的首选检查，发病后立即显示高密度区，边界清楚；随时间推移，血肿逐渐吸收呈等密度或低密度（图 12-2）。

2. 头颅 MRI 不同时期的脑出血在 MRI 上具有不同的信号变化，可用于明确脑出血的分期，且可发现有无结构异常，协助病因评估。但对急性脑出血的诊断效率不及 CT。

3. 脑血管检查 头颅 MRA、CTA、DSA 等可协助评估有无脑血管畸形、动脉瘤等血管病变。

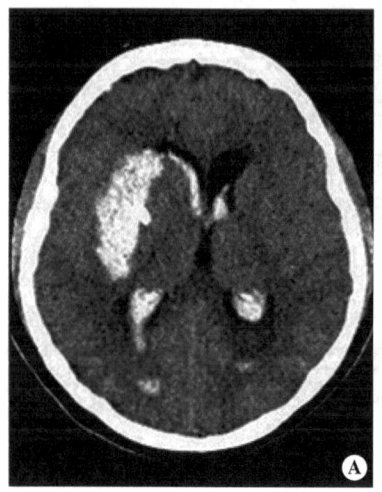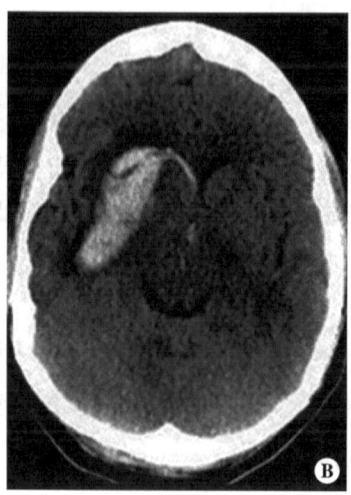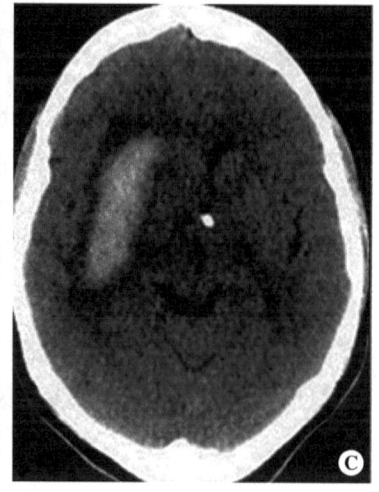

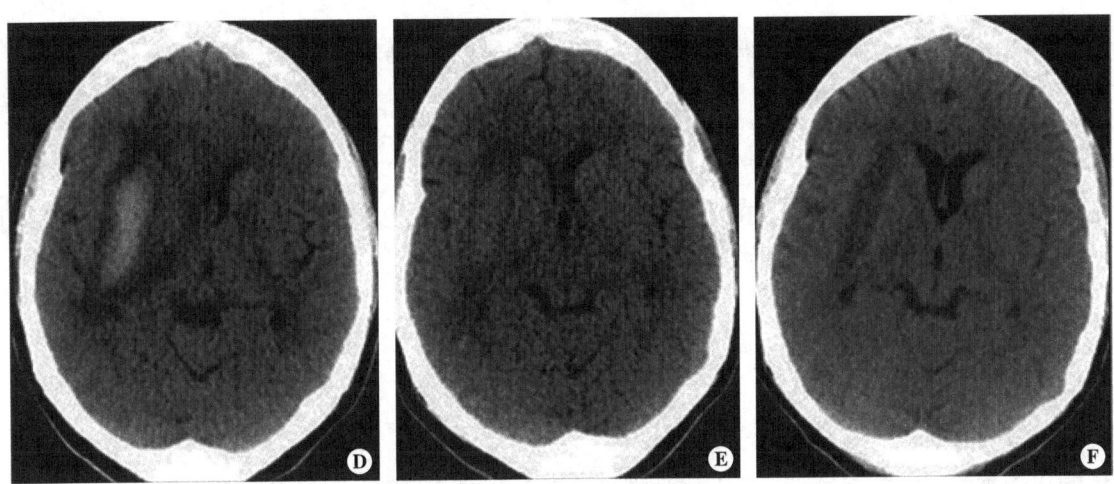

图 12-2 脑出血不同时期的头颅 CT
A. 第 1 天；B. 第 14 天；C. 第 19 天；D. 第 24 天；E. 第 40 天；F. 第 50 天

4. 其他检查 如血液相关检查等评估有无血液系统疾病和凝血功能异常。

（四）诊断

中老年患者在活动中或情绪激动时突然发病，迅速出现神经缺损症状以及头痛、呕吐等颅高压症状，应考虑脑出血的可能，结合头颅CT检查，可迅速明确诊断。

（五）治疗

1. 内科治疗

（1）一般治疗 安静休息，避免情绪激动和血压升高，保持呼吸道通畅，加强营养支持，维持水、电解质平衡，预防吸入性肺炎和深静脉血栓等。

（2）降低颅内压 渗透性脱水剂如甘露醇、甘油果糖是最常用的降颅压药物，亦可酌情选用呋塞米、白蛋白等。注意监测尿量、血钾及心肾功能。

（3）血压管理 脑出血急性期多伴血压升高，关于降压时机及控制目标尚存争议，因血压过高可能会导致血肿扩大，血压过低则可能与颅内低灌注相关。目前认为如血压＞180/100mmHg，在持续监测下平稳降压是合理的。

（4）止血药物 不推荐常规使用，如合并凝血功能障碍，可给予针对性治疗，如华法林相关脑出血可用维生素K拮抗。

2. 手术治疗 目的在于及时清除血肿、解除脑压迫、缓解颅高压，以挽救生命和防治病情恶化。手术方法包括去骨瓣减压术、微创血肿清除术、开颅血肿清除术和脑室穿刺引流术等。

3. 其他 应加强早期康复和心理支持。

第 2 节 帕金森病

> **案例 12-2**
>
> 患者，男，75岁，10年前左上肢远端逐渐出现不自主震颤，静止时明显；6年前左下肢出现震颤，伴运动迟缓，表现为穿衣、吃饭等日常活动较前明显变慢；3年前觉迈步转身费力，想迈步但迈不开。6月前上述症状进行性加重，伴便秘、流涎、睡眠欠佳。

> 问题：1. 患者目前最可能的诊断是什么？还需进行哪些评估和检查？
> 2. 写出其诊断依据。
> 3. 如何进行治疗？

帕金森病（Parkinson disease, PD），又称原发性帕金森病，以静止性震颤、运动迟缓、肌强直和姿势平衡障碍为主要临床特征，可伴随嗅觉减退、便秘、直立性低血压、睡眠障碍等非运动症状。

一、临床表现

平均发病年龄55岁，多见于60岁以后，起病隐匿，缓慢进展，包括运动和非运动症状。

（一）运动症状

1. 静止性震颤 震颤多始于一侧上肢远端，逐渐累及同侧下肢，再波及对侧上肢及下肢，呈"N"字形进展。震颤在静止时出现或明显，随意运动时减弱或消失。

2. 运动迟缓 随意运动减少，动作缓慢、笨拙。手指精细动作如解纽扣、系鞋带存在困难；写字越写越小呈"写字越小征"；面容呆板、表情缺乏，酷似"面具脸"；因口咽部肌肉运动徐缓，可出现流涎、语速变慢、音量降低，甚至言语含糊不清、饮水呛咳。

3. 肌强直 由于肌张力增高，被动活动关节时，可感觉有均匀的阻力，类似弯曲软铅管，呈"铅管样强直"；若合并震颤，在均匀的阻力上出现断续停顿，如同转动齿轮，呈"齿轮样强直"；肌强直严重时可引起肢体疼痛，称为"痛性痉挛"。

4. 姿势步态障碍 常呈现特殊的屈曲体态，表现为头部前倾、躯干俯屈、肘关节屈曲、前臂内收、髋及膝关节弯曲。行走时患侧上肢摆臂幅度减小，下肢步伐变小变慢。随病情进展，出现起步困难，想迈步但迈不开，双足似黏在地上，呈"冻结步态"。有时迈开步后，以极小步伐越走越快，向前冲去，不能及时止步，呈"慌张步态"。

（二）非运动症状

1. 感觉障碍 早期即可出现嗅觉减退，中、晚期常有肢体麻木、疼痛。

2. 自主神经功能障碍 常见顽固性便秘、多汗、头面部皮脂分泌增多呈"油脂面容"，中、晚期也可出现排尿障碍、性功能减退、直立性低血压。

3. 睡眠障碍 常见失眠、快速眼动期睡眠行为异常、不宁腿综合征等。

4. 精神和认知障碍 常伴有抑郁、焦虑。疾病晚期可出现认知障碍甚至痴呆，以及幻觉、妄想等。

二、诊　　断

根据《中国帕金森病的诊断标准（2016版）》（表12-2），运动迟缓、肌强直或静止性震颤是诊断的必备条件，可分为临床确诊的帕金森病和临床很可能的帕金森病。

1. 临床确诊的帕金森病 ①不存在绝对排除标准；②至少存在2条支持标准；③没有警示征象。

2. 临床很可能的帕金森病 ①不存在绝对排除标准；②警示征象不能多于2条；③支持标准条数多于警示征象条数。

三、治　　疗

（一）药物治疗

1. 用药原则 提倡早期诊断、早期治疗，坚持"剂量滴定"，力求实现"以小剂量达到满意临床效果"。用药时不能突然停药，以免发生撤药恶性综合征，即突然停用抗帕金森病药物引起肌强直、高热、肌酶增高、意识障碍、自主神经功能障碍等的临床综合征。

表12-2　中国帕金森病的诊断标准（2016版）

核心症状	1. 运动迟缓 2. 至少存在静止性震颤和肌强直2项症状中的1项
支持标准	1. 对多巴胺能药物具有明确且显著的治疗效果 2. 出现左旋多巴诱发的异动症 3. 观察到单个肢体的静止性震颤 4. 存在嗅觉减退，或头颅超声显示黑质异常高回声，或间碘苄胍（metaiodobenzylguanidine，MIBG）闪烁扫描显示MIBG摄取率下降
绝对排除标准	1. 发病3年后仍局限于下肢的帕金森样症状 2. 尽管病情为中等严重程度，但患者对高剂量左旋多巴治疗缺乏显著的治疗应答 3. 分子神经影像学检查突触前多巴胺能系统功能正常 4. 存在明确的小脑性共济失调 5. 出现向下的垂直性核上性凝视麻痹 6. 存在明确的皮质复合感丧失及明确的肢体观念运动性失用或进行性失语 7. 发病5年内，诊断为行为变异型额颞叶痴呆或原发性进行性失语 8. 存在可能导致帕金森综合征或疑似与患者症状有关的其他疾病的证据 9. 多巴胺受体阻滞剂或多巴胺耗竭剂治疗诱导的药物性帕金森综合征
警示征象	1. 病程大于5年，不出现任何一种常见的非运动症状：嗅觉减退、睡眠障碍、自主神经功能障碍、精神障碍 2. 发病3年内由于平衡障碍反复跌倒（＞1次/年） 3. 发病5年内出现快速进展的步态障碍，以至于需要经常使用轮椅 4. 发病5年或5年以上运动症状或体征完全不进展，除非这种病情的稳定是与治疗相关的 5. 发病5年内出现严重发音困难、构音障碍或吞咽困难 6. 发病5年内出现吸气性呼吸功能障碍 7. 发病5年内出现严重的自主神经功能障碍，包括直立性低血压、严重的尿潴留或尿失禁 8. 发病10年内出现不成比例的颈部前倾或手足挛缩 9. 出现其他原因不能解释的锥体束征 10. 起病或病程中表现为双侧对称性帕金森综合征症状

2. 常用药物

（1）复方左旋多巴　治疗帕金森病的基本药物，被认为是帕金森病治疗的"金标准"，对强直、少动和震颤均有良好疗效。副作用有恶心、呕吐、低血压、症状波动、异动症和精神症状等。活动性消化道溃疡慎用，闭角型青光眼、精神病患者禁用。

（2）多巴胺受体激动剂　通过激动多巴胺受体，发挥多巴胺样作用。代表药物为吡贝地尔、罗匹尼罗、普拉克索和罗替高汀，早期可替代左旋多巴。副作用与复方左旋多巴相似。

（3）B型单胺氧化酶（monoamine oxidase B，MAO-B）抑制剂　通过抑制MAO-B活性，抑制多巴胺降解，增加多巴胺浓度。代表药物为司来吉兰和雷沙吉兰，单用可轻度改善症状，与复方左旋多巴合用可增强疗效，改善症状波动。活动性消化性溃疡慎用。

（4）儿茶酚胺氧位甲基转移酶（catechol-*O*-methyl transferase，COMT）抑制剂　通过抑制左旋多巴在外周的代谢，使血浆左旋多巴更多地进入脑内发挥作用。代表药物为恩他卡朋，需与复方左旋多巴合用。副作用有腹泻、头痛、多汗、口干、转氨酶升高等。

（5）抗胆碱能药　通过抑制乙酰胆碱功能，可有效改善震颤。代表药物为苯海索，可用于震颤明显的年轻患者。长期应用存在认知障碍风险，老年患者慎用，闭角型青光眼患者禁用。

（6）金刚烷胺　通过促进纹状体区多巴胺的合成和释放，提高多巴胺水平。对强直、少动和震颤均有改善作用。肝肾功能不全、癫痫、严重消化性溃疡慎用，哺乳期妇女禁用。

（二）手术治疗

手术可明显改善运动症状，但不能根治疾病，术后仍需药物治疗。适用于既往对药物治疗显著有效，目前疗效减退或出现严重运动并发症的患者。手术方法包括神经核毁损术和脑深部电刺激（deep brain stimulation，DBS），后者因相对微创和可调控性成为主要选择。

（三）综合治疗

除了运动症状，非运动症状如感觉障碍、睡眠障碍、自主神经功能障碍、精神和认知障碍的管理也同样重要。中医、康复、运动疗法、心理疏导等是重要的辅助手段，推荐采取综合干预措施。

第3节　阿尔茨海默病

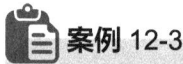
案例 12-3

患者，女，75岁，6年前家属发现患者记忆力减退，经常丢三落四，在家找不到自己放置的东西，忘记熟人的名字，外出找不到回家的路，症状逐渐加重，生活不修边幅，需要家人督促洗漱、换衣服等，性格易怒多疑，无行动迟缓、肢体力弱。

问题：1.患者目前最可能的诊断是什么？还需要进行哪些评估和检查？
2.写出其诊断依据。
3.如何进行治疗？

阿尔茨海默病（Alzheimer disease，AD）是以进行性认知功能障碍和精神行为异常为主要临床特征的神经系统退行性疾病，是老年期最常见的痴呆类型，占全部痴呆类型的50%～70%。

一、临床表现

阿尔茨海默病通常起病隐匿，呈持续进行性发展，以记忆障碍为突出表现，并逐渐影响其他认知领域如视空间、语言功能、执行功能、社会认知功能等。可伴随精神行为症状如幻觉、妄想、抑郁、焦虑、激越甚至攻击性行为。根据是否出现日常生活能力的下降又分为轻度认知障碍阶段和痴呆阶段。记忆障碍首先表现为近事记忆减退，表现为学习新知识困难，丢三落四，不记得刚做过的事；逐渐出现远期记忆受损，表现为不能回忆既往的生活和工作经历，严重时记不清家人的名字。视空间受损可表现为在熟悉的地方迷路，不能临摹立体图形。语言功能受损可表现为说话时找词困难、语言流畅性下降，甚至出现失语。执行功能受损可表现为执行复杂任务存在困难，判断力下降，需要依靠他人做出决定。社会认知功能受损即人格和社会举止改变，可表现为社交困难、不修边幅、自私多疑、暴躁易怒或情感淡漠，甚至做出丧失羞耻感的行为。

二、诊　　断

阿尔茨海默病的临床诊断要点如下。
1.起病隐袭，症状在数月至数年中逐渐出现，并进行性加重。
2.认知障碍以遗忘为主，同时伴有非遗忘领域如语言、视空间、执行功能等的受损。
3.可出现人格、精神活动和行为的异常改变。
4.排除血管性认知障碍、路易体痴呆、额颞叶痴呆和其他疾病导致的痴呆。

三、治疗与预防

（一）治疗

治疗原则为早期诊断、及时干预、全程管理，药物和非药物相结合的综合治疗。
1. 一般治疗　鼓励参与社会活动，加强营养支持和生活护理，防止跌倒、迷路、自伤等。同时需为照料者提供健康教育、心理支持和社会帮助。

2. 非药物治疗 包括运动锻炼、职业训练、音乐疗法、行为干预、认知刺激和舒缓治疗等。

3. 药物治疗

（1）改善认知功能 ①胆碱酯酶抑制剂：包括多奈哌齐、卡巴拉汀、加兰他敏，常见副作用包括腹泻、恶心、睡眠障碍，较严重副作用为心动过缓。②谷氨酸受体拮抗剂：代表药物为美金刚，严重肾功能不全患者应酌情减量。对于中重度阿尔茨海默病患者，两者可联合使用，虽不能逆转病情，但可有效改善认知功能，控制精神行为症状，提高日常生活能力。

（2）控制精神症状 首选非药物干预，必要时可给予抗精神病药物或抗焦虑抑郁药物。

（二）预防

有效控制危险因素，合理利用保护因素，可降低阿尔茨海默病发病风险。保持良好心理状态，改善睡眠质量，戒烟限酒，地中海饮食，参加智力活动、体育锻炼和社交活动，提高受教育程度，纠正视听障碍，控制血压、血糖、血脂等危险因素，避免脑外伤等均是预防阿尔茨海默病的有效措施。

第4节 老年期抑郁症

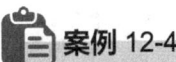
案例 12-4

患者，女，68岁，近半年觉头晕、胸闷、腹胀、全身乏力、失眠、食欲差，多次医院就诊，完善各项辅助检查均未见异常。患者自觉时日无多，生活没有意义，什么事情也不想做，不愿社交和与人交谈，经常独自呆坐，动作缓慢，反应迟钝，记忆力变差。

问题：1. 患者目前最可能的诊断是什么？还需要进行哪些评估和检查？
2. 写出其诊断依据。
3. 如何进行治疗？

老年期抑郁症（geriatric depression）是指60岁及以后出现的，以持久的抑郁心境为主要临床表现的精神障碍，核心症状是与处境不相称的情绪低落和兴趣丧失，部分可伴有焦虑和运动性激越，严重者甚至出现幻觉、妄想等精神病性症状。

一、临床表现

抑郁障碍的基本心境是情绪低落、兴趣减低和快感缺乏。老年期抑郁症的核心特征与其他年龄段发病者无明显差别，但与早年起病者相比，具有以下特点。

1. 躯体症状和疑病 常主诉各种躯体症状，而非情绪问题。对躯体不适的过分关注，很容易导致疑病行为，反复到医院就诊，治疗效果不佳。因躯体症状掩盖了抑郁情绪，被周围人忽视，又称为"隐匿性抑郁"。

2. 焦虑和激越 常不能明确表达抑郁心境，反而表现为焦虑不安，过分担心、灾难化思维、冲动易激惹。

3. 妄想和幻觉 常出现妄想或幻觉等精神病性症状，如疑病妄想、罪恶妄想、灾难妄想、被害妄想、贫穷妄想等。

4. 认知功能损害 常与老年期抑郁症共存。认知功能障碍是抑郁的易感和促发因素，长期抑郁可增加痴呆风险。

5. 睡眠障碍 失眠与抑郁常互相影响，长期失眠是老年期抑郁障碍的危险因素，各种形式的失眠也是抑郁障碍的主要症状。

6. 自杀倾向 与年轻患者相比，老年患者自杀观念频发且牢固、自杀计划周密，自杀成功率高。

二、筛查和评估

（一）症状学评估

1. 抑郁筛查 患者健康问卷、Zung抑郁自评量表（SDS）、老年抑郁量表（geriatric depression scale，GDS）、Beck抑郁自评量表（Beck depression inventory，BDI）是常用的抑郁症筛查的自评量表。汉密尔顿抑郁量表（HAMD）和蒙哥马利-艾斯伯格抑郁评定量表（Montgomery-Asberg depression rating scale，MADRS）可用于抑郁症状他评并评估抑郁严重程度。

2. 精神检查 包括一般表现（意识、定向力、接触情况、日常生活表现等）、认知功能、情感活动、意志及行为表现等。自杀风险评估是抑郁症评估的重要环节。

（二）生物学评估

1. 共病躯体疾病和神经系统疾病 老年患者常合并多种躯体疾病，需要考虑与抑郁症的潜在关系，包括：①躯体疾病导致抑郁障碍；②躯体疾病是抑郁障碍发生的诱因；③躯体疾病与抑郁障碍共病；④抑郁障碍导致躯体症状。

2. 药物使用 注意多重用药和药物相互作用，了解精神活性物质使用史及用药依从性。

3. 体格检查和辅助检查 如体重指数、心电图、全血细胞分析、肝肾功能、血脂、血糖、电解质、血清白蛋白、甲状腺功能、维生素B_{12}、叶酸、脑电图、颅脑CT和（或）MRI等。

（三）心理社会评估

1. 生活事件评估 评估丧偶、生病、搬迁等生活事件对情绪和生活的影响。

2. 日常生活能力和功能状态评估 为制订长期医疗计划和进行预后评估提供参考信息。

3. 家庭状况与社会支持评估 包括教育文化背景、工作经历、人际关系、人格特征、宗教信仰等，注意有无忽视和虐待老年人的问题。

三、诊 断

老年期抑郁症在疾病分类学上并非一个独立的疾病单元，可参考ICD-11、关于抑郁障碍的诊断标准及依据。

1. 症状学标准 需至少满足2条核心症状和2条其他症状。核心症状：①心境低落；②兴趣和愉快感丧失；③疲劳感、活力减退或丧失。其他症状：①集中注意和注意力降低；②自我评价和自信降低；③自罪观念和无价值感；④认为前途暗淡悲观；⑤自伤或自杀的观念或行为；⑥睡眠障碍；⑦食欲下降。

2. 病程标准 ①单次发作：目前或既往仅有1次发作，发作至少持续两周，从没有过轻躁狂、躁狂发作或混合发作病史。②复发性：至少有2次上述发作，发作间期无明显心境紊乱。

3. 严重程度标准 引起临床意义的痛苦，导致社交、职业及其他重要功能的损害。

4. 排除标准 不能归因于精神分裂症、双相情感障碍和其他精神病性障碍，排除物质、脑器质性疾病、躯体疾病所致的抑郁症状群。

四、治 疗

（一）治疗原则

1. 全病程治疗 抑郁症复发率高达50%～85%，其中一半以上的患者在起病2年内复发，因此倡导全病程治疗。

（1）急性期治疗（8～12周） 以控制症状为主。尽量达到临床治愈（抑郁症状完全消失的时间>2周），促进功能恢复到病前水平。

（2）巩固期治疗（4～9个月） 以防止病情复发为主。原则上继续使用急性期治疗方案，并定期对患者的症状和功能状态进行量化评估。

（3）维持期治疗 维持期治疗的时间存在争议但对有复发倾向的患者，应至少维持2～3年。维持治疗结束后，病情稳定可缓慢减药直至停药，一旦有复发征象，应迅速恢复治疗。

2. 综合治疗和个体化治疗 应采取药物治疗、心理治疗及物理治疗相结合的综合治疗方式，并应充分考虑患者的症状特征进行个体化治疗。

(二) 治疗方法

1. 一般治疗 营养支持，体育锻炼，以及生活方式调整，如规律起居、参加娱乐活动、增加人际交往等是治疗中不可或缺的部分。

2. 心理治疗 包括支持性心理治疗、认知行为治疗、人际关系治疗、问题解决治疗、行为激活治疗、生命回顾治疗以及正念治疗等。

3. 药物治疗 对于老年患者，抗抑郁药物宜小剂量起始，缓慢加量，避免突然停药；尽量单一用药，对难治性病例在足量、足疗程、不同类型抗抑郁药治疗无效时才考虑联合用药。

新型抗抑郁药物包括选择性5-羟色胺再摄取抑制剂（SSRI）、选择性5-羟色胺去甲肾上腺素再摄取抑制剂（SNRI）、去甲肾上腺素和特异性5-羟色胺能抗抑郁药（NaSSA）、去甲肾上腺素和多巴胺再摄取抑制剂（NDRI）、5-羟色胺受体拮抗剂/再摄取抑制剂（SARI）等。传统抗抑郁药物包括三环类、四环类、单胺氧化酶抑制剂（MAOI）。新型抗抑郁药与传统抗抑郁药相比，疗效相当，但在安全性、耐受性和用药方便性方面更具优势，是临床一线药物。

4. 物理治疗 包括改良电休克治疗、重复经颅磁刺激和光照治疗等。

（候　越）

第13章 老年皮肤及五官科疾病

第1节 老年皮肤瘙痒症

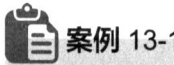

案例 13-1

患者,男,76岁。全身反复皮肤瘙痒1年。患者1年来无明显诱因反复出现全身皮肤瘙痒,有蚁行感,阵发性发作,夜间重,气温炎热时重,几乎每日发作,寒冷时略轻,有时夜间不能入睡,四肢、躯干及阴部瘙痒较重,瘙痒厉害时只能搔抓,曾到中医院服用草药治疗,病情时好时坏。患者自发病以来无明显皮疹,无发热,食欲可,瘙痒发作时睡眠欠佳,大便干结,体重无明显改变。

问题: 给患者制订合理的治疗方案并给予健康指导。

老年皮肤瘙痒症是一种发生于老年期(60或65岁以上)与病理性衰老机制相关的慢性瘙痒性疾病,也是一种以长期反复性瘙痒、搔抓、瘙痒相关皮损及伴有睡眠障碍或情绪障碍为特征的老年期疾病或综合征。

一、病　　因

1. 皮肤干燥　老年人皮肤汗腺和皮脂腺功能减退,分泌的汗液和皮脂减少,导致皮肤水分流失,变得干燥,这是引发瘙痒症的主要原因之一。

2. 全身性疾病　糖尿病、尿毒症、肝胆疾病、恶性肿瘤等全身性疾病,可能影响体内代谢或导致毒素积累,从而引发皮肤瘙痒。

3. 药物因素　老年人常因患有多种疾病而服用多种药物,某些药物可能引起皮肤瘙痒的不良反应,如抗生素、抗高血压药等。

4. 环境因素　季节变化、气候干燥、寒冷、炎热以及居住环境中的过敏原等都可能诱发或加重老年皮肤瘙痒症。

二、临床表现

1. 瘙痒　是最主要的症状,通常为阵发性,瘙痒程度轻重不一,严重时可影响睡眠和日常生活。

2. 皮肤干燥　皮肤表面缺乏油脂,纹理加深,出现细小鳞屑,尤其在小腿、手臂等部位较为明显。

3. 抓痕、血痂　反复搔抓,皮肤上可出现抓痕、血痂,长期搔抓还可能导致皮肤增厚、苔藓样变等继发改变。

三、诊　　断

同时满足:①始发于老年期(60或65岁以上)的慢性瘙痒,瘙痒常波及皮肤多部位或全身,持续超过6周或过去1年反复间断性发作;②对应瘙痒部位的皮肤有如下之一的单一性或复合性改变:皮肤干燥症表现伴瘙痒(表皮性瘙痒),搔抓性皮损如表皮剥脱性抓痕、苔藓样及痒疹样皮损(神经病理性瘙痒），非皱褶、非屈侧部位为主的湿疹样皮损（炎症性瘙痒），混合型皮损（混合性瘙痒）中任何1项并排除其他疾病即可诊断。

四、治　疗

对于老年皮肤瘙痒症的治疗要遵循"首先不伤害原则"。①治疗药物一般以低剂量起始，根据治疗反应，缓慢增量或减量，不突然停药或过早换药；②治疗初始阶段需要经常性随访，以评估药物不良反应及反应程度；③对于某些止痒药物需要注意有无嗜睡及头晕等不良反应，需提前告知患者或家庭照护者，制订预防摔倒措施；④由于目前临床应用的系统止痒药物大多数为超说明书用药，应在充分沟通、理解、知情同意下使用，防止医疗纠纷。

（一）局部治疗

1. 皮肤屏障保护及修复剂　含尿素、维生素E、硅油、凡士林、甘油等成分制剂，作为初期与维持用药。

2. 外用止痒剂　5%多塞平乳膏、复方利多卡因软膏、氯环利嗪软膏、辣椒素制剂、含聚桂醇和薄荷醇止痒制剂等。

3. 外用糖皮质激素　仅用于炎症性老年性皮肤瘙痒症，缓解后换为非糖皮质激素。

4. 其他外用药　0.1%他克莫司乳膏可用于控制慢性瘙痒和搔抓；2%克立硼罗软膏、迪高替尼乳膏等。

（二）全身治疗

1. 抗组胺药　第二代非镇静类抗炎药如比拉斯汀、西替利嗪、氯雷他定等。

2. 糖皮质激素　症状重短期用。

3. 其他药物　环孢素A、甲氨蝶呤、加巴喷丁类药、抗焦虑抑郁类药、生物制剂等根据具体病情选用。

（三）中医药治疗

皮肤瘙痒症多因风热之邪蕴于肌肤，不得疏泄，久之则血虚风燥、肌肤失养，当以养阴清热、祛风止痒为治疗原则。血热风盛证选用消风散加减或中成药肤痒颗粒、皮敏消胶囊。血虚风燥证选用当归饮子加减或中成药润燥止痒胶囊等。外用制剂可选用青鹏软膏、冰黄肤乐软膏、丹皮酚软膏、除湿止痒软膏等，随症加减，常规治疗2～4周。针灸疗法适用于各种类型瘙痒，主穴选取血海、曲池、三阴交、合谷、足三里等，每周2次，常规治疗4～6周，可配合电针、温针等。

（四）物理疗法

紫外线疗法可用于治疗炎症性皮肤病的慢性瘙痒，但不适用行动困难的高龄患者。推荐采用窄谱中波紫外线疗法，避免使用光化学疗法治疗，以减少老年人皮肤癌风险。治疗剂量可依据仪器参数调整。皮肤干燥者可采用淀粉浴、矿泉浴等疗法，水温37～40℃为宜，每周2～3次。

五、健康教育

1. 皮肤护理　保持皮肤清洁，选择温和的洗浴用品，洗澡不宜过勤。注意皮肤保湿，每天涂抹润肤霜。

2. 调整生活习惯　穿着宽松、纯棉的衣物，避免化纤衣物对皮肤的刺激。保持室内适宜的温度和湿度，避免环境过于干燥或潮湿。

3. 合理饮食　多吃富含维生素A、维生素E和水分的食物，如新鲜蔬菜、水果等，避免食用辛辣、刺激性食物，戒烟限酒。

第 2 节 老年性白内障

案例 13-2

患者,女,65岁。因右眼视力渐进性下降5年余,加重6个月入院。眼科检查:视力,右眼0.15,左眼0.6。双眼眼角膜透亮,前房深浅正常,虹膜纹理清,瞳孔等大等圆,直径约4mm,对光反射灵敏,右眼晶状体呈白色均匀混浊,虹膜投影(−),眼底窥不进,左眼晶状体呈不均匀混浊,眼底未见异常。眼压右眼18mmHg,左眼17mmHg。

问题:1. 请问患者的白内障处于哪期?
　　　2. 诊断依据是什么?

白内障是指晶状体透明度降低导致的光学质量下降的退行性改变。年龄相关性白内障又称老年性白内障,是最为常见的白内障类型,多见于50岁以上的中、老年人,随年龄增加其发病率明显升高。

一、病因和发病机制

发病机制较复杂,多认为由氧化损伤引起,可能是年龄,紫外线,全身性疾病如糖尿病、高血压、动脉硬化,外伤,遗传等多种因素综合作用的结果。

二、临床表现

(一)症状

白内障主要表现为渐进性无痛性视力下降,严重者只剩光感。对比敏感度下降,若晶状体内部混浊程度不一,也可产生晶状体性散光、单眼复视或多视、眩光、色觉改变、视野缺损。常常双眼患病,但发病有先后,严重程度也不一致。

(二)分型分期

1. 老年性白内障分为3种类型　皮质性、核性以及后囊下白内障,皮质性白内障是最常见的老年性白内障类型。

2. 皮质性白内障按发展过程分为4期

(1)初发期(图13-1)　晶状体皮质出现空泡、水裂和典型的周边部楔形混浊;视力正常或轻度下降。

(2)膨胀期　又称未熟期,晶状体呈不均匀的灰白色混浊,楔形混浊自周边逐渐向中央区发展,晶状体皮质吸收水分而膨胀,推挤虹膜前移使前房变浅,易诱发急性闭角型青光眼。用斜照法检查,投照侧虹膜投向深层混浊皮质上形成新月形阴影,称虹膜投影(图13-2);视力明显减退。

(3)成熟期　晶状体呈均匀乳白色混浊,皮质水肿消退,体积和前房深度恢复正常,虹膜投影消失,眼底无法窥清,视力降至手动或光感,光定位一般正常。

(4)过熟期　晶状体水分持续性丢失,体积变小、囊膜皱缩、前房变深。皮质分解液化,虹膜失去支撑出现虹膜震颤,晶状体核可随体位移动,甚至发生晶状体脱位。液化的晶状体皮质渗漏到囊膜外,可引起晶状体过敏性葡萄膜炎和晶状体溶解性青光眼。因晶状体核下沉避开瞳孔区,视力可有所提高。

三、诊 断

以检眼镜或裂隙灯活体显微镜检查晶状体。根据晶状体混浊的形态和视力情况可以做出明确诊断。当视力减退与晶状体混浊情况不相符合时,应当进一步检查,寻找导致视力下降的其他病变,避免因为晶状体混浊的诊断而漏诊其他眼病。

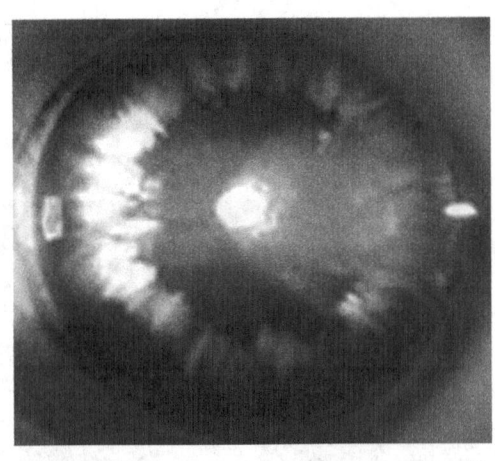

图13-1 皮质性初发期楔形混浊

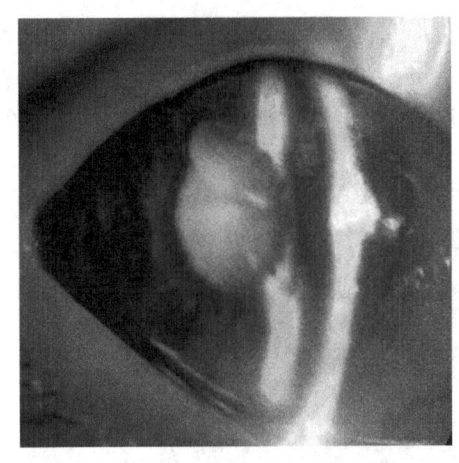

图13-2 膨胀期新月形虹膜投影

四、治　疗

目前无疗效肯定的药物，以手术治疗为主。最常用的手术方式是白内障超声乳化吸出联合人工晶状体植入术。

五、健康教育

1. 宣教白内障防治知识，外出时注意遮阳、戴防护眼镜，多吃富含维生素B、维生素C、维生素E的食品。

2. 未手术前应定期门诊随访，如出现虹视、眼胀痛、头痛、恶心、呕吐等提示可能发生急性闭角型青光眼，应及时到医院就诊。

3. 人工晶状体植入术后，半年内避免重体力劳动、低头弯腰、用力排便等，防止人工晶状体移位。

4. 术中因故未植入人工晶状体，患者眼部呈高度远视状态，应配戴框架眼镜矫正视力。

5. 伴有全身性疾病如糖尿病、高血压、动脉硬化等需及时治疗。

第3节 急性闭角型青光眼

案例 13-3

患者，女，62岁。因右眼胀痛伴同侧头痛、恶心呕吐1天入院。患者昨天下午4时与丈夫争吵后出现一过性眼胀头痛，稍后自行缓解。晚上11点右眼突发剧烈胀痛，伴同侧头痛，呕吐胃内容物1次，遂急诊入院。专科检查：右眼视力光感，角膜水肿，前房变浅，瞳孔6mm，眼压50mmHg。

问题：1. 给予患者诊断及诊断依据？
2. 诱发急性闭角型青光眼发作的诱因有哪些？
3. 青光眼的治疗原则和要点有哪些？

急性闭角型青光眼是一种以眼压急剧升高并伴有视神经损伤、视功能改变等为特征的眼科急症，多见于50岁以上中老年人，男女发病比例约为1∶2，双眼同时或先后发病。

一、病　因

病因尚未充分阐明，主要表现为瞳孔阻滞，由眼前段组织改变造成，如眼轴短、前房浅、房角窄、晶状体厚和（或）位置靠前（图13-3），或周边部虹膜机械性堵塞房角，阻断房水的排出而致眼压急剧升高（图13-4）。常见诱因有情绪激动、暗室停留时间过长、局部或全身应用抗胆碱类药物、长时间阅读、疲劳和疼痛等，导致瞳孔散大、周边虹膜松弛堵塞房角，从而诱发急性闭角型青光眼。

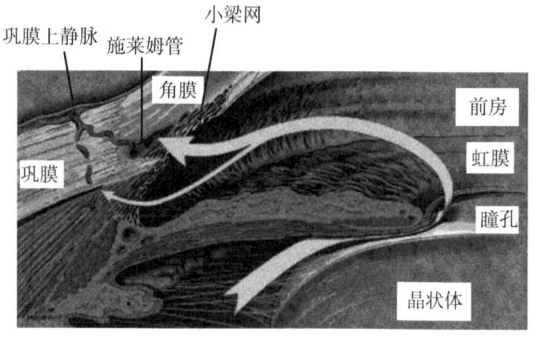

图13-3 房水排出机制模式图

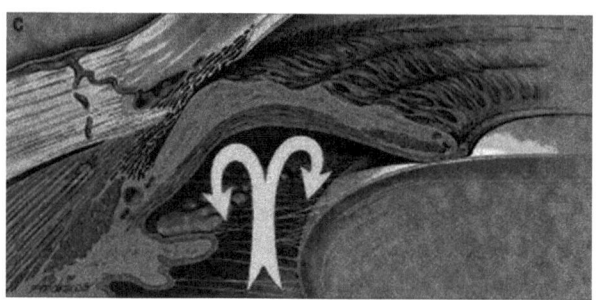

图13-4 前房角变窄示意图

二、临床分期

1. 临床前期 常为双侧发病，当一眼确诊急性闭角型青光眼后，另一眼即使无任何症状也可诊断为临床前期。急性闭角型青光眼在急性发作以前，无自觉症状，若有浅前房、房角狭窄、虹膜膨隆的体征，在诱发因素作用下，如暗室试验后眼压明显升高，也可以诊断为本病的临床前期。

2. 先兆期 一过性或多次反复的小发作。发作时，突感雾视、虹视，患侧眼眶、额部或同侧鼻根部疼痛或酸胀感。眼压升高，常在40mmHg以上。休息后上述症状可以自行缓解，多不留下永久损害。

3. 急性发作期 表现为眼痛、虹视、雾视；视力急剧下降，常降至指数或手动；可伴有同侧剧烈的头痛、恶心、呕吐等全身症状。此外，常出现眼睑水肿，球结膜混合性充血水肿；角膜呈雾状或毛玻璃状水肿；瞳孔中等散大，呈竖椭圆形，对光反射消失，有时可见局限性后粘连；前房极浅，周边前房几乎完全消失，房角突然完全关闭（图8-5）；眼压升高，常高达50mmHg以上，指测眼压坚硬如石；高眼压缓解后，典型症状减轻或消失，眼前段常留下永久性组织损伤，如虹膜节段性萎缩及色素脱落、晶状体前囊下点状或片状灰白色混浊（青光眼斑），称为青光眼三联征（图8-6）。急性发作期过后，瞳孔形态大小异常，房角遗留广泛性粘连和局限性后粘连等。

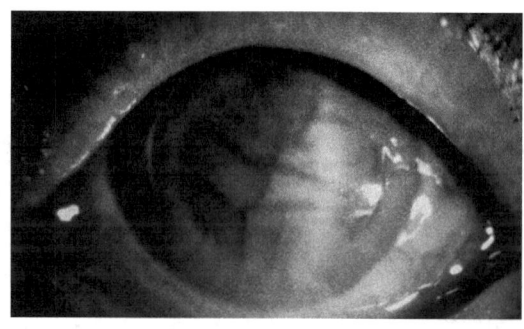

图13-5 急性发作期角膜水肿、前房浅、瞳孔散大

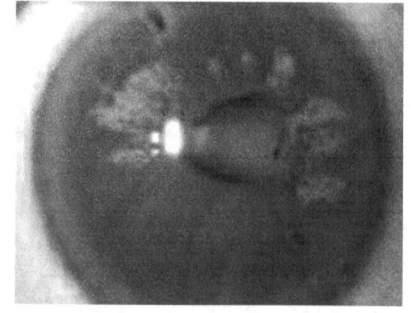

图13-6 青光眼三联征

4. 间歇期 小发作缓解后，房角重新开放，症状和体征减轻或消失，不用药或仅用少量药物就能将眼压维持在正常范围内。但瞳孔阻滞的病理基础尚未解除，随时有再发作的可能。

5. 慢性期 急性大发作或多次反复小发作后，房角广泛粘连（通常＞180°），小梁网功能严重损害，眼压中度增高，视力进行性下降，眼底可见青光眼视盘凹陷，并有相应的视野缺损。

6. 绝对期 持续性高眼压造成眼组织、视神经严重破坏。视力仅剩光感或无光感，可有顽固性眼痛、头痛，瞳孔极度散大且强直，角膜上皮水肿、知觉减退。

三、诊　　断

根据典型的临床表现，结合辅助检查可明确诊断。

辅助检查：可疑患者可进行暗室试验。还可进行眼底彩超、光学相干断层成像（OCT）检查、视野检查等。

四、治　　疗

治疗要点：迅速降低眼压，减少组织损害，积极挽救视力。首先用药物降眼压，待眼压降低后，可考虑手术治疗。

（一）药物治疗

1. 缩瞳剂　通过兴奋虹膜括约肌、缩小瞳孔，解除瞳孔阻滞、开放房角以降低眼压。常用1%～2%毛果芸香碱滴眼液，间隔5～10min滴眼，缩小瞳孔降低眼压后，改为1～2h滴眼1次。每次滴眼后压迫泪囊区3～5min，以免药液自泪道流入鼻腔吸收而引起中毒。

2. 碳酸酐酶抑制剂　抑制碳酸酐酶活性，减少房水生成，降低眼压。常用乙酰唑胺口服。长期服用此药，可引起尿路结石、肾绞痛、血尿及排尿困难等副作用，如出现口周及手脚麻木等副作用应停药，并多次少量饮水；磺胺类药物过敏者禁用。局部常用布林佐胺滴眼液滴眼。

3. β受体阻滞剂　常用0.25%～0.5%噻吗洛尔滴眼液，每日滴眼2次。副作用主要影响心血管系统和呼吸系统，用药后注意观察心率及呼吸。禁用于心功能不全、房室传导阻滞、窦性心动过缓、支气管哮喘患者。

4. 高渗剂　常用20%甘露醇注射液250ml快速静脉滴注。因颅内压降低，部分患者可出现头痛、恶心等症状，用药后宜平卧休息。年老体弱或有心血管疾病者，应注意呼吸及脉搏变化，以防发生意外。

5. 对症用药　症状重者，可给予止吐、镇静催眠药物。钙通道阻滞剂、谷氨酸拮抗剂、神经营养因子、维生素C、维生素E可起到一定的视神经保护作用。

（二）手术治疗

1. 手术目的　①解除瞳孔阻滞，沟通前后房，平衡前后房眼压；②建立房水向眼球外引流的新通道。

2. 常用的手术方法　①滤过性抗青光眼手术：如小梁切除术，对于难治性青光眼可采用房水引流装置植入术。②房水内引流手术：适用于瞳孔阻滞或闭锁所致青光眼，如周边虹膜切除术、房角切开术。③降低睫状体分泌房水手术：睫状体光凝术或冷凝术等。

五、健　康　教　育

1. 讲解本病的相关知识，避免发病诱因　①避免黑暗环境中停留时间过长；②保证充足的睡眠，避免情绪激动；③避免短时间内大量饮水（单次饮水量<300ml为宜）；④忌食辛辣等刺激性食物，保持大便通畅；⑤40岁以上的中老年人须遵医嘱慎重使用散瞳剂，并注意药物反应；⑥说明坚持用药和定期复查的重要性。

2. 指导高危人群（40岁以上有青光眼家族史者）　定期做好眼部检查，介绍眼压升高的表现，争取早发现、早诊断和早治疗，以减少失明的发生。

第 4 节 耳鼻咽喉常见炎症

案例 13-4

患者，女，52 岁。声音嘶哑，说话费劲 20 余年。曾用多种方法治疗效果不佳。检查咽黏膜充血，淋巴滤泡增生呈珍珠样，扁桃体 2 度肥大，充血呈暗红色。间接喉镜查，声带肥厚，喉室充血，声带前联合呈柱状增生。

问题：1. 患者的诊断及诊断依据？
2. 给予合理的治疗方案？

一、外耳道炎

（一）病因

外耳道皮肤外伤或局部抵抗力降低时易患感染，挖耳、外耳道积水、积脓等的刺激是常见诱因，糖尿病患者易反复发作。常见致病菌为金黄色葡萄球菌、链球菌、铜绿假单胞菌和变形杆菌等。

（二）临床分类

外耳道炎可分两类，一类为局限性外耳道炎，又称外耳道疖；另一类为外耳道皮肤的弥漫性炎症，又称弥漫性外耳道炎。

1. 外耳道疖 早期耳痛剧烈，张口、咀嚼时加重，牵拉耳郭耳痛加剧，疖肿成熟破溃后耳痛减轻；疖肿堵塞外耳道时，可有耳鸣及听力减退。检查见外耳道软骨部皮肤有局限性红肿，触痛明显，疖肿成熟破溃后外耳道内有脓液流出。

2. 弥漫性外耳道炎 急性者表现为耳痛、灼热感，少量分泌物。外耳道皮肤弥漫性红肿、糜烂、少许渗出，牵拉耳郭或按压耳屏使耳痛加剧，耳周淋巴结肿痛。慢性者表现为外耳道痒，少量分泌物。外耳道皮肤增厚、皲裂、脱屑，分泌物积存，甚至可造成外耳道狭窄。

（三）治疗

治疗要点：保持外耳道局部干燥清洁，用抗生素控制感染，辅以对症治疗。

1. 对症 早期局部热敷或超短波透热等物理疗法，促使炎症消退，缓解疼痛。耳痛剧烈者遵医嘱给予止痛剂。外耳道分泌物较多者可用 3% 过氧化氢溶液清洁外耳道。

2. 药物 急性者遵医嘱应用抗生素控制感染，如用 0.3% 氧氟沙星滴耳液滴耳。疖肿未破溃可用 1%～3% 酚甘油滴耳液或用鱼石脂甘油纱条敷于患处；疖肿成熟后及时挑破脓头或切开引流。慢性者可用抗生素与类固醇激素类（如泼尼松龙、地塞米松等）合剂、糊剂或霜剂局部涂敷外耳道。

（四）预防

纠正不良挖耳习惯，避免损伤外耳道皮肤；保持外耳道清洁、干燥，避免污水进入外耳道；反复发作的患者，应注意可能存在的全身性疾病。

二、慢性鼻炎

慢性鼻炎（chronic rhinitis）是发生在鼻腔黏膜和黏膜下层组织的慢性非特异性炎症，是一种常见病。

（一）病因

致病因素：①急性鼻炎反复发作或治疗不彻底；②鼻腔解剖变异、鼻窦及邻近组织炎性病变：鼻中隔偏曲、慢性鼻窦炎、扁桃体炎等；③药物使用不当：长期滴用麻黄碱、萘甲唑啉等；④职业及环境因素:长期或反复吸入粉尘或有害化学气体,生活或生产环境中温度和湿度的急剧变化,以及通风不良等;⑤全身慢性疾病:贫血、结核、糖尿病、风湿病以及心、肝、肾疾病和自主神经功能紊乱、慢性便秘等。

(二)临床表现

以鼻腔黏膜肿胀、分泌物增多、无明确致病微生物感染、病程持续数月以上或反复发作为特征。分为慢性单纯性鼻炎和慢性肥厚性鼻炎两种。

1. 慢性单纯性鼻炎 ①间歇性、交替性鼻塞:寒冷、夜间、休息时明显,夏季、白天、运动时减轻或消失;平卧时鼻塞较重,侧卧时上侧通气较好,下侧较重,变换侧卧位时,两侧鼻塞随之交替。②多涕:一般为半透明的黏液涕,继发感染时可有脓涕。③可伴有鼻根部胀痛不适感、头痛和咽干、咽痛等症状,闭塞性鼻音、嗅觉减退、耳鸣和耳闭塞感不明显。④鼻腔检查:前鼻镜下可见鼻腔黏膜充血肿胀,尤其下鼻甲,呈暗红色,表面光滑,触之柔软而富有弹性,用探针轻压可凹陷,移开后立即复原。对麻黄碱反应灵敏。

2. 慢性肥厚性鼻炎 ①持续性鼻塞:单侧或双侧,较重,无交替性。②鼻涕:为黏液性或黏脓性,不易擤出。③常有闭塞性鼻音、耳鸣和耳闭塞感,并伴有咽干、咽痛、头痛、头昏、失眠、精神萎靡等,少数人有嗅觉减退。④鼻腔检查:前鼻镜下见鼻黏膜肿胀、增生、肥厚,呈暗红色,尤以下鼻甲前端和后端游离缘为甚,表面不平呈结节状或桑葚样,触之硬实感,不易出现凹陷,或虽有凹陷但不易复原;鼻腔内有黏液性或黏脓性鼻涕聚集。对麻黄碱反应不敏感,黏膜不收缩或轻微收缩,下鼻甲大小无明显变化。

(三)治疗

治疗要点:根除病因,消除鼻黏膜肿胀,恢复鼻腔正常通气功能。

1. 慢性单纯性鼻炎 ①遵医嘱选用合适的滴鼻剂,指导正确的滴鼻法,同时注意预防药物性鼻炎。首选糖皮质激素喷剂,根据需要可较长期应用,疗效和安全性好。减充血剂:1%呋麻滴鼻液滴鼻,3次/日,3滴/次。注意:避免长期应用,若不得不用,最好少量间断用,儿童应选用0.5%呋麻滴鼻液,禁用萘甲唑啉;高血压患者、老年人和孕妇慎用。观察用药后鼻腔通气情况,有无反跳性鼻塞。②鼻腔冲清洗:用生理盐水清洗鼻腔,清除鼻内分泌物,改善鼻腔通气。③其他:可行下鼻甲封闭,针刺迎香、鼻通穴,或坚持每天按摩穴位;中药:霍胆丸、鼻炎康口服液等。

2. 慢性肥厚性鼻炎 鼻黏膜对减充血剂有反应者,治疗同慢性单纯性鼻炎。亦可做下鼻甲硬化剂注射、激光、冷冻、微波或射频等治疗,在操作时注意患者的反应,若有不适立即停止,让患者静卧休息。保守治疗无效者手术治疗,对拟行手术治疗者,配合医生做好围术期护理。

(四)预防

1. 加强体育锻炼,增加营养、增强机体抵抗力,防寒保暖,防止上呼吸道感染。规律生活,劳逸结合,戒除烟酒。

2. 及时、彻底治疗急性鼻炎等相关性疾病,避免长期滴用血管收缩剂以防造成药物性鼻炎。

3. 从事接触有害气体职业者,嘱其加强防护措施,改善工作环境。

4. 教会患者正确擤鼻方法,防止发生中耳炎。紧压一侧鼻翼,轻轻擤出对侧鼻腔的鼻涕,或将鼻涕回吸到咽部后吐出。切忌紧捏双侧鼻翼用力擤鼻,以免引起鼻窦炎或中耳炎。

三、慢性咽炎

慢性咽炎(chronic pharyngitis)是咽部黏膜、黏膜下及淋巴组织的弥漫性慢性炎症。本病病程长,症状顽固,难治愈。临床上常分为慢性单纯性咽炎和慢性肥厚性咽炎两型。

(一)病因

本病多因急性咽炎反复发作演变而来，鼻部慢性炎症、下呼吸道慢性炎症、烟酒、粉尘、有害气体的刺激和慢性胃炎等全身慢性疾病也是常见病因。

(二)临床表现

1. 症状 咽部干燥、烧灼感、异物感、发痒、干咳，有时咽部微痛或吞咽阻塞感；咽反射敏感，晨起时出现刺激性咳嗽或刷牙时干恶心。

2. 体征

（1）慢性单纯性咽炎 咽黏膜充血，颜色为暗红色，有少量黏性分泌物附着于黏膜表面，咽后壁有散在淋巴滤泡。

（2）慢性肥厚性咽炎 咽黏膜弥漫性增生肥厚，呈暗红色，咽后壁淋巴滤泡显著增生，散在增生或融合成片，咽侧索肥厚隆起明显。

(三)治疗

针对病因进行治疗，局部对症治疗，配合中医中药。

1. 局部用复方硼砂溶液或1:5000呋喃西林溶液漱口，含漱时头后仰、张口发"啊"声，使含漱也能清洁咽后壁；西瓜霜含片、度米芬喉片、溶菌酶含片、六神丸或喉痛消炎丸等含化；同时可配合中医中药治疗，如金嗓利咽丸、蜜炼川贝枇杷膏、知柏地黄丸等，减轻局部症状。

2. 慢性肥厚性咽炎可采用10%～20%硝酸银溶液烧灼增生的组织，也可用激光、冷冻的方法治疗，但治疗的范围不宜过广。

(四)预防

1. 多参加户外锻炼，增强体质，提高抗病能力，戒除烟酒等不良嗜好，饮食清淡，避免辛辣、油炸食物刺激。

2. 改善工作环境及防护条件，控制有害气体在空气中的浓度。

3. 积极治疗鼻炎、鼻窦炎等疾病。

4. 耐心向患者解释病情，减轻其烦躁焦虑心理，促进疾病康复。

四、慢性喉炎

慢性喉炎是一种常见的喉部疾病，主要表现为声带、室带的慢性炎症性病变。

(一)病因

1. 用声过度 长期用嗓不当，如教师、歌手等职业人群，经常长时间讲话、高声喊叫等，易引发慢性喉炎。

2. 长期吸入有害气体或粉尘 如长期处于有化学气体、吸烟环境或粉尘多的环境中，会刺激喉部黏膜。

3. 急性喉炎反复发作 急性喉炎未彻底治愈，炎症迁延不愈，可转为慢性。

4. 邻近器官疾病 如鼻窦炎、咽炎等，炎症可蔓延至喉部。

(二)临床表现

1. 声音嘶哑 是主要症状，程度不一，可为间歇性或持续性，病情严重者甚至会失音。

2. 喉部不适 患者常感觉喉部有异物感、干燥感，有时会有轻微疼痛，说话多或用嗓过度后症状加重。

3. 咳嗽 因喉部有分泌物刺激，常有咳嗽，多为干咳，有时可咳出少量黏痰。

（三）辅助检查

喉镜检查是主要检查方法，可直接观察喉部情况。喉部黏膜慢性充血、肥厚，声带失去光泽、边缘变钝等。

（四）治疗

1. 一般治疗 去除病因，如改善工作生活环境，减少有害气体和粉尘吸入，避免过度用嗓，正确积极治疗邻近器官疾病。

2. 药物治疗 可使用布地奈德等糖皮质激素雾化吸入，减轻喉部炎症。也可服用黄氏响声丸等中成药，有清热利咽、化痰散结等功效。

3. 手术治疗 对于药物治疗无效的声带小结、声带息肉等病变，可考虑手术切除，如支撑喉镜下声带病损切除术。

（朱跃弟）

第14章 老年运动系统疾病

第1节 骨关节炎

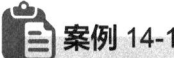

案例 14-1

患者，女，69岁。双膝反复疼痛10余年，晨起时明显伴有僵硬感，活动片刻稍减轻，着凉、下蹲或上下楼梯时膝痛加重，症状逐年加重。查体：双膝无畸形、不肿，髌骨研磨试验（+），浮髌试验（－），膝关节屈伸肌力4级，屈伸活动范围0°～100°。

问题：1. 患者目前最可能的诊断是什么？为确诊需要进一步做哪些检查？
2. 写出其诊断依据。常用的评估指标有哪些？
3. 如何进行治疗？

骨关节炎（osteoarthritis，OA）是一种以关节软骨退行性变和继发性骨质增生为特征的慢性关节疾病，又称为老年退行性骨关节病、退行性骨关节病、骨关节病、退行性关节炎、增生性关节炎等。疾病累及关节软骨或整个关节，包括软骨下骨、关节囊、滑膜和关节周围肌肉。好发于负重较大的膝关节、髋关节、脊柱及远侧指间关节等部位。

一、分　类

骨关节炎分为原发性和继发性两类。

1. 原发性 原发性骨关节炎发病原因不明，无明确的全身或局部诱因，与遗传和体质因素有一定的关系。多见于50岁以上的中老年人。常见于中老年女性，可累及所有关节，主要表现为关节疼痛和肿胀，炎性期血沉稍加快，C反应蛋白增加。

2. 继发性 可发生于青壮年，常继发于骨关节先天发育不良、代谢性疾病或因创伤、手术后和畸形导致的生物力学改变，如先天性髋关节脱位、关节内骨折、关节囊或韧带松弛引起关节不稳定、膝内翻、膝外翻畸形等。由解剖结构异常导致关节承载过度集中，最终在原有病变基础上发生骨关节炎。

二、临床表现

（一）症状和体征

1. 关节疼痛及压痛 初期为轻度或中度间断性隐痛，晨起活动时出现疼痛，适度活动后改善，活动多后加重，休息后缓解；晚期可出现持续性疼痛或夜间痛。关节局部有压痛。疼痛程度可使用目测类比疼痛评定。

2. 关节僵硬 在晨起时关节僵硬及发紧感，也称之晨僵，活动后可缓解。持续时间一般较短，常为几分钟至十几分钟，很少超过30min。

3. 关节肿大 手部关节肿大变形明显，可出现Heberden结节和Bouchard结节。部分膝关节因骨赘形成或关节积液也会造成关节肿大。

4. 骨擦音（感） 由于关节软骨破坏、关节面不平，关节活动时出现骨擦音（感），多见于膝关节。

5. 力弱、活动障碍 关节疼痛、活动度下降、肌肉萎缩、软组织挛缩可引起力弱，行走时腿软或关节绞锁，不能完全伸直或活动障碍。

（二）临床活动能力的评定

1. 膝关节记分（hospital for special surgery knee score，HSS）**法** 主要用于评价膝骨关节炎的活动功能，包括疼痛、功能、活动度、肌力、屈膝畸形、稳定性和减分项目。

2. Lequesne 指数（Lequesne index） 评价膝骨关节炎的严重程度和活动能力，包括疼痛、发僵、行走疼痛、起坐能力、行走能力和日常活动能力。

3. 日本膝关节评分（Japanese orthopaedic association knee score，JOA）**法** 主要用于评定行走和上下楼时膝关节疼痛程度。

4. Lysholm 膝关节评分（Lysholm knee score）**量表** 包括跛行、需要支持、绞锁、不稳定、疼痛、肿胀、上下楼和下蹲的情况。

（三）生活质量评定

使用骨关节炎影响量表（arthritis impact measurement scale，AIMS）进行评价。

三、诊　　断

膝关节骨性关节炎诊断标准如下。

1. 近 1 个月内反复的膝关节疼痛。
2. X 线片示关节间歇变窄、软骨下骨硬化和（或）囊性变、关节边缘骨赘形成。
3. 年龄＞50 岁。
4. 晨僵时间＜30min。
5. 活动时有骨摩擦音（感）。

满足上述诊断标准 1 和 2～5 中的任意 2 条可诊断为膝关节骨性关节炎。

四、治　　疗

治疗的目的是缓解或解除症状，延缓关节退变，最大限度地保持和恢复日常生活。

（一）康复治疗

康复治疗原则：早期应控制疼痛，促进肌力，维持关节稳定性。中、晚期还应维护或促进关节运动功能，最大限度减少残疾。

1. 物理因子治疗

（1）冷疗　对于急性期患者，特别是关节肿胀明显时，冰疗能减轻炎性反应，消除水肿，提高痛阈而减轻疼痛。

（2）热疗　急性期后或慢性疼痛患者，采用热疗，以增加局部血液循环，消炎、镇痛，促进组织再生，如蜡疗。

（3）高频电疗　短波或超短波的非热效应可使神经纤维、肌肉等软组织再生加快，白细胞吞噬作用加强，急性炎症加速消退；热效应可缓解疼痛。

（4）低中频电疗　具有消炎、消肿、解痉、改善局部组织血液循环的作用。

（5）超声波疗法　超声波疗法可通过机械作用、温热作用达到治疗目的。

（6）光疗　低强度激光照射可使局部血流增快，促进致痛物质代谢，加快脑内类吗啡样物质释放，进而缓解疼痛。

2. 运动疗法

（1）肌力训练　针对性选择弱肌进行肌力训练，以维持关节的平衡和稳定性。肌力训练也有助于防止骨质疏松和关节继续磨损。以多角度等长肌力训练为主，在整个关节运动范围中每隔20°进行一组等长训练，以全面增强肌力。

（2）维持或增加关节活动范围（range of motion，ROM）　一般在关节炎症得以控制、疼痛明显减轻的前提下进行无痛范围内运动，以维持正常或逐渐增加已挛缩关节的活动范围。

（3）平衡与本体感觉训练　有氧步行训练、神经肌肉控制训练，有利于平衡和本体感觉的重建和恢复。

（4）有氧运动（aerobic exercises）　有氧运动的目的是减轻体重，减少负重关节承载、延缓关节进行性磨损。运动方式为步行、骑车、游泳、水中运动。

3. 作业治疗

（1）夹板或矫形器可用于帮助稳定关节、减少关节活动，或将关节支撑在功能位。

（2）减少受累关节负重。因下肢关节疼痛不能负重行走时，可借助辅助器，如手杖、肘杖、腋杖或助行器维持步行能力；增加座椅的高度和扶手，减少髋或膝骨关节炎患者坐起时关节负荷过重导致的关节疼痛。

（3）根据骨关节炎所伴发的内翻或外翻畸形情况，采用相应的矫形支具或矫形鞋以改变下肢的力线、平衡各关节面的负荷，减轻关节疼痛。

（4）根据患者受累部位配备与日常生活活动相关的辅助具，如长柄刷、鞋拔等，帮助患者最大限度独立完成日常生活活动。

4. 患者教育　让患者了解和学会在日常生活活动中受累关节的节能使用和关节保护技术。减少不合理的运动，适量活动，避免长时间跑、跳、蹲，减少或避免爬楼梯。减轻体重，控制饮食，维持正常的骨代谢，防止骨质疏松。

（二）药物治疗

如非药物治疗无效，可根据关节疼痛情况选择药物治疗。

1. 局部药物治疗　首选非甾体抗炎药（NSAID）的乳胶剂、膏剂、贴剂和擦剂等局部外用药，可以有效缓解关节轻中度疼痛，且不良反应轻微。

2. 全身镇痛药物　非甾体消炎镇痛药物及软骨保护剂，包括塞来昔布胶囊、依托考昔片、氨基葡萄糖等可以缓解疼痛。部分药物如维骨力、硫酸软骨素可参与软骨代谢，延缓软骨退变。

3. 关节腔药物注射　①注射透明质酸钠可起到润滑关节，保护关节软骨和缓解疼痛的作用。②糖皮质激素可用于关节内消炎，但因有加剧关节软骨损害的风险，不应多次反复使用。

（三）手术治疗

目的在于：①消除疼痛；②矫正畸形；③改善关节功能。

1. 关节镜手术　建议仅对早中期骨关节炎、关节腔内有游离体且有关节绞锁症状患者选择关节镜清理。

2. 关节周围截骨术　目前多用于髋、膝关节骨关节炎患者。早期年龄轻、疼痛重并有对线不良的骨关节炎患者可选用关节周围截骨术。

3. 关节融合术　由于人工关节置换术疗效肯定，因此关节融合术已不再作为骨关节炎的常规治疗手段。对于单侧关节严重骨关节炎、活动要求不高的老年患者，可进行关节融合术。

4. 人工关节置换术　适用于骨关节炎晚期，疼痛和功能障碍严重的老年患者。

五、预　后

骨关节炎为退行性疾病，随着年龄的增长，其病理学改变不可逆转。通过保守的康复治疗和药物治疗多数可以达到缓解或解除症状，延缓关节退变，最大限度地保持和恢复日常生活。严重者经关节手术后，也能很好地满足患者日常生活需求。

第2节 股骨颈骨折

> **案例 14-2**
>
> 患者，男，76岁。跌倒后右髋疼痛伴活动受限3h。查体：右髋关节无红肿，右下肢较对侧短2cm，右髋外旋50°，右髋前方压痛。
>
> 问题：1. 患者目前最可能的诊断是什么？为确诊需要进一步做哪些检查？
> 2. 写出其诊断依据。
> 3. 如何进行治疗？

老年人股骨颈骨折与骨质疏松导致的骨量下降有关，遭受轻微扭转暴力则可发生骨折。多数情况下是在走路跌倒时，身体发生扭转倒地，间接暴力传导致股骨颈发生骨折。

一、临床表现

(一) 病史

中、老年人有跌倒受伤史，伤后感髋部疼痛，下肢活动受限，不能站立和行走，应怀疑股骨颈骨折。有时伤后并不立即出现活动障碍，仍能行走，但数天后，髋部疼痛加重，逐渐出现活动后疼痛更重，甚至完全不能行走。

(二) 体格检查

出现患肢外旋畸形，一般在45°～60°。若外旋畸形达到90°，应怀疑有转子间骨折。股骨颈骨折伤后很少出现髋部肿胀及瘀斑，可出现局部压痛及轴向叩击痛。患肢短缩。

二、诊　断

(一) 诊断依据

老年人有跌倒受伤史，伤后感髋部疼痛，下肢活动受限，不能站立和行走，患肢出现外旋畸形，一般在45°～60°，应怀疑股骨颈骨折，X线髋关节正侧位片可明确诊断。

(二) 骨折分型

Garden分型（图14-1）是常用分型之一，其根据骨折近端正位X线平片上骨折移位程度分为4型。Ⅰ型：不完全骨折，骨的完整性部分中断；Ⅱ型：完全骨折但不移位或嵌插移位，占股骨颈骨折的21.8%；Ⅲ型：完全骨折，部分移位且股骨头与股骨颈有接触；Ⅳ型：完全移位的骨折。Ⅲ型与Ⅳ型占股骨颈骨折的78.2%。有研究证实，X线平片诊断为Garden Ⅰ型的骨折经CT检查均为完全骨折。因此，成人Garden Ⅰ型骨折实际上不存在。

三、治　疗

(一) 非手术治疗

无移位骨折可采用非手术治疗，将患髋置于轻度外展位，皮牵引固定，3个月下地逐渐负重。老年人长期卧床，易发生肺部感染、压力性损伤、深静脉血栓等并发症，且容易变成移位性骨折，因此，如无绝对手术禁忌，则多选择手术治疗。

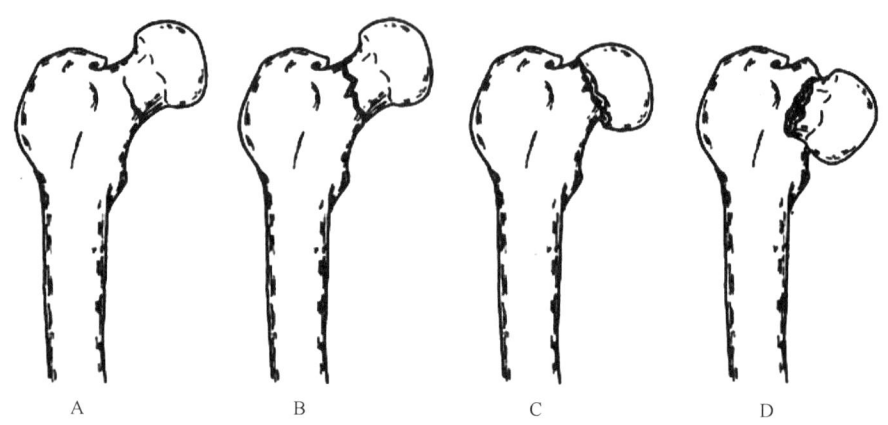

图14-1　股骨颈骨折Garden分型

A. Ⅰ型，不完全骨折；B. Ⅱ型，无移位的完全骨折；C. Ⅲ型，部分移位的完全骨折；D. Ⅳ型，完全移位的骨折

（二）手术治疗

1. 术前准备　高龄，全身情况差，合并有严重心、肺、肾、肝等功能障碍不能耐受手术者，要尽早预防和治疗全身并发症，全身情况允许后尽早手术。待术期可予皮牵引或胫骨结节牵引，牵引重量为体重的1/11～1/7，同时进行踝泵训练，预防下肢静脉血栓形成。

2. 手术方法

（1）闭合复位内固定　一般情况较差，预期寿命较短的患者，可选择此术。

（2）切开复位内固定　闭合复位失败，或固定不可靠，可采用。

（3）人工关节置换术　对全身情况尚好，预期寿命比较长的Garden Ⅲ、Ⅳ型股骨颈骨折的老年患者，选择全髋关节置换术；对全身情况差，合并症比较多，预期寿命比较短的老年患者选择半髋关节置换术（即股骨头置换）。

股骨颈骨折会致旋股内侧动脉损伤，因旋股内侧动脉是股骨头的主要供血来源，股骨头缺血坏死是股骨颈骨折最常见的并发症，因此条件允许的情况下尽量选择人工关节置换术。

3. 术后处理　内固定手术后，骨量正常，解剖复位，固定效果好的，即可在床上坐起，主动活动膝、踝关节，但不能侧卧、盘腿，需在医护人员协助下变换体位，6周后扶双拐下地，逐渐部分负重，骨折愈合后可全负重行走。

人工关节置换术，术后即可进行屈髋，膝、踝关节主动活动，股四头肌主动收缩训练，术后24h可在帮助下开始下地活动。后路手术的患者避免屈髋超过90°、内收避免超过身体中线、屈髋避免内旋、伸髋避免外旋。

四、预　后

由于老年人高龄、血供差、多有骨质疏松、全身并发症多，故骨折不愈合和股骨头坏死率高。内固定术后患者仍有较大概率出现股骨头坏死，且需等待骨折愈合后方可全负重行走，故功能受损更明显。人工关节置换术后的患者预后良好，基本生活需求可以满足。

（罗　春）

参考文献

董碧蓉，2015. 新概念老年医学. 北京：北京大学医学出版社.

国家心血管病中心，国家基本公共卫生服务项目基层高血压管理办公室，国家基层高血压管理专家委员会，等，2021. 国家基层高血压防治管理指南2020版. 中国循环杂志，36（3）：209-220.

霍军生，2020. 营养筛查诊断与评估. 北京：人民卫生出版社.

贾建平，陈生弟，2018. 神经病学. 8版. 北京：人民卫生出版社.

康琳，刘晓红，2022. 老年医学精要. 北京：中国协和医科大学出版社.

李小鹰，2015. 老年医学. 北京：人民卫生出版社.

刘晓红，陈彪，2020. 老年医学. 3版. 北京：人民卫生出版社.

陆惠华，方宁远，2021. 老年医学新概念. 上海：上海交通大学出版社.

石汉平，凌文华，李增宁，2022. 临床营养学. 北京：人民卫生出版社.

宋岳涛，2019. 老年综合评估. 2版. 北京：中国协和医科大学出版社.

王辰，王建安，2015. 内科学. 3版. 北京：人民卫生出版社.

王吉耀，2015. 内科学. 3版. 北京：人民卫生出版社.

王建业，2021. 老年医学. 北京：人民卫生出版社.

王宁华，黄真，2006. 临床康复医学. 北京：北京大学医学出版社.

杨月欣，葛可佑，2019. 中国营养科学全书. 2版. 北京：人民卫生出版社.

殷秀珍，2002. 康复医学. 北京：北京医科大学出版社.

于普林，2019. 老年医学. 北京：人民卫生出版社.

于普林，王建业，胡建中，等，2022. 中国健康老年人标准（WS/T 802—2022）. 中华老年医学杂志，41（11）：1263.

郑洁皎，高文，2020. 老年病康复指南. 北京：人民卫生出版社.

中国营养学会，2022. 中国居民膳食指南-2022. 北京：人民卫生出版社.

中华医学会神经病学分会神经心理与行为神经病学学组，2021. 综合医院谵妄诊治中国专家共识（2021）. 中华老年医学杂志，40（10）：1226-1233.

中华医学会心血管病学分会，中国生物医学工程学会心律分会，马长生，等，2023. 心房颤动诊断和治疗中国指南. 中华心血管病杂志，51（6）：572-618.

朱梅初，薛萍，2008. 老年病学. 2版. 北京：科学出版社.